郑魁山温通针法精粹

主　编　季　杰

副主编　王艳威　郭　扬　郑嘉太　王海军
　　　　赵永烈　贾育松　王广军　张荣媛

编　委　那　娜　秦晓光　戴俭宇　韩　林
　　　　潘丽佳　季　杰　王艳威　郭　扬
　　　　郑嘉太　王海军　赵永烈　贾育松
　　　　王广军　张荣媛　胥　莹　苏成红

人民卫生出版社

·北　京·

图书在版编目（CIP）数据

郑魁山温通针法精粹 / 季杰主编. -- 北京 ：人民卫生出版社，2025. 9. -- ISBN 978-7-117-37032-5

Ⅰ. R245

中国国家版本馆 CIP 数据核字第 2024KR1772 号

人卫智网	www.ipmph.com	医学教育、学术、考试、健康，购书智慧智能综合服务平台
人卫官网	www.pmph.com	人卫官方资讯发布平台

郑魁山温通针法精粹

Zheng Kuishan Wentongzhenfa Jingcui

主　　编：季　杰
出版发行：人民卫生出版社（中继线 010-59780011）
地　　址：北京市朝阳区潘家园南里 19 号
邮　　编：100021
E - mail：pmph @ pmph.com
购书热线：010-59787592　010-59787584　010-65264830
印　　刷：三河市国英印务有限公司
经　　销：新华书店
开　　本：889 × 1194　1/32　　印张：7.5　　插页：4
字　　数：208 千字
版　　次：2025 年 9 月第 1 版
印　　次：2025 年 9 月第 1 次印刷
标准书号：ISBN 978-7-117-37032-5
定　　价：59.00 元

打击盗版举报电话：010-59787491　E-mail：WQ @ pmph.com
质量问题联系电话：010-59787234　E-mail：zhiliang @ pmph.com
数字融合服务电话：4001118166　E-mail：zengzhi @ pmph.com

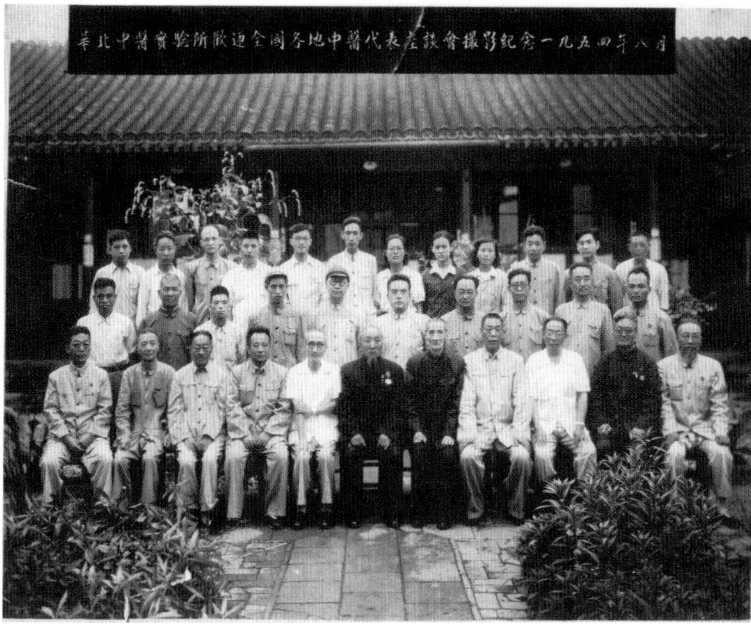

图 1　华北中医实验所工作人员合影（1954 年 8 月，三排右二为郑魁山教授）

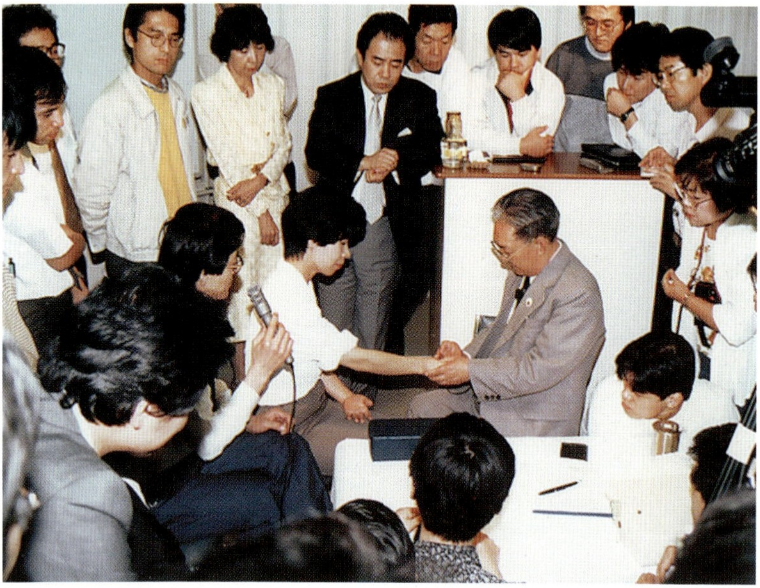

图 2　郑魁山教授在日本演示郑氏针法

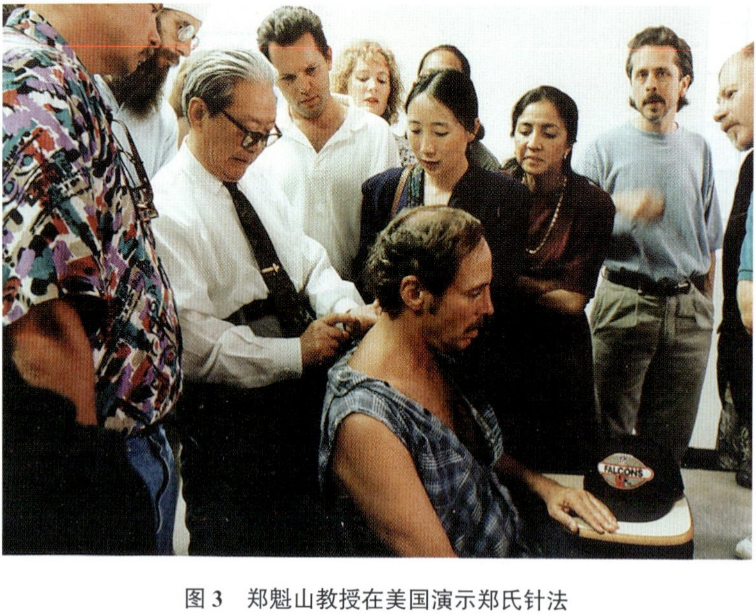

图 3　郑魁山教授在美国演示郑氏针法

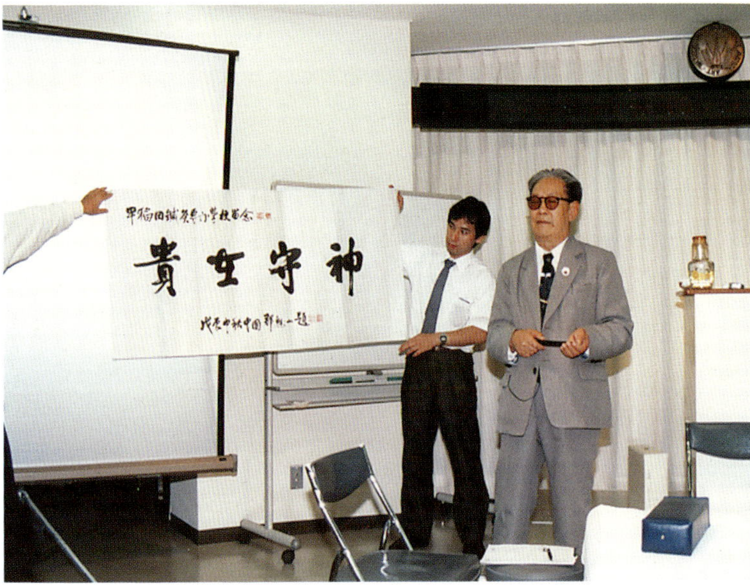

图 4　郑魁山教授在日本早稻田针灸学院题字留念

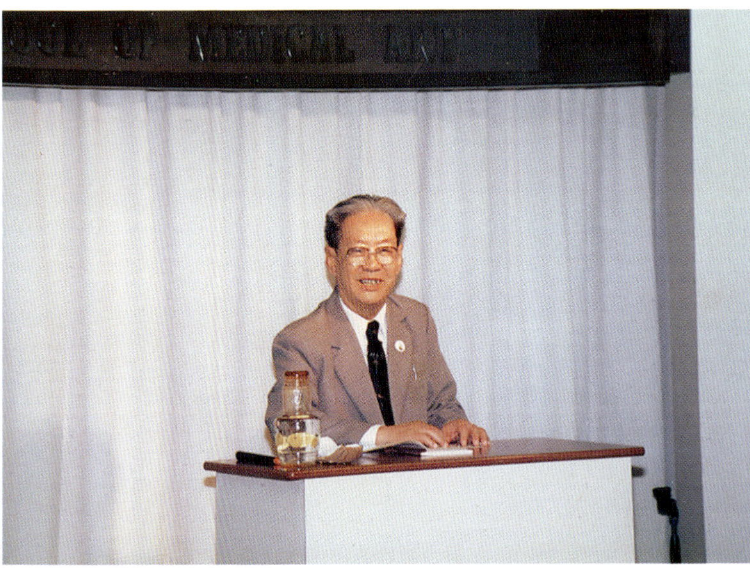

图 5　郑魁山教授在日本东京后藤学院做学术报告

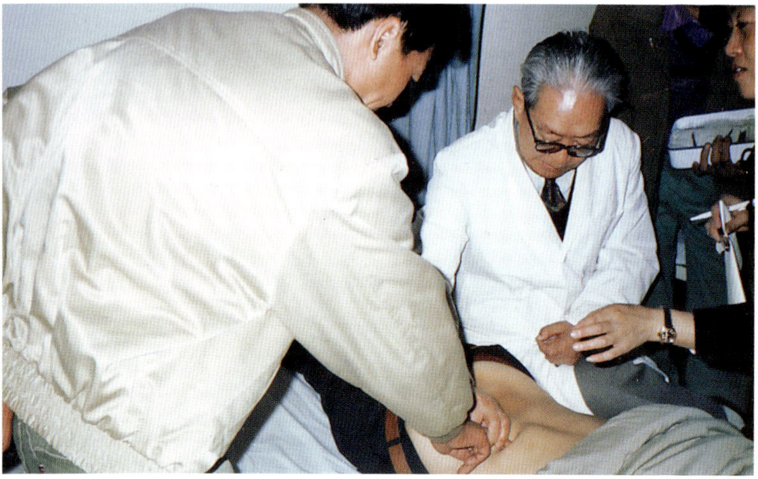

图 6　郑魁山教授在临床治疗中

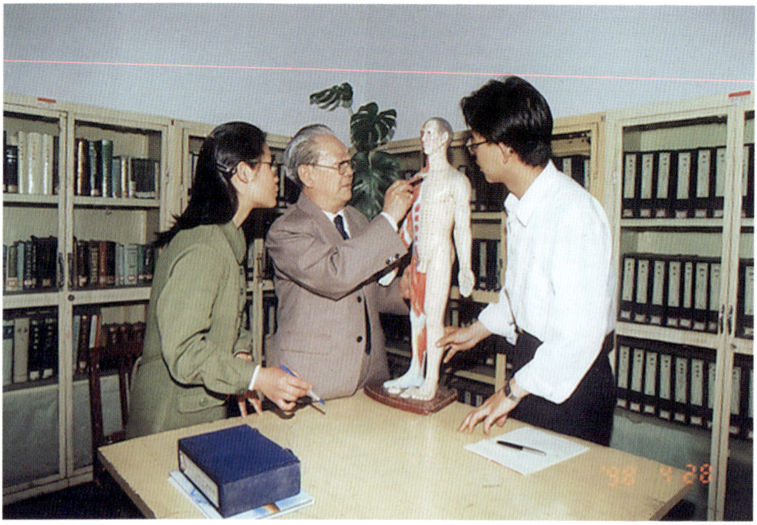

图 7　郑魁山教授临床带教研究生

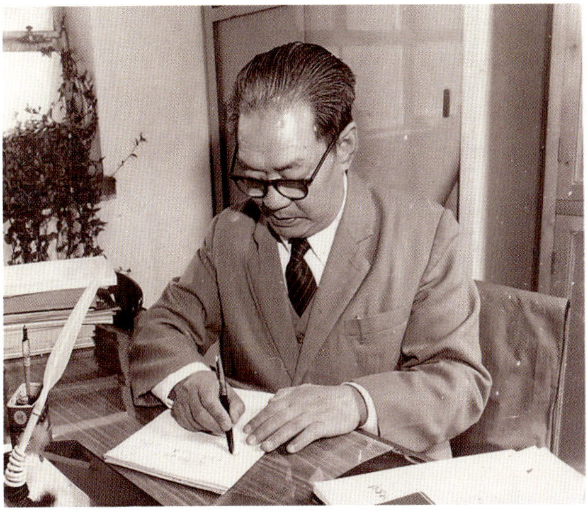

图 8　郑魁山教授著书立说

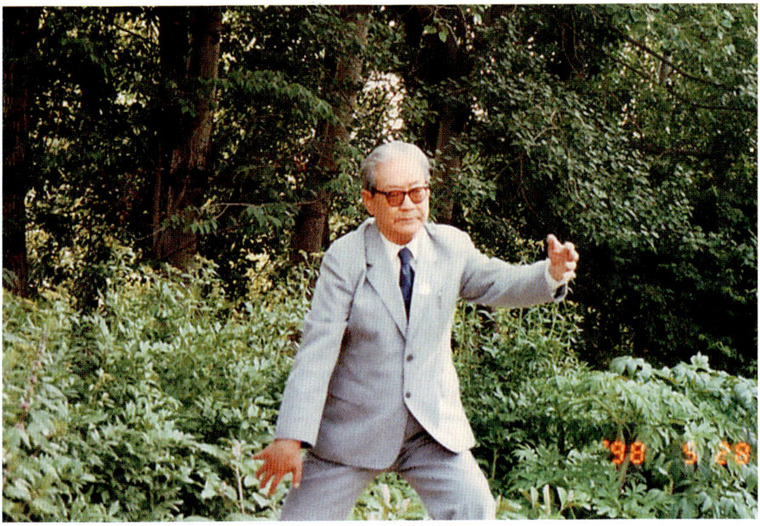

图 9　郑魁山教授练习太极拳

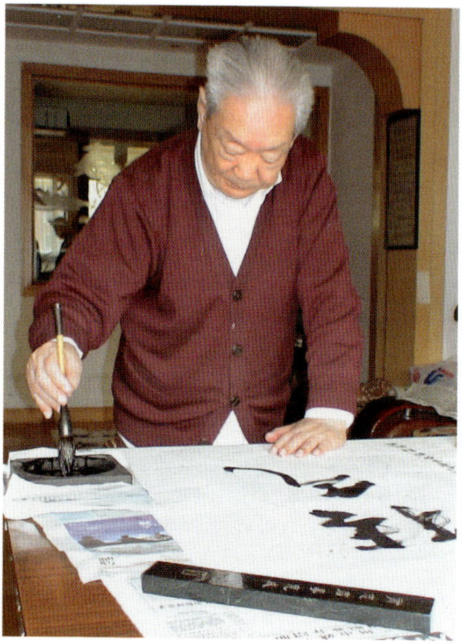

图 10　郑魁山教授挥毫泼墨中

赵序

针灸学是中医学重要的组成部分，是中国优秀传统文化的典范代表，是中国古代劳动人民同疾病做斗争的经验总结和智慧结晶，针灸因具有适应症广、无毒（副）作用等优点，因此，被广泛应用于临床。针灸之所以能发挥卓越的疗效，在辨证精准的基础上，精选腧穴与手法精湛则尤为重要；而针刺手法被认为是针灸的灵魂。

蜚声中外的一代针灸大师——郑魁山教授，正是因为他精湛的针刺手法和对针刺手法研究所做出的卓越贡献，被世人誉为"西北针王""中国针灸当代针法研究之父"。郑魁山教授勤求古训，苦练针法，精研经典，汲取精华，推陈出新，创新针法；"温通针法"便是郑魁山教授依据《内经》《难经》等针灸理论与郑氏家传针法以及自身多年临床实践，所独创的以操作简便、疗效显著为特色的针刺手法，在临床常用于治疗疑难杂症，屡获奇效。目前，"温通针法"已得到针灸界同仁的广泛认同，并被针灸从业者广泛应用于临床；已开展了大量的临床研究，证实其疗效可靠；已开展大量的基础研究，阐释了其作用机制，为临床推广应用提供了客观依据。

《郑魁山温通针法精粹》一书梳理了郑魁山教授的行医之路，总结了郑魁山教授的学术思想，展现了郑魁山教授运用"温通针法"屡起沉疴、大医精诚的医者风范，分门别类地整理、归纳了郑魁山教授及郑氏针法传承人对"温通针法"的临床应用经验与基础研究成果；能为今后"温通针法"的进一步临床推广应用以及开展临床研究和基础研究提供借鉴；郑魁山教授学验俱丰，本书对传承其学术思想和临床经验具有重要的意义。

本书主编清华大学玉泉医院（清华大学中西医结合医院）针灸科主任季杰医师为郑氏针法传承人，亦是本人第七批全国老中医药专家学术经验继承人，其尊师重道，勤奋好学，对书稿撰写及校对付诸了很大心血，今出版在即，余甚感欣慰，先睹为快，乐而为序。

赵吉平

2024 年 4 月 27 日于北京中医药大学东直门医院国际部

郭 序

夫医道闳邃，其来久矣！黄帝咨访岐伯、伯高诸贤，临观八极，考建五常，参天验人，取类比象，探幽乎腑脏，穷赜于血脉，而医道立焉！晋·皇甫士安取《素问》《针经》《明堂》三部之书，删其浮辞，论其精要，事类相从，撰《针灸甲乙经》十二卷，而针道备焉！唐·孙思邈考证图经，取穴指寸，创阿是之法，灸刺皆验，而针穴广焉！宋·王唯一奉命撰《铜人腧穴针灸图经》，仁宗以“传心岂如会目，著辞不如案行”，复诏命铸造针灸铜人，针入而汞出，小差则不入，颁四方，景式万代，巨刺靡差，而针学兴焉！明·杨继洲撰《针灸大成》，参合指归，汇同考异，分图类析，为天地人卷，论道手法，钩沉启玄，颇多发挥，而针法盛焉！清·李守先《针灸易学》序曰：“针灸之难，难不在穴，在手法耳。……习此，首学手法，次学认症，而以寻穴为末务。”针灸有劫病之功者，手法而已。倘不得其真，功罔奏矣！难在手法，洞真之言也！

夫周虽旧邦，其命惟新。新中国成立，国医逢春，针道流播，华叶递荣，日新其用，大济蒸人。安国郑氏针灸，克绍箕裘，针法鸣世。有赞曰：“毓翁绝技惊幽燕，魁老医名噪杏林。”郑氏针法立言：守神导气，针由气导，气乃神赋。必一其神，令志在针。强调“知为针者信其左，不知为针者信其右”，重左手揣穴，右手操作，双手合配，力若伏虎，势若擒龙，凉透碧落，热烧青峰。郑氏家传之穿胛热、透眼热、二龙戏珠、喜鹊登梅诸针法，神荡彩凤舞，气冲苍龙飞，效之信，若风之吹云，明乎若见苍天，病霾尽散！治神调气，气至病所，洞玄之言也！

夫针道幽微，本神而已。粗守形，上守神！调畅神机，激发神应，促进神使，达到神用。机应使用，洞神之言也！

今季杰诸君，郑氏之门生也。才高识妙，探微索隐，究其微赜，孜孜汲汲，惟针道是务。潜心研习实践郑氏针法，于郑氏温通针法，犹多心悟。识契眞要，撰《郑魁山温通针法精粹》一书，博而不繁，详而有要，稽其言有徵，验之事不忒。其心诚、其意博、其理奥，其趣深，概郑先生教之著也，亦诸生之良苦用心也！是为序。

郭 义

2024 年 5 月 1 日于天津中医药大学

寄 语

家父郑魁山教授出身针灸世家，自幼耳濡目染，对针灸兴趣浓厚，从16岁起跟随其父——著名针灸学家郑毓琳先生学医，白天随父出诊，晚上攻读《内经》《难经》《针灸甲乙经》等中医经典著作，并刻苦练习针法。学成后悬壶济世，后受聘于政务院（国务院）医务室为中央首长诊疗疾病，并在中国中医研究院（现中国中医科学院）针灸研究所任主治医师兼第三研究室负责人，从事传统针法研究；受邀在中国中医研究院国际针灸班、专家班任教，为来自苏联、印度、朝鲜等国的专家授课。“文革”期间，被调至甘肃省成县医院，后调入甘肃中医学院（现甘肃中医药大学）创建针灸系，任系主任。父亲一生为针灸走向世界以及针灸传统针法的研究做出了巨大贡献，晚年多次受邀赴日本、美国、墨西哥、新加坡等30多个国家讲学、医疗，桃李天下，学验俱丰，被誉为“西北针王”“中国针灸当代针法研究之父”。

家父在继承家传4代宝贵针灸医疗经验的基础上，在不断实践中，勤求古训，博采众长，汲取精华，形成了一套系统的、独特的、疗效显著的针刺手法，即：“郑氏家传针法”。父亲数十年如一日，孜孜不倦，潜心研究针灸传统针法，去繁就简，精心提炼，推陈出新，独创和改进了很多针法，“温通针法”便是其中之一，此针法具有“温”“通”“补”的作用，补泻兼施，能激发经气，并通过推弩守气，推动气血运行，使气至病所，具有温经通络、温化痰浊、祛风散寒、行气活血、扶正驱邪的作用。父亲晚年临证常用“温通针法”治疗疑难杂症，屡起沉疴。父亲带领其研究生及郑氏针法传承人对“温通针法”进行了大量临床研究，证实该针法安全有效；对其进行了大量的基础研究阐释了其作用机制。

清华大学玉泉医院（清华大学中西医结合医院）针灸科季杰主任为郑氏针法传承人，其勤奋好学，对“温通针法”进行了系统的学习和研究，临床操作娴熟，临证擅用“温通针法”治疗突发性耳聋、过敏性鼻炎、干眼症、原发性痛经、偏头痛、面瘫等疾病，疗效满意，并积累了丰富的临床经验。现主动请缨对父亲的学术思想进行总结，并整理、归纳家父郑魁山教授及郑氏针法传承人对“温通针法”的临床应用经验与基础研究成果；以便该针法能被广泛地应用于临床，为进行临床研究和基础研究提供借鉴。

我和家人颇感欣慰，并乐于助其完成！望医界同仁多提宝贵意见，相互交流，共同提高，能使“温通针法”更好地被传承、发扬光大，效于临床，造福患者！

郑俊武

前言

郑魁山教授出身针灸世家，幼承家学，精勤不倦；青年时期，苦练针法，悬壶济世；中年时期，因针术精湛，名噪杏林，其治学精诚，成就斐然；晚年时期，弘扬国粹，享誉四海。郑魁山教授为使针灸走向世界，不顾年事已高，以“老牛自知夕阳晚，不待扬鞭自奋蹄”的诗句来勉诫自己，在 75 岁高龄时，仍受邀多次赴国外讲学、会诊。先后被美国国际整体医学研究所聘为高级顾问，被日本后藤学园和英国东方医学院聘为客座教授。郑魁山教授学验俱丰，桃李天下，为中国针灸针法的研究和推广做出了巨大的贡献，得到了国内、外同仁的认可和敬仰。

郑魁山教授将家族四代传承下来的宝贵的针灸经验，尤其是针灸传统针法，在不断地理论研究与临床实践中，博采众长、汲取精华、继承创新。温通针法便是郑魁山教授依据《黄帝内经》《难经》等针灸理论与郑氏家传手法以及自身多年临床实践，所创立的以操作简便、疗效显著为特色的针刺手法，在临床常用于治疗疑难杂症，因其易使气至病所，故屡获奇效。目前，温通针法已得到针灸界的广泛认同，并被针灸从业者广泛应用于临床，已开展大量临床研究证实其疗效可靠，已开展大量基础研究阐释其作用机理，为临床推广应用提供了客观依据。为进一步传承和推广温通针法，效于临床，造福患者。为使其便于针灸从业者临床实践参考以及科研立题借鉴，特编写本书。

清代著名针灸学家李守先在其所著《针灸易学·序》中曰：“针灸之难，难不在穴，在手法耳。明于穴而手法不明，终生不医一疾；明于手法而因症寻穴，难者多而显而易知者亦不少矣……

习此，首学手法，次学认症，而以寻穴为末务。”郑魁山教授深谙其理，精研其道，身体力行，孜孜不倦，潜心研究中国针灸传统针法，并告诫后人：中医针灸是中国传统文化的重要组成部分，不能丢掉，更不能丢掉国粹针灸的灵魂——针灸传统针法。郑魁山教授严谨的治学态度，精湛的针法，享誉海内外。被世人誉为“西北针王”“当代中国针灸针法研究之父”。中国工程院院士、中国中医科学院程莘农教授曾题词“针法鸣世”。本书系统总结了郑魁山教授及郑氏针法传承人在临床运用温通针法治疗常见病、多发病以及疑难杂症的辨证选穴及针刺方法；分享了部分验案，并撰写了按语；归纳了部分基础研究，阐释了其作用机理；充分体现了郑魁山教授临证审证求因的辨证思想，行针导气、气至病所、力起沉疴、效如桴鼓的针法特点。

本书编写过程中得到了郑魁山教授家人及郑氏针法传承人的高度赞同与全力支持，在此深表感谢！本书尽可能展现郑魁山教授所独创的“温通针法”的基本理论与临证运用“温通针法”治疗疾病的操作方法等。但由于编者水平有限，难免有谬误之处，敬请同道批评指正，以便修正，不胜感激！

季　杰

清华大学玉泉医院（清华大学中西医结合医院）

2024 年 3 月 25 日

目　录

上篇　郑魁山学术渊源

中篇　温通针法临床应用

下篇　温通针法实验研究

上篇　郑魁山学术渊源

第一章
郑魁山医家小传

一、幼承家学　悬壶济世

郑魁山教授，于 1918 年 12 月 4 日出生于河北省安国县的一个针灸世家。从他的曾祖父起就运用中医针灸为乡民治病，其父郑毓琳先生是著名的针灸学家，针术精湛，屡起沉疴。郑魁山自幼耳濡目染，便对针灸产生了浓厚的兴趣。郑魁山受家庭熏陶，从 16 岁起随父学医，白天随父出诊，晚上攻读医书等著作，在父亲郑毓琳先生的教导下，从四书五经开始学习中国传统文化，后又研习《黄帝内经》《难经》《针灸甲乙经》等中医经典著作，并坚持练习气功、熟悉穴位、刻苦练习针法。

1935 年春，河北安国一带麻疹流行，郑魁山跟随父亲出诊，遇到患者，他在父亲的授意下针刺治疗，当针感不到位时，再由父亲施治。在父亲郑毓琳的言传身教下，郑魁山得到了充分的锻炼，医术提高很快。1937 年 1 月中旬，在父亲外出办事时，一位患者前来求医，其左腿剧痛不已，左臀部肌肉隆起，腰椎侧弯，不能坐立。郑魁山选取左侧秩边、环跳、委中、承山穴，施以平补平泻法治疗 3 天，患者症状未减轻；他将此事告知父亲，并反复琢磨，用心思考到夜半，恍惚中听到父亲说："该病人患的是痛痹，要按'子午经注'和'灵龟八法'推算，应使用巨刺法针刺健侧治疗。"次日，郑魁山按照父亲的指导为该患者治疗，3 日后患者病愈。其父为此感到高兴，并勉励郑魁山，只有精研医术，才能为患者解除病痛。

郑魁山年满 20 岁时已学有所成，郑毓琳先生为他举办了出师仪式，当众送给他一盏马灯、一把雨伞，并语重心长地告诉他："马灯夜里照明，雨伞雨天遮雨。今后，不论路途远近，不管夜黑雨雪，只要有病人求医，不计较贫富贵贱，都要前去诊治。”作为郑氏针灸的第四代传人，郑魁山噙泪颔首，这是对父亲的感念，更是对事业的承诺。

二、高风亮节　报效祖国

1937 年，“七七”事变后，抗日战争全面爆发，华北相继沦陷，国民党军队一路向南撤退，八路军一二〇师主力东进冀中，吕正操将军率部驻扎河北安国一带，带领人民群众开展敌后游击战争。郑魁山和父亲积极响应共产党的抗日救国号召，先后捐献 1 000 大洋、18 匹战马，郑魁山和父亲一面为乡亲们和八路军伤员治病，一面积极宣传抗日救亡政策。

1939 年的一天，时任村经济主任的郑魁山在为乡亲们办理土地登记时，由于叛徒出卖，被日军带走，强迫他留在军营为日军伤员治病，郑魁山断然拒绝，被日寇用蒺藜鞭打得遍体鳞伤，日军担心他会逃走，又用刺刀挑伤他的双脚，计划送 731 部队做试验，幸好被我党地下工作者李焕文及时救出，才幸免于难。

1943 年郑魁山赴北平行医，在国民党的反动统治下，他生活窘迫，但仍坚持为患者治病，同时努力学习，参加中医师考试，于 1947 年考取了中医师证书，并独立开业。1949 年北平和平解放，郑魁山备受鼓舞，他参加了北京市中医学会，报考新中国卫生部中医进修学校继续深造，使医术进一步提高。

1952 年他被卫生部任命为山西医疗队队长，派遣至山西太原、汾阳等地为抗美援朝归国的志愿军伤员治病。在工作的 43 天里，有近千人接受了他的治疗，均取得了显著的疗效。从山西返京后，卫生部领导听取了他对伤员诊治的相关汇报，并专门召开了经验交流会。

三、针法精湛　名噪杏林

1951 年郑魁山与针灸同仁栾志仁等创办了北京广安门联合诊所，任针灸顾问。与父亲郑毓琳先生在诊所接诊患者，而郑魁山的夫人孟昭敏工作于北京中医学会门诊部，与金针大师王乐亭等针灸大家一起工作，而王乐亭每次外出，都会把自己的患者让孟昭敏代为治疗。郑氏针法治疗疑难病症屡获奇效，在京城很快彰显出它独特的魅力。郑魁山教授先后为党和国家领导人以及机关干部做针灸治疗，均取得了显著的疗效，受到领导人的一致好评。

1951 年 11 月，张文豹同志在机关排球比赛中左眼受伤，因未及时治疗和休养，于第二年 3 月突发左侧眼底出血，先后于北大医院、同仁医院诊治后，仍存在严重视力障碍。在北京中医学会的介绍下，由郑魁山父子行针灸治疗，采用热补法，每日治疗 1 次，治疗半个月后症状明显好转，在治疗至 3 个月时视力完全恢复，能开始正常工作。北京协和医院眼科专家称赞：针灸治疗眼底出血安全可靠，又节省费用，应当推广。此外，郑魁山父子还运用针灸成功治疗了 2 万多例近视、斜视、眼睑下垂的眼病患者，并积累了丰富的经验。1957 年，郑魁山与北京协和医院合作开展针灸治疗视网膜出血及视神经萎缩的相关研究，任课题组副组长，运用“烧山火”针法使热感传至眼部，共治疗 91 例患者，有效率达到 90.2%，该成果荣获卫生部 1958 年科技成果奖。郑魁山父子在中医辨证的前提下，运用传统针刺针法治疗眼科疑难病，疗效显著，其研究成果也让世人对中国传统医学有了新的认识。

郑魁山教授和其父亲郑毓琳先生对中国针灸传统针法的研究、传承和推广做出了巨大的贡献，得到了国内外同仁的认可和敬仰。1996 年 8 月 18 日，“国际郑氏传统针法学术研讨会暨郑毓琳先生诞辰 100 周年纪念会”在兰州隆重召开。中国中医研究院（现中国中医科学院）前副院长、第二届世界针灸学会联合会主席王雪苔教授欣然题词：“箕裘世绍郑家针，工巧堪追泉石心。准若弓开矢中的，效如桴落鼓出音。毓翁绝技惊幽燕，魁老医名噪杏林。几代真传成集锦，千年奥秘此中寻。”这是对郑氏针法学术地位的充分肯定。

四、精诚治学　成就斐然

郑魁山父亲郑毓琳先生是我国著名的针灸学家，他在精研古典医籍针法的基础上，结合自身多年的临床实践，形成了一套独特的针刺手法。郑魁山教授在继承父亲郑毓琳先生治学思想和针法的基础上,深入研究,不断完善和提高,形成了一套系统的、疗效显著的针刺手法,即“郑氏家传针法”。1954 年,郑魁山教授被任命为华北中医实验所主治医师,其父郑毓琳先生被聘为针灸专家。同年 10 月,华北中医实验所被并入中国中医研究院,郑毓琳先生被任命为针灸研究所第 3 室主任,郑魁山教授任第 3 室具体负责人,主要负责国家领导人和外宾的医疗保健及针灸传统针法研究、教学等工作。在此期间,先后有孟昭威、张缙、吴希靖、杨润平、魏明峰、金仁琪等针灸专家受业于郑氏门下,这些专家后来都成为我国针灸界针刺手法研究的领军人才。

1982 年,郑魁山教授调入甘肃中医学院(现更名为:甘肃中医药大学)针灸教研室,主要从事教育工作,1985 年他牵头创建了针灸系,并任针灸系主任,后因年事高改任名誉系主任。1992 年甘肃中医学院针灸系经国务院学位委员会批准创建了学院唯一的硕士研究生培养点,其担任研究生导师组组长。在这一时期,他还任职于中国针灸学会等学术组织,并受聘为《新编针灸大辞典》《中国大陆名医大典》《世界名人录》编委会顾问。

为便于后人传承、学习,郑魁山教授将针灸传统针法中操作难度大的“烧山火”和“透天凉”针法在不失其精髓及疗效的基础上,去繁就简,精心提炼,将“烧山火”和“透天凉”分别简化成为“热补法”和“凉泻法”,并将其写进了《针灸集锦》《针灸补泻手法》等书籍中加以推广;以便更多的针灸同仁学习、运用,以效于临床,造福患者。并对“热补法”和“凉泻法”进行大量的实验研究,相关课题获甘肃省科技成果奖。其中“‘热补法’治疗视网膜出血的临床研究”课题,获卫生部科研成果奖。“‘烧山火’针法对家兔实验性类风湿性关节炎的实验研究”论文,在 1996 年 10 月获美国 1996 年国际传统医学学术会议杰出论文奖。

郑魁山教授在精研《黄帝内经》《难经》的基础上,根据郑氏家传针法和自身多年临床实践,结合中医学八纲辨证和八法治病理论,创立了汗、吐、下、和、温、清、消、补的“针刺治病八法”及与之相关针刺手法:二龙戏珠、喜鹊登梅、老驴拉磨、金钩钓鱼、白蛇吐信、怪蟒翻身、金鸡啄米、鼠爪刺等，从而确立了针灸在临证治病时的施治手法，为后学者的学习和实践提供了理论依据。郑魁山教授的“传统针灸取穴手法”“传统针刺手法”被录制成音像制品，供甘肃中医药大学针灸教学用，荣获甘肃省高校优秀成果奖和北京中国中医药博览会神农杯优秀奖等。为了让针灸学习者能真正掌握针刺手法的精髓和便于学习，郑魁山教授亲自操作演示了《针刺手法一百种》教学幻灯片与《中国针灸精华》录像带，并撰写了《针灸问答》等著作，其中《中国针灸精华》录像带获甘肃省教学成果二等奖。

此外，郑魁山教授对“子午流注”及“灵龟八法”也进行了深入的研究，并认为二者是针灸学天人合一的精华所在，是古典的时间治疗学，如应用于临床，不仅能提高临床疗效，而且能为一些疑难杂病提供新的治疗思路和方法。经过潜心钻研，郑魁山教授成功研制了一个袖珍式的“子午流注与灵龟八法临床应用盘”；运用此盘，不用推算便能很快找到当日当时的所开穴；此盘目前已成为针灸学医、教、研重要的教学用具，得到了国内外同仁的高度赞扬。

郑魁山教授因他卓越的贡献，于1988年获甘肃省园丁奖，1989年获全国优秀教师荣誉称号，从1992年起享受国务院政府特殊津贴。2004年，被甘肃省人民政府授予“甘肃省名中医”荣誉称号。1993年，郑魁山教授被人事部、卫生部和国家中医药管理局遴选为有独特临床经验和技术特长的老中医药专家学术经验继承工作指导老师。郑魁山教授淡泊名利，耄耋之年，国家首评“国医大师”，甘肃省相关领导登门索求资料，欲上报参评，但郑魁山教授自谓年事已高，婉言谢绝，表示愿将此机会与荣誉留给他人。

五、弘扬国粹　享誉四海

郑魁山教授70年如一日，扎根基层，耕耘在中医针灸的临床、教学、科研领域，尤其为中国针灸传统针法的传承、创新、发扬奋斗不息。并以独到的眼光，站在中医药发展的制高点，不遗余力地将中国针灸向全世界推广，不断地提高着中国针灸的国际影响力。

1956年，国家卫生部在中医研究院为前苏联、越南、朝鲜等国家开办国际针灸班，郑魁山受重托讲授针灸学，先后为这些国家培养了500余名高级师资力量。

1958年，印度国家领导人因患类风湿性关节炎，关节肿痛导致手不能握、腿不能伸，多方求治而疗效欠佳，来到中国寻求中医治疗。我国卫生部门高度重视，批示由郑魁山教授主治，经过他的悉心钻研，精心调治，1个月后该领导人病情明显好转，半年后康复。该领导人回国遂派几名保健医来中国跟随郑魁山教授学习“神针”绝技，此事一时被传为佳话。

郑魁山教授在甘肃中医学院（现甘肃中医药大学）从事针灸教学工作20余年，亲自带教了来自日本、美国、加拿大、瑞典、丹麦、挪威、英国、南非、马来西亚、新加坡等国的留学生共计1 000余人。为中国传统文化的传播和中医针灸走向世界做出了巨大的贡献。

1993年在日本讲学的3个月里，他多次亲自演示中国针灸传统针法，学者们通过体验无不赞叹：郑魁山教授针法绝伦。1994年郑魁山教授先后在美国、墨西哥讲学4个多月，在此期间诊治了3 000多例患者，均为疑难杂症，其疗效显著，无不令国外专家、学者赞叹。

郑魁山教授学验俱丰，桃李满天下。他先后在国内外医学期刊上发表学术论文66篇，出版著作14部。其中《针灸集锦》及其修订本，被日本京都中医学研究会翻译成日文出版；《子午流注与灵龟八法》3次修订再版，并在台湾以繁体字再版；《针灸补泻手法》精装本，1996年获西南西北地区和甘肃省优秀图书奖；《针灸补泻手技》在日本用日文出版；受卫生部委托，点校《针灸大全》于1987年由人民卫生出版社出版；郑魁山教授将历经四代传承下来的宝贵针灸医学经验，在实践中不断整理、完善，并将其毫无保留地写进了《郑氏针灸全集》里传给世人，以造福患者。

郑魁山教授对中国针灸针法的研究和推广做出了巨大的贡献，先后被美国国际整体医学研究所聘为高级顾问，被日本后藤学园和英国东方医学院聘为客座教授，1989年被推举为国际针灸师考核委员会委员、中国针灸专家讲师团教授，曾任中国针灸学会理事，中国针灸学会针法灸法研究会顾问，郑氏针法研究会会长，甘肃省第四、五、六届政协委员。郑魁山领衔中国针灸针法研究50载，世称“西北针王”“当代中国针灸针法研究之父”，他将历经四代传承下来的宝贵的针灸经验，尤其是针灸传统针法，在不断地理论研究与临床实践中，并博采众长、汲取精华、继承创新，为中医针灸走向世界以及针灸传统针法的传承和发展做出了不可磨灭的贡献。

第二章
郑魁山学术思想

第一节　创立针灸治病八法

郑魁山教授在精研《黄帝内经》《难经》中有关针灸治疗疾病理论的基础上，结合郑氏家传手法以及自身数十年临床实践经验，并根据中医八纲辨证、八法治病的原则；通过探索针灸配穴和针刺手法的应用规律，总结出一套具有独特见解的汗、吐、下、和、温、清、消、补的“针刺治病八法”配穴和处方。郑魁山教授认为针灸只要辨证精准、配穴得当、手法精练，便可以达到汗、吐、下、和、温、清、补、消的治病目的。

一、汗法

《素问·阴阳应象大论》载：“其在皮者，汗而发之。”指的是病邪在肌表的，应用汗法外解的治疗法则。《医学入门》载：“汗，针合谷入二分，行九九数，搓数十次，男左搓、女右搓，得汗行泻法，汗止身温出针。”郑魁山教授根据以上论述，创立针灸治病之“汗法”，即针灸是利用腧穴配合和针刺手法操作以开泄腠理、发汗祛邪治疗表证的方法。

1. 发散风寒　①取穴：风池、大椎、身柱、风门、合谷、后溪穴。②刺灸方法：用“烧山火”法，使其产生热感以发汗。③主治病症：感冒、头痛、恶寒、发热无汗、脉浮紧之表寒证。④配穴：如鼻塞流涕者配迎香、上迎香、列缺穴，用平补平泻法以祛风开窍。

2. 清透表热　①取穴：大椎、陶道、身柱、肺俞穴。②刺灸方法：用丛针扬刺法，刺之出血；列缺、合谷穴用透天凉法，使其产生凉感以发汗。③主治病症：感冒发热、咳喘、脉浮数有力之表热证。

④配穴：如目窜面青、神昏不安、痰涎壅盛者配百会、印堂、人中、少商、商阳、中冲穴，其中少商、商阳、中冲穴用点刺法出血以清热宣肺、祛痰开窍。

3. 注意事项　汗法在大吐、大泻、大失血之后不可用；对气虚、阴虚者，如需用汗法，可先针刺足三里穴以益气，或针刺照海穴以滋阴，然后再行汗法，以达到祛邪而不伤正的目的。

二、吐法

《素问·阴阳应象大论》载："其高者，因而越之。"是指病邪在上，胸满脘胀者，应用吐法催吐的急救治疗法则。《医学入门》载："吐，针内关入三分，先补六次，泻三次，行子午捣臼法三次，提气上行，又推战一次，病人多呼几次，即吐。"郑魁山教授根据以上论述，创立针灸治病之"吐法"，即针灸是利用腧穴配伍和配合针刺手法操作以催吐，引导有害物质吐出的方法。

1. 涌吐风痰　①取穴：天突或旁廉泉穴（图 2-1）。②刺灸方法：用导痰法，即用左手拇指或示指紧按天突穴，候至患者作呕时，以毫针速刺天突穴，欲使其激起内脏反射作用，上涌作呕，即可将

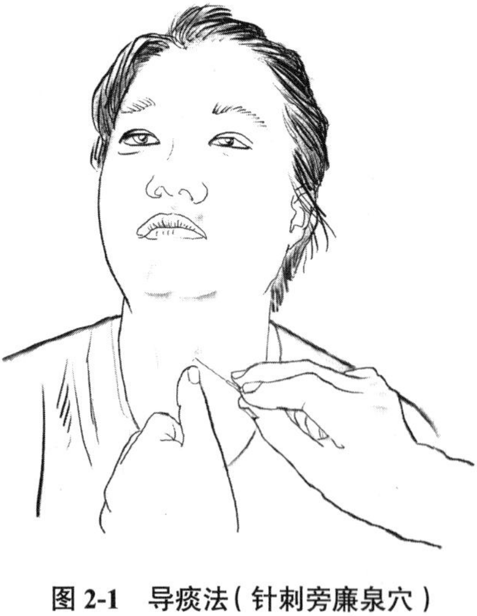

图 2-1　导痰法（针刺旁廉泉穴）

顽痰涌出；如不能将顽痰涌出再用左手拇指和示指紧切左右旁廉泉穴，候至患者作呕时，用指切速刺法针刺右旁廉泉穴速刺速出，待作呕时，再速刺左旁廉泉穴。欲使其激起内脏反射作用，上涌作呕，即可将顽痰涌出。如患者极力作呕，口吐黏液，而痰仍不能顺利涌出时，急将患者扶起，医者两手用力撑肋，拇指紧按两侧肾俞穴，就可以促其将顽痰涌出。③主治病症：中风闭证和小儿惊风所致痰阻咽喉、不能吐出之险症。④配穴：如中风不语，配风府穴用凉泻法，针刺时嘱患者喊“一、二”；金津、玉液用“金钩钓鱼”法（图 2-2）（用速刺法进针 2~5 分，找到感觉后，拇指向后捻，用针尖拉着有感觉的部位抖提几次），能起到清热开窍、诱导说话的作用。

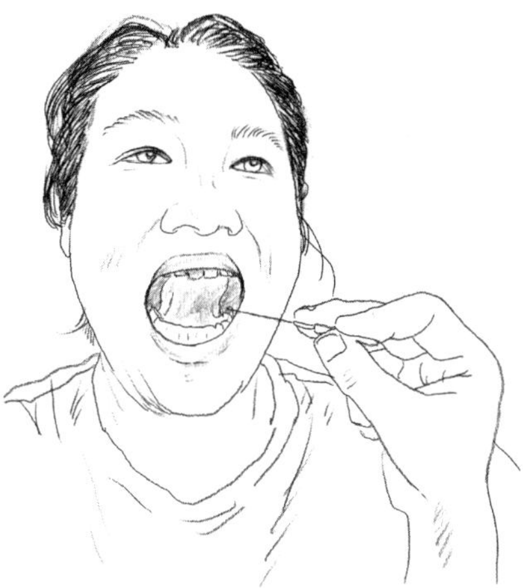

图 2-2 金钩钓鱼（针刺金津、玉液穴）

2. 通结催吐 ①取穴：中脘、幽门穴。②刺灸方法：用催吐法，即用左手中指紧按中脘穴，右手持针刺入八分，找到感觉后用关闭法，即是用中指压在针的下方，其他四个手指压按在左右两侧（称作“五穴取一”），右手持针的针尖和左手压按的指力，随其出气向胸部努力推进 1 分，随其入气左手减轻压按力量，将针尖提退 1 分，反复操作几次，使针感向上传导，欲使其气向上攻，激起内脏反射作用，上涌作呕，急速将针起出，就可将胃脘停留难以消化的食物呕出。如患者仍不能呕吐时，急用左手示、中二指压按左右幽门穴，其余三指压按在左右两侧，候患者作呕时，速刺右侧幽门穴，待作呕时，再速刺左侧幽门穴，即可促使患者呕吐（图 2-3）。③主治病症：食物中毒或宿食停滞、壅塞胃脘、欲吐不出之险症。④配穴：如肝郁气滞，胸脘隐痛，两肋胀满，呃逆厌食者，配期门、行间穴用凉泻法，中脘、足三里穴用平补平泻法，以疏肝理气。

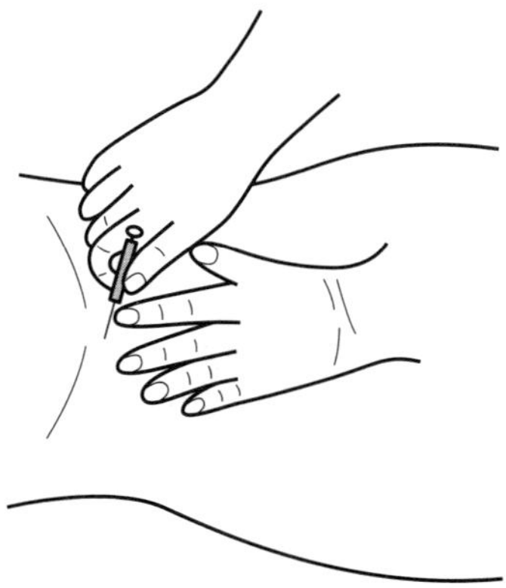

图 2-3　催吐法（针刺中脘穴）

3. 注意事项　吐法对年老体弱、慢性病、妊娠期、产后、大失血后、气虚、哮喘患者均慎用。

三、下法

《素问 · 阴阳应象大论》载："中满者，泻之于内。"《素问 · 至真要大论》载："盛者泻之。" 均指的是病邪在中焦，腹中胀满者，当用泻法攻下治疗的法则。《素问 · 针解》载："满而泄之者，针下寒也，气虚乃寒也……邪胜则虚之者，出针勿按……刺实须其虚者，留针阴气隆至，乃去针也。"《医学入门》载："下，针三阴交入三分，男左女右，以针盘旋，右转六阴数毕，用口鼻闭气，吞鼓腹中，将泻插一下，其人即泄，鼻吸手泻三十六遍，方开口鼻之气，插针即泄。”郑魁山教授根据以上论述，立针灸治病之“下法”，即针灸是利用腧穴配伍和配合针刺手法，泻热导滞，排除胃肠积结，通便止痛，推陈出新的方法。

1. 泻热通便 ①取穴：大肠俞、天枢、丰隆、足三里穴。②刺灸方法：用凉泻法，使其产生凉感下泻。③主治病症：胃肠积热、腹痛拒按、大便秘结、脉数有力之实热证。④配穴：如年老体衰、气血亏耗、肠失润养的阴虚便秘，取支沟穴透刺间使穴用泻法，次髎、三阴交、照海穴用补法，以清热养阴、润肠通便。

2. 清肠导滞 ①取穴：中脘、天枢、气海、曲池、足三里穴。②刺灸方法：用凉泻法，使其产生凉感通便。③主治病症：湿热阻滞、腹痛便秘或下痢赤白、里急后重、脉滑数之湿热证。④配穴：如小儿食积痞块，取上脘、中脘、建里穴用平补平泻法，不留针；取三关穴点刺法出血；以健脾助运、消积化滞。

3. 注意事项 下法对表邪未解、妇女妊娠、产后及大出血病症不能用；年老体衰以及虚弱患者应慎用，或采用攻补兼施。

四、和法

《灵枢·经脉》载：“不盛不虚，以经取之。”《素问·至真要大论》载：“谨察阴阳所在而调之，以平为期。”是指病邪在半表半里或气机逆乱，阴阳偏盛偏衰者，应当采用和法以和解或调整平衡的治疗法则。《灵枢·终始》载：“阴盛而阳虚，先补其阳，后泻其阴而和之；阴虚而阳盛，先补其阴，后泻其阳而和之。”郑魁山教授根据以上论述，创立针灸治病之“和法”，即针灸是利用腧穴配伍和配合针刺手法以调整经气失和与脏腑功能失调所致的偏盛偏衰以及扶正祛邪的治疗方法。

1. 和解少阳 ①取穴：大椎、陶道、身柱、液门、外关透刺内关、侠溪穴。②刺灸方法：用阳中隐阴法，使其先热后凉。③主治病症：外感病，邪传半表半里，出现寒热往来、胸胁苦满、口苦咽干、心烦喜呕之证候。④配穴：如疟疾，在发作前1~2小时取大椎、陶道、身柱穴，针刺治疗后加艾灸10~20min，能起到扶正截疟之作用。

2. 疏肝理气　①取穴：神封、上期门、膻中、膈俞、肝俞穴。②刺灸方法：用平补平泻法，支沟、阳陵泉留针10~20min。③主治病症：肝气郁结之胸胁腹痛。④配穴：如肝阳上亢之头痛、眩晕、失眠，取百会、印堂、神门、三阴交穴用平补平泻法，留针20~30min，平肝潜阳，养阴安神；如肝气下滞出现疝气、偏坠、睾丸抽痛者，配大敦穴针刺后加艾灸10~20min，照海、中都穴用平补平泻法，留针20~30min，有疏经活血、行气止痛的功能。

3. 和血调经　①取穴：气海、关元、气穴、合谷、三阴交穴。②刺灸方法：用平补平泻法，留针10~15min，使其产生酸胀感。③主治病症：妇女月经不调、经闭、痛经等症。④配穴：如痛经，取关元、归来、三阴交穴，用平补平泻法，留针20~30min，有疏肝理气、活血止痛之作用。

4. 注意事项　和法对表邪未解或邪热传里的病症均不能用。和法用于病邪既不在表，又不在里，而在半表半里之间。此外，和法还能调和气血、调和肝胃、调和阴阳，使机体达到动态平衡状态，是符合古人所谓“平则不病”的理论。因此，和法在针灸的临床应用中最广泛。

五、温法

《素问·至真要大论》载“寒者热之”“清者温之”。《素问·阴阳应象大论》载：“形不足者，温之以气。”是指感受寒邪或形体虚寒的，应当采用温法以温经散寒、补气的治疗法则。《灵枢·经脉》载：“寒则留之”。《灵枢·九针十二原》载：“刺寒清者，如人不欲行（即急进、慢退）。”《针灸大全》载：“有寒则温之。”郑魁山教授根据以上论述，创立针灸治病之“温法”，即针灸是利用腧穴配伍和配合针刺手法，消除沉寒阴冷、补益阳气的治疗方法。

1. 温中散寒　①取穴：上脘、中脘、建里、下脘、梁门、足三里或膈俞、肝俞、脾俞穴。②刺灸方法：用热补法或留针加灸10~15min，使其产生热感。③主治病症：胃脘剧痛。④配穴：呕吐恶心者取内关、公孙穴，留针20~30min，以疏调肝脾，镇痛止呕。

2. 温肾壮阳　①取穴：肾俞、关元俞、次髎穴。②刺灸方法：用热补法，使腰部产生热感。③主治病症：腰痛腿软，脉沉细无力之虚寒证。④配穴：如腰背剧痛，不能转侧，配委中、秩边、人中穴，用热补法，留针 10~15min，以散寒镇痛。

3. 温通经络　①取穴：上肢取大椎、大杼、膏肓、肩髎、肩髃、曲池、外关、合谷、后溪穴；下肢取肾俞、关元俞、次髎、秩边、环跳、风市、阴市、阳陵泉、足三里、悬钟、解溪、申脉穴。②刺灸方法：按顺序由上而下针刺（称作“通经接气法”），用热补法或针刺后加灸 10~15min，使其产生热感。③主治病症：瘫痪、痿证、风湿痹证。④配穴：如下肢瘫痪，取环跳、风市、阳陵泉、悬钟，用热补法，使热感传至足趾，以温经活血，促进肢体恢复功能；肩痛不举者取天宗、肩髎、肩髃、天髎透刺肩井、条口透刺承山，用热补法或温通针法，又称“穿胛热”（图 2-4）使针感传导至前臂或手指，以舒筋通络，祛寒止痛。

4. 注意事项　实热证不可用温法。

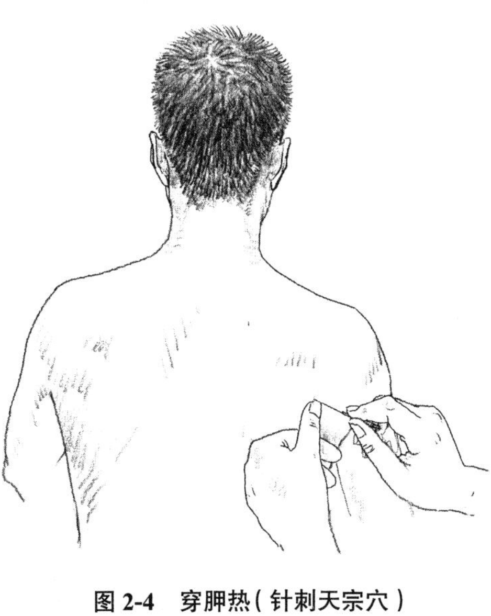

图 2-4　穿胛热（针刺天宗穴）

六、清法

《素问·至真要大论》载:“温者清之。”《针灸大全》载:“热则清之。”是指病邪化热,耗伤津液,应当用清法以清热养阴的治疗法则。《灵枢·经脉》载“热则疾之”;《灵枢·九针十二原》载“刺诸热者,如以手探汤”(即慢进、急退)。郑魁山教授根据以上论述,创立了针灸治病之“清法”,即针灸是利用腧穴配伍和配合针刺手法,以清热除烦、生津止渴的治疗方法。

1. 清热开窍　①取穴:百会、人中、承浆、十宣穴。②刺灸方法:用点刺法出血。③主治病症:中风窍闭、中暑昏迷、小儿惊厥、热极神昏、癫痫、脏躁等症。④配穴:如癫狂、脏躁,见痰迷心窍、精神失常、哭笑打骂、不识亲属时,取内关、合谷穴用白虎摇头法,人中、承浆、百会、巨阙、中脘、丰隆、太冲穴用凉泻法,留针20~30min,使其产生凉感,以息风化痰、清热开窍。

2. 清热养阴　①取穴:尺泽、委中穴。②刺灸方法:用三棱针点刺出血,排其血中毒热。③主治病症:霍乱腹痛、上吐下泻之急症。④配穴:如呕吐不止,取内关穴用泻法,留针20~30min,能清热止吐;如吐泻之后,出现津液耗损,正气大亏,脉细无力的脱证,则取气海、神阙穴艾灸20~30min,中脘、天枢、足三里穴用补法,以疏导气机、回阳救阴。

3. 清热解毒　①取穴:风池、大椎、颊车、翳风、合谷穴。②刺灸方法:用凉泻法,使其产生凉感,留针20~30min,少商、商阳穴用点刺法出血。③主治病症:痄腮(腮腺炎)、咽喉肿痛、口唇生疮等温毒积热证。④配穴:如项后发际疮疖(毛囊炎),取大椎、身柱、灵台、筋缩、脊中、命门、腰阳关、腰俞穴,用丛针扬刺法使之出血,乃是“釜底抽薪”之法。

4. 注意事项　对体质虚弱、大便溏泄之虚寒证,不可用清法。

七、补法

《灵枢·经脉》载:“虚则补之。”《素问·阴阳应象大论》载:

"因其衰而彰之。"《针灸大全》载:"补则补其不足。"是指形体衰弱或气血不足的,应当采用补法以益气养血的治疗法则。《素问·针解》载:"刺虚须其实者,阳气隆至,针下热,乃去针也。"《灵枢·官能》载:"阴阳皆虚,火自当之。"郑魁山教授根据以上论述,创立了针灸治病之"补法";即针灸是利用腧穴配伍和配合针刺手法,以扶正祛邪,补益人体的阴阳气血和脏腑虚损的治疗方法。

1. 培元固本　①取穴:神封、幽门、中脘、列缺、太渊、足三里、照海穴。②刺灸方法:用热补法;大椎、百劳、肺俞、心俞、膏肓、肝俞、脾俞、肾俞穴,针刺后加艾灸10~20min,使其产生热感。③主治病症:喘咳气短、消化不良、自汗、盗汗等脏腑虚损病症。④配穴:如阳痿早泄,遗精,遗尿者,取肾俞、关元俞、膀胱俞、关元、三阴交穴,用热补法或针刺后加艾灸,以补肾益精、固本壮阳。

2. 补中益气　①取穴:中脘、关元、天枢、腰俞、会阳、长强穴。②刺灸方法:用热补法或针刺后加艾灸20~30min,使腹部和肛门局部有温热感。③主治病症:久泻不止,脱肛不收,腹痛喜温,舌质淡,苔薄白,脉迟无力之脾胃虚寒证。④配穴:如五更泄泻,神衰厌食,则配脾俞、胃俞、关元俞穴,用热补法或针刺后加艾灸,以温肾暖脾,涩肠固脱。

3. 固崩止带　①取穴:大赫、中极、归来、三阴交穴。②刺灸方法:用热补法,留针10~15min,使其产生热感。③主治病症:经行不止,赤白带下,脉细无力,冲任不固之虚寒证。④配穴:如血崩不止、神昏不语、面白脉微的脱证,取隐白、人中穴用补法,行间用平补平泻法,大敦穴针刺后加艾灸10~20min,回阳固脱,补气摄血。

4. 注意事项　对邪气实者不能用补法,邪气未尽不能过早使用补法,虚中夹实者不能单用补法。针灸补法是调整人体生理功能,调动体内积极因素抗御病邪的治疗方法,故在临床上应用极为广泛。

八、消法

根据《素问·至真要大论》载"坚者削之""结者散之";气血积聚或痰湿凝滞的,应当用消法软坚消积。《素问·阴阳应象大论》载"其实者,散而泻之";《灵枢·小针解》载"菀陈则除之""邪胜则虚之"。郑魁山教授根据以上论述,创立针灸治病之"消法",即针灸是利用腧穴配伍和配合针刺手法,以消积化滞、破瘀散结的治疗方法。

1. 破瘀活血　①取穴:风池、角孙、曲鬓、攒竹、太阳穴。②刺灸方法:用热补法或温通针法,使针感传导至眼底,又称"过眼热"(图 2-5);内睛明穴用压针缓进法,留针 10~20min,使眼底有痒胀感或热感,能化散玻璃体内的瘀血,并促使瘀血吸收。③主治病症:视网膜出血、暴盲青盲、云雾移睛等眼病。④配穴:如身体虚弱,反复出血者,配大椎、肝俞、肾俞穴,用热补法,使其产生热感,以调肝补肾、益气养血、清利头目。

2. 消肿止痛　①取穴:小节(腰部以上的取手小节,腰部以下的取足小节)。②刺灸方法:用平补平泻法,留针 20~30min,在留

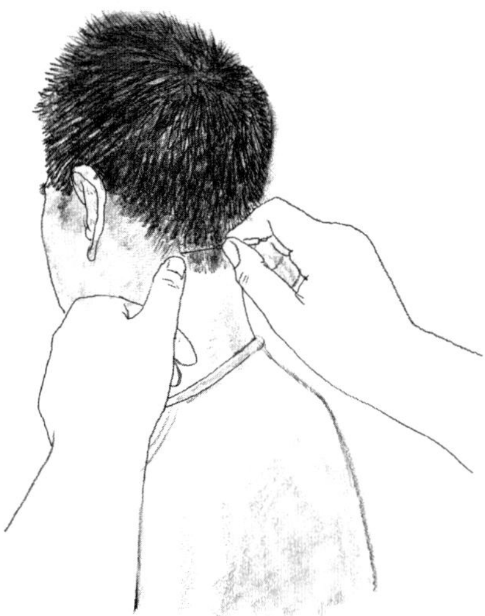

图 2-5　过眼热(针刺风池穴)

针期间，每 5~6min 操作手法一次，使针感放散传导，同时嘱患者活动肿痛部位，以缓解疼痛。③主治病症：创伤性疼痛。④配穴：如红肿严重，局部用围刺法或施熨热灸 20~30min，以活血散瘀；用局部灸法治疗冻疮，也有显著效果。

3. 消坚散结　①取穴：阿是穴。②刺灸方法：用三棱针点刺或毫针针刺。③主治病症：腱鞘囊肿、瘿气、瘰疬。④配穴：如主治腱鞘囊肿，用三棱针点刺，挤出胶状黏液；局部用围刺提插法；如主治瘿气，选取扶突穴透刺天窗穴、天髎穴透刺肩井穴、曲池穴透刺臂臑穴，用平补平泻法，留针 20~30min；如主治瘰疬，如瘰疬坚硬，配阿是穴，但小似豆的，则进针后向核中直刺；若大如核桃的，用围刺法或针向核边斜刺，进至缝隙后用苍龙摆尾法，徐徐拨动，以活血散瘀，散结消肿。

4. 注意事项　消法在临床没有绝对的禁忌证，是针灸常用治疗方法之一，但对体质虚弱者应当慎用。

第二节　善用左手　创立揣穴法

一、临证善用左手

郑魁山教授遵循《难经·七十八难》“知为针者信其左，不知为针者信其右，当刺之时，必先以左手厌按所针荥俞之处”的法则，在临床针刺治疗疾病过程中善用左手。郑魁山教授认为在针刺过程中如进针、行针候气、守气等方面，左手均发挥着重要的作用。一则候气过程中，因指腹的感觉较为灵敏，左手按在所刺腧穴之处，能随时体会到针下经气所至的冲动，能候到气至，并及时操作补泻手法而不错失良机。二则操作关闭法，即在左手一旦触及气至的冲动时，左手将不让感觉传导的方向闭住，主要是控制和引导感觉传导的方向；若使感觉向上传导，须把左手置于针刺腧穴的下方，并向上连续不断用力，同时右手所持针的针尖亦向上进；若使感觉向下传导，左手须放在针刺腧穴的上方，向下用力，针尖也相应偏向下方；在左、右手的共同配合下，使感觉传导至预定的

"病所"。三则催气与行气，在针刺过程中，通过调节左手按压的指力来调节针感的强弱。左手与右手共同配合，控制针感传导的方向和传导的速度。

二、创立揣穴法

郑魁山教授认为腧穴都处于肌肉间、骨缝隙，临床针刺之前在确定腧穴的体表位置后，应用左手拇指或示指循按，寻找腧穴的确切部位，为进针打好基础。这种在进针前以左手手指在腧穴处进行揣、按、循、摸，找出具有指感的准确穴位的方法叫揣穴法，或称定穴法或摸穴法。其目的是揣摸肌肉的厚薄、孔隙之大小、指感的位置，分拨妨碍进针的肌腱、血管等，以确定进针的方向和深浅。由此可见左手揣穴在临床上的重要性。常用的揣穴法如下。

1. 指切法　以左手拇指指甲置于被刺腧穴上，用力掐之为指切。指切有宣散局部气血、避免疼痛、固定穴位和协助持针的右手躲避肌腱、血管的作用（图 2-6）。

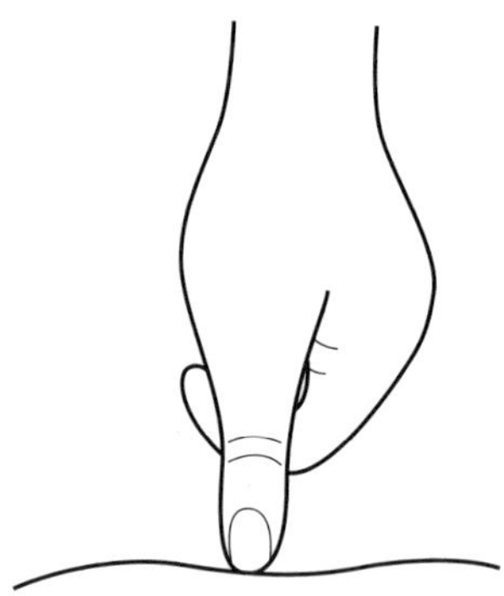

图 2-6　指切法

2. 按压法　揣穴遇到肌肉丰盈疏松部位时，常用左手五指并拢或排开向下用力，将肌肉压平，以防移位而便于进针。如揣中脘穴，因腹部肌肉疏松，故用左手中指按压中脘穴，其余四指排开将腹部肌肉压平（称为"五穴取一"），以备进针（图 2-7）。

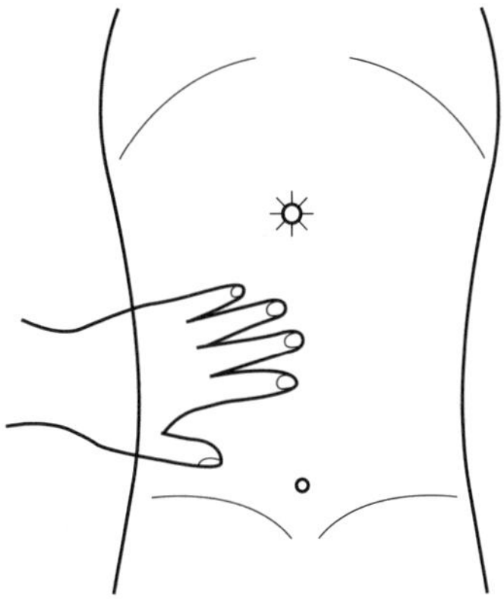

图 2-7　按压法（取中脘穴）

3. 分拨法　揣穴在遇到肌腱、血管时，要用手指向前后或左右推拨，使其分开而按住穴位。如针刺内关穴时，左手拇指紧按腧穴处，将两肌腱和血管拨开，同时要找到患者有酸、麻、胀感觉的部位，以便进针（图 2-8）。

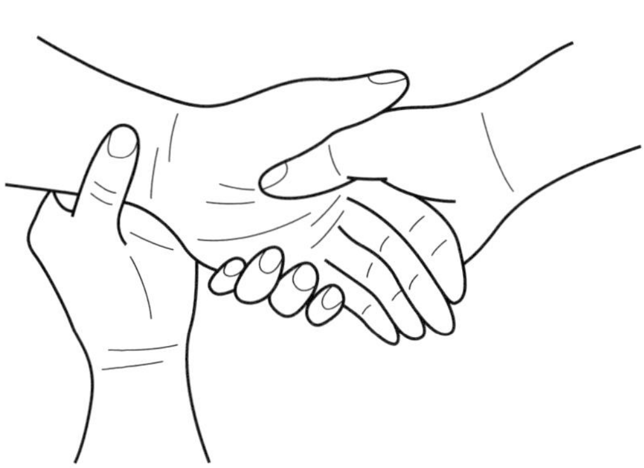

图 2-8　分拨法（取内关穴）

4. 旋转法　揣穴在遇到骨骼、肌腱、血管覆盖的腧穴时，嘱患者将相关的部位旋转，使被覆盖的腧穴充分显露，此时再进行揣按，方能准确取穴。如揣按养老穴时，嘱患者屈肘，掌心朝面，小指侧向内旋转，尺骨小头桡侧暴露出的凹陷部位即为养老穴（图 2-9）。

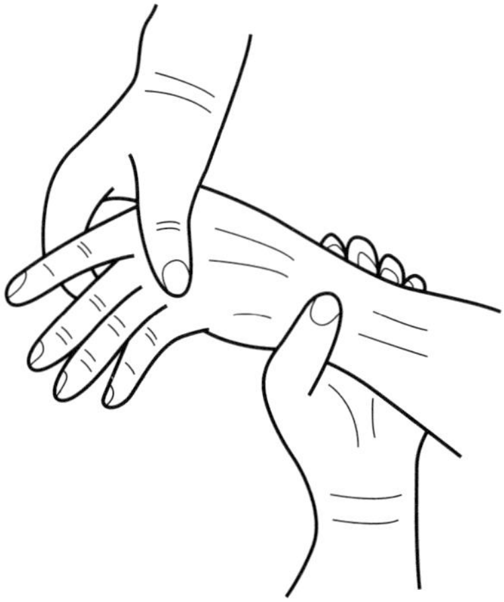

图 2-9　旋转法（取养老穴）

5. 摇摇法　揣穴遇到关节时，左手以拇指掐住腧穴处，右手牵拉患者肢体远端，行左右或上下摇摇，使其关节松弛，指下便可揣准穴位。如取肩髎穴，左手拇指紧掐腧穴处，右手托握肘关节，上下抬举，左右摇摇活动，使穴位显于指下。又如取阳池穴时，以左手拇指紧掐腧穴处，右手握患者四指，微用力牵拉并左右摇摇，此时，阳池穴便显于指下（图 2-10）。

6. 升降法　如遇伸屈关节才能较好显露腧穴时，应采用升降法揣穴。如取解溪穴时，以左手固定肢体，拇指紧掐腧穴处，右手握住足尖，上下摇动，以松动踝关节，便可揣准解溪穴（图 2-11）。

7. 摇摇升降法　遇到伸屈关节，推拨肌腱才能较好显露腧穴时，应采用摇摇升降法。如取肩髃穴，左手拇指紧掐腧穴处，右手托握肘关节，上下抬举、左右摇摇活动，推拨腧穴周围组织，使肩髃穴显于指下（图 2-12）。

8. 舒张押手法　遇到肌肉丰盈松软处，要用左手掌和五指并拢向下用力，将肌肉压平，拇示二指或示中二指向上下或左右两侧张开，使腧穴处皮肤绷紧，以备进针（图 2-13）。

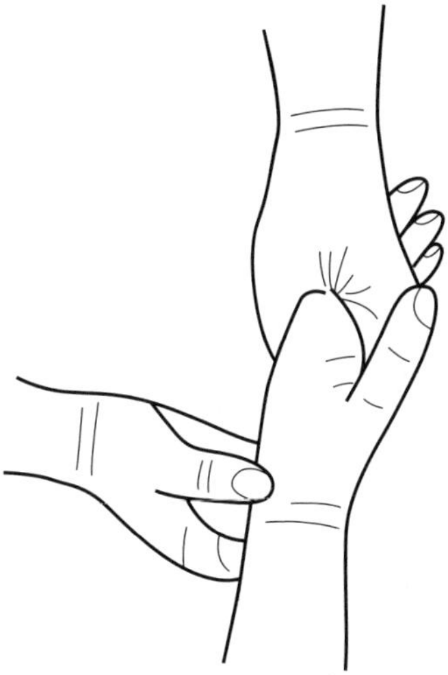

图 2-10　摇摇法（取阳池穴）

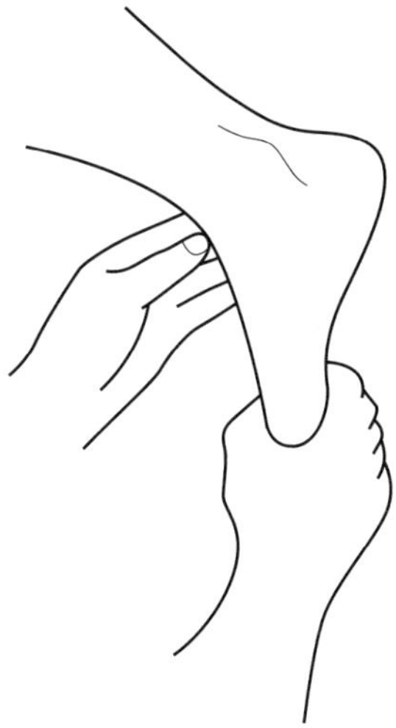

图 2-11　升降法（取解溪穴）

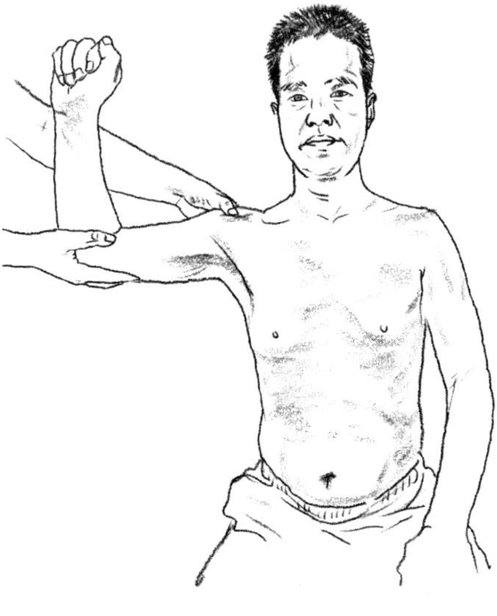

图 2-12　摇摇升降法（取肩髃穴）

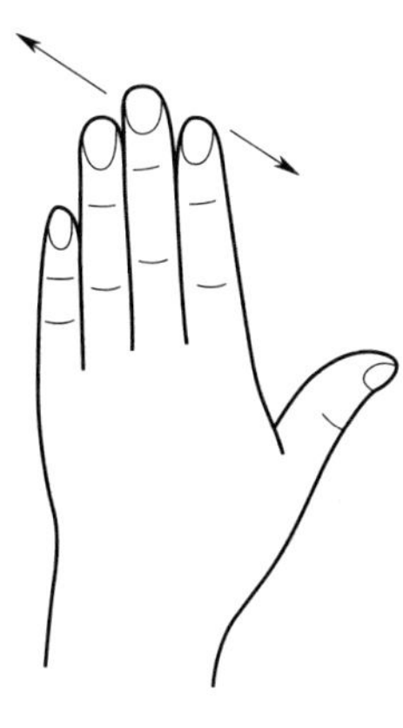

图 2-13　舒张押手法

第三节　强调行针候气

行针是指毫针刺入腧穴后，运用搓捻、提插等方法，使之得气的操作方法。候气是指医生采用各种办法候其经气（感应）到来的方法。并包括气不至时之催气、得气后的行气和守气。

气至亦即得气，这种感应医生和患者均可察知；患者在针刺部位感觉到的酸、麻、胀、困、热、凉、触电样等的感觉；这些特殊的感觉常从针刺部位出现，似线状向上、向下传导或似片状向周围扩散；医生进针后感到的是针下沉紧、冲动、针体转动有吸力和看到针刺腧穴处或针刺腧穴远处的肌肉跳动，都是得气的现象。得气感传与疗效密切相关；针刺治病需要候到气至，气至之时及时施以相应的手法，方能达到应有的效果。因此，针刺治病的关键在于气至与否。《标幽赋》载："气速至而速效，气迟至而不治。"可见，针刺得气快、感传远、能达"病所"者则疗效佳；反之，针刺得气慢、感传近或限于局部者则疗效差；如针刺无感应则很难收效。

郑魁山教授强调：行气过程中不要忽视患者的痛苦，催气、行气都是为了使感应传导、通接或达到"病所"以提高疗效。《金针赋》载："通经接气之法，有定息寸数。手足三阳，上九而下十四，过经四寸；手足三阴，上六而下十一，过经一寸。"这是一息（一呼一吸）气循经脉运行6寸，手三阳经长5尺，操作9息，足三阳经长8尺，操作14息，超过经脉4寸；手三阴经长3.5尺，操作6息，足三阴经长6.5尺，操作11息，超过经脉1寸。指出每穴每次的手法操作时间，应在1min以内，使感应传到整条经脉或达到"病所"。如遇瘫痪、麻痹或感传近的患者，应在传导到的部位接着针刺（接气），使感应继续向前传导，就能传到整个经脉或达到"病所"。如针刺肩髎穴，针感须传到手指；而只传到了曲池穴，此时在曲池穴接着针刺，使感应传导到手指。不要为了找感应或使感应传到"病所"，在一个穴位上操作时间过长而忽视病人痛苦。

一、按病位行气

要根据病位的深浅和表里决定针刺和行气的部位。如表证和皮肤疾患，其病位浅，应当在天部候到感应，并且使之放散、传导以通调腠里。而病邪在肌肉、经络和半表半里证者，其病位居中，应在人部候到感应，并且使之放散、传导，以疏通经络。病邪在脏腑、骨髓之里证和痛证，其病位深，应在地部候到感应，并且使之放散、传导，以调理脏腑功能和镇痛。《针灸大成·南丰李氏补泻》载："除寒热病，宜于天部行气；经络病，宜于人部行气；麻痹、疼痛，宜于地部行气。"就是按病位行气的方法。

二、按病情行气

要根据病情之虚实，决定针之补泻。如久病、气短、便溏、脉弱无力的虚证或进针后针下空虚及出针时针下仍轻滑的，应用弹、捻、提、按等补法，促其针下稍涩，热感传导以补其虚；新病、胸满、腹痛、便结、脉大有力的实证或进针后紧涩及退针时针下仍过于沉紧的，应用搓、摇、循、摄等泻法，促其针下松滑，凉感放散以泻其实。《素问·针解》载："刺虚则实之者，针下热也，气实乃热也；满而泄之者，针下寒也，气虚乃寒也。"就是按病情行气的方法。

技术操作与得气、感传有密切关系：感觉性质（酸、麻、胀、困、热、凉等）、传导远近以及循经与否和术者的手法、操作时间、取穴的正确与否和押手以及患者的病情等均密切相关。因此，将针刺入一定深度后，如无得气现象或循经感传不明显或感应将丢失时，应采用下列方法：

1. 候气催气法　候气是在不得气时，将针停在原处，留3~5min，再进行提插捻转手法而使气至。催气的方法很多，常用的有：

（1）搜法：指的是针已刺入所既定的深度却尚未得气，即将针退到皮下，改变针刺方向，再行进针。如仍不得气，再向前、后或左、右有目的地直刺或斜刺反复地进退搜（探）索，以催其气至（图2-14）。

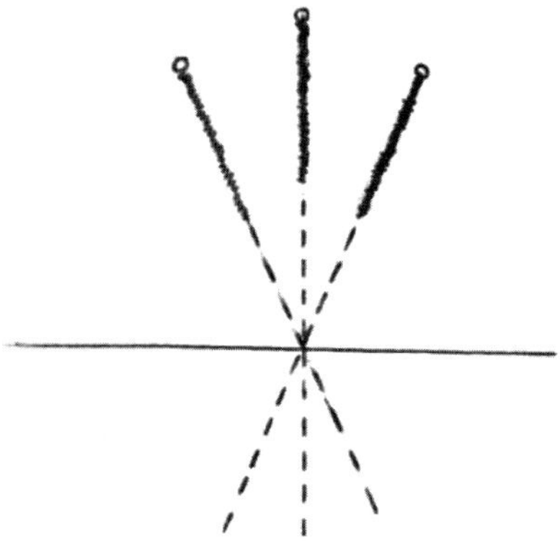

图 2-14　搜法

（2）循按：指的是针刺后气不至，用手指由针刺腧穴附近向上下、左右循按、爪摄或叩击，以引其气至。

（3）弹震：弹指的是用手指弹动针柄，促其气至，使针下沉紧；震指的是用右手以半握拳状将中指突出，敲震腧穴周围，或用手指弹震，以震动内气或内部器官，促其经气内守（图 2-15）。

（4）移位：如因取穴不准，或针刺腧穴位置过偏，则可重新移动针刺部位或调整针刺方向，再进行提插、捻转等手法，一般即可得气。如因病人肢体麻痹或感应迟钝等，用上述方法催气仍不得气者，切不可强行手法，则可采用留针候气。

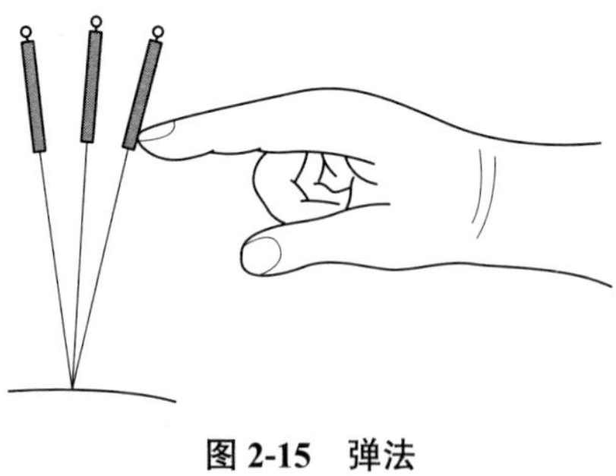

图 2-15　弹法

2. 行气法　指的是得气后，医生采用提插、搓捻、关闭等手法以加大其感应或引导其感应向远处传导的方法。常用的行气法有：

（1）提插：提是指向外退针，插（按）是指向里进针。提插是指在得气的基础上，针尖在 1 分左右的范围内连续提插，使感觉传导，但因病情不同，提插也有轻重、急慢之别（图 2-16）。

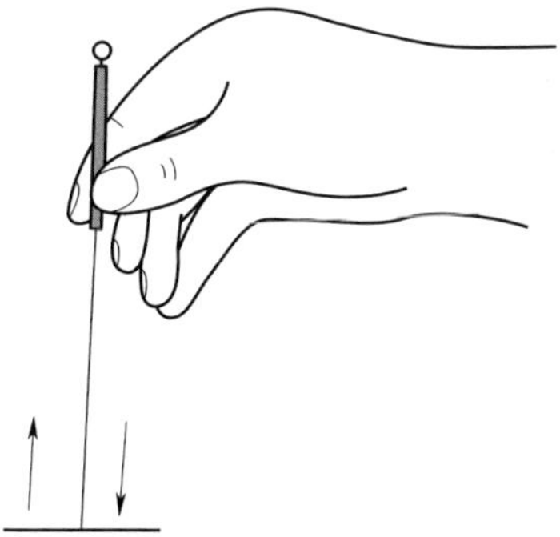

图 2-16　提插法

（2）搓捻：搓是指捻力强而角度大，一般在 180° 以上；捻是指力弱而角度小，一般在 45° 以内，搓捻都是指捻针催气、行气和进行补泻的方法，是指在得气的基础上连续搓捻，以使感觉放散。但搓捻勿转太紧、太急，以防肌纤维缠绕针身而引起疼痛（图 2-17）。

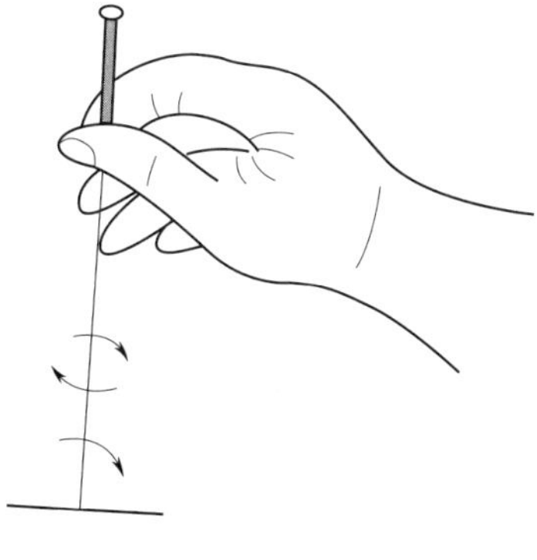

图 2-17　搓捻法

（3）拨刮：拨是指在针下气至时，以右手拇、示二指扶针柄，向左右在 45° 以内似钟摆式的、缓慢地拨动，使感觉放散，该法多用于拨散结节肿物（图 2-18）。刮是指在针下气至时，以右手指甲向上或向下连续刮动针柄，或用手指向上或向下摩擦针柄，以加大感应，但向下刮多用于补，向上刮多用于泻（图 2-19）。

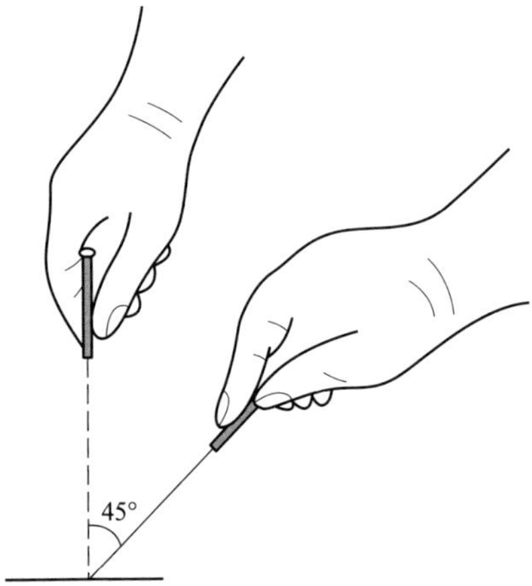

图 2-18 拨法

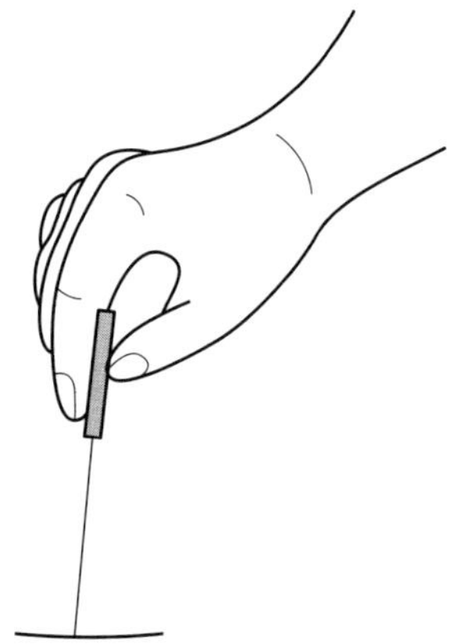

图 2-19 刮法

（4）盘摇：盘是指将针刺入地部（腧穴的终点或筋骨之间），候气至，然后提至人部（腧穴的中层或肌肉内）或天部（皮下）将针搬倒，与皮肤呈 45° 角，似推磨式缓慢地旋转，一般不要超过 3 圈（图 2-20）。摇是指针下得气后，向左右似摇铃式摇转，操作多在 180° ~360° 之间，一般不超过 3 遍，使针孔开大。二者的作用在于使感觉扩散，针下空虚，多用于泻法。但用盘摇二法时均勿过急、过快，以防肌纤维缠绕针身，引起肿痛，损伤正气。

（5）关闭：是指在针下气至时，左手（即：押手）把不让感觉传导的方向闭住，把气至冲动的部位按住，主要是控制和引导感觉传导的方向。如使感觉向上传导，押手须放在所针刺腧穴的下方，向上连续不断地用力，同时右手持针的针尖亦向上推进；如使感觉向下传导，押手须放在所针刺腧穴的上方，向下用力，同时针尖亦向下推进，两手密切配合，便可使感觉传导至预定的"病所"（图 2-21）。

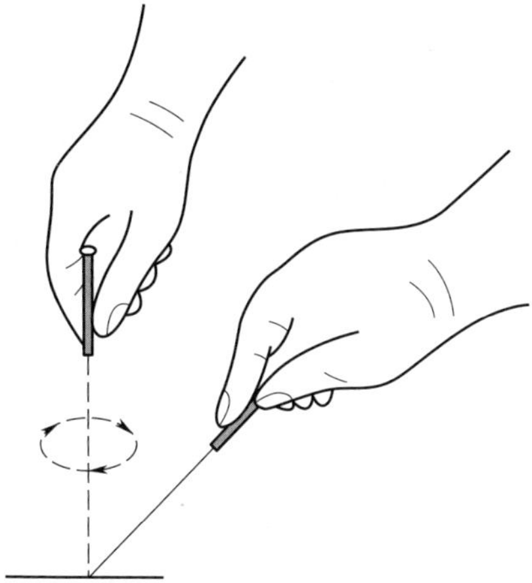

图 2-20　盘法

（6）飞推：飞似捻法，但每捻一次，拇、示二指要离开针柄一次，似展翅飞扬之状，针体不一定转动（图 2-22）。推似捻法，但拇、示二指持针向前努推，针体同样不转。此两法能使感觉向远处传导或延长感觉持续的时间。飞法常连续三飞，用于补泻；推法多用于守气。

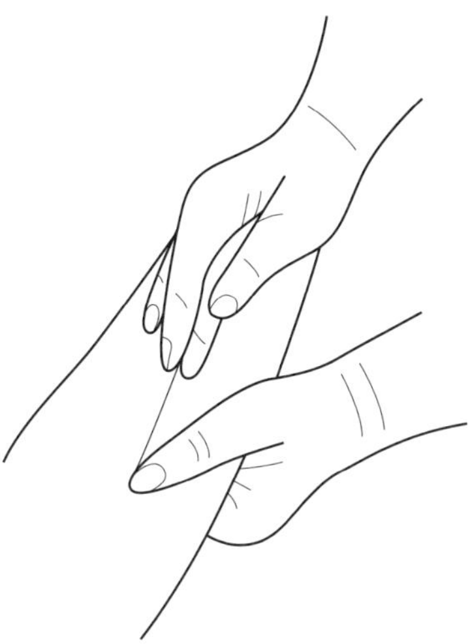

图 2-21　关闭法

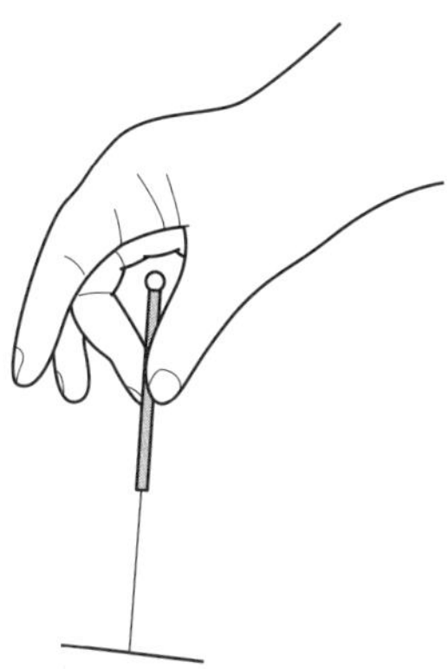

图 2-22　飞法

3. 守气法　是催气、得气、行气后，患者有舒适感觉时，医生采用推弩、搬垫等以保持感应持久的方法。《素问·宝命全形论》载："经气已至，慎守勿失。"指出了守气的方法极其重要。因为候气、取气都是为了得气，得气之后就不能"失气"，否则就不能操作出来相应的补泻手法，就不能达到预期的治疗效果。因此，古人把能守气的医者称为"上工"。如《灵枢·小针解》载："上守机者，知守气也。"

（1）推弩：是针尖顶住有感觉的部位，推弩针柄，或拇指向前或向后捻住针柄，不使针尖脱离感觉（不失气），维持1~3min，以使感觉时间延长。

（2）捻提：是针尖拉着有感觉的部位，拇指向后捻提针柄，使针尖不脱离感觉，维持1~3min，以使感觉时间延长。

（3）搬垫：搬是针下得气，患者有舒适感觉时，右手将针柄搬向一方；垫是将手指垫在针体与被针刺腧穴皮肤之间，顶住有感觉的部位（拇指搬示指垫，示指搬拇指垫），以加大感应。有时也用于补泻，但用于补法时针尖要向里按，搬的角度要小一些；用于泻法时针尖向外提，搬的角度要大一些（图2-23）。

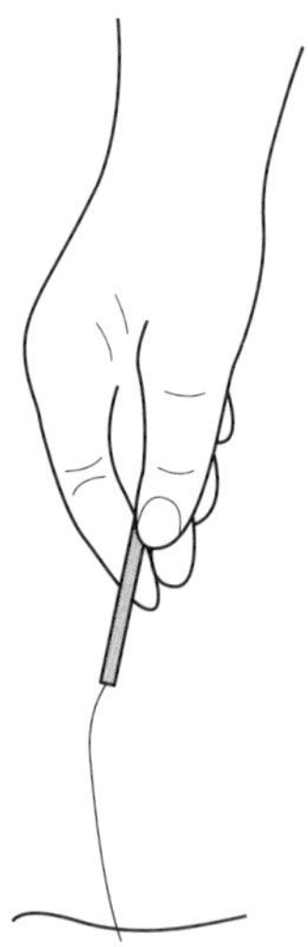

图2-23　搬垫法

第四节　重视辨证配穴

郑魁山教授临证重视辨证选穴，他认为辨证选穴就是辨证施治。疾病的发展虽然千变万化，错综复杂，但总不离脏腑经络的病机反映。针灸治病，首先要辨清病因、病位、病在何经、病属何脏何腑，是经病及腑，还是腑病及经，是初病及经，还是经腑同病。然后再辨阴阳表里、寒热虚实，选取适当的主穴、配穴，施以相应的手法，便能达到治疗目的。郑魁山教授认为处方用穴，如同临证用药、战场用兵，不应追求大而全，应讲实效，不故弄玄虚，而且穴要有主次之分；主穴是针对主要证候选取的疗效最好的腧穴，施以相应的针刺手法，针感要达到一定的要求，起主要的治疗作用；配穴是为了加强主穴的治疗作用和针对兼症选配的腧穴，起辅助的治疗作用。它们是按“急则治其标”“缓则治其本”的法则选取的，但可以变通，不可拘泥。

郑魁山教授临证辨治精准，取穴少而精，在总结郑氏家传手法的基础上，经过反复临床实践，不断创新，郑魁山教授将郑氏特色手法巧妙地与对某些疾病具有特殊主治功能的腧穴相结合，以提高临床疗效：如外伤肿痛、痹证等，他常遵《黄帝内经》“以痛为输”“必刺其处”之旨，取病变局部的腧穴进行治疗，以中病为目的；对头面五官疾病，常取风池穴为主穴，运用温通针法治疗，屡起沉疴；治疗冠状动脉粥样硬化性心脏病时常以内关为主穴，并施以温通针法，使针感向心胸部传导，以降气宽胸、活血通络、宁心安神而症状缓解明显；治疗风寒表证时，依据汗法原理选取风池、大椎、合谷等穴，运用烧山火手法以发汗解表、驱邪外出之功效，疗效显著。

第五节　创新针法　强调治神

一、精简创新针法

针灸传统针法中的“烧山火”和“透天凉”针法，因操作难度较大，许多针灸学者虽倍加练习，但仍终生未能见其效。为了便于后人传承、学习，郑魁山教授精研经典，并在临床中反复实践，不断总结，在不失其精髓及疗效的基础上，去繁就简，精心提炼，将“烧山火”和“透天凉”分别简化成为易于掌握和运用的“热补法”和“凉泻法”，而且同样能产生“烧山火”与“透天凉”针法的治疗效果。郑魁山教授在临床上善用“温法”治疗疑难杂症，创立了“温通法”“关闭法”“穿胛热”“过眼热”等特殊针刺手法，并将之应用于针灸的临床和实验研究之中，对针灸传统针法起到了独创性的发展作用。

二、强调治神

“治神”首见于《黄帝内经》，其所述内容均与针刺相关。治神贯穿于针刺治病的全过程。如《素问·宝命全形论》载：“凡刺之真，必先治神。”张介宾注解道：“医必以神，乃见无形，病必以神，血气乃行，故针以治神为首务。”均明确指出了针刺之前，必须先治神；另有记载：“故针有悬布天下者五……一曰治神，二曰知养身。”将治神放在首位，更是强调了治神在针刺治病中的重要性。治神是针刺治疗疾病过程中的重要环节，是针刺得气和手法操作的前提和基础，是针刺治病取效的关键所在。

郑魁山教授认为针刺治神是针刺治疗疾病过程的核心环节，针刺治疗效果的产生不仅靠医生手下的操作，而且与医患双方的精神思想密不可分。医者在针刺之前须专心致志、调摄精神以正己之神，在针刺过程中要集中精神、心无杂念，做到《标幽赋》所述之“目无外视，手如握虎；心无内慕，如待贵人”。患者在针刺过程中须心平气和，安神定志，使神内守，悉心体会针刺得气的感觉及气至病所的细微变化。医患双方相互信任，相互配合，协调统一，才能达到事半功倍的治疗效果。

第三章
温通论与温通针法

第一节　温通论

郑魁山教授被誉为“西北针王”“当代中国针灸针法研究之父”。临证以擅用针刺手法治疗疑难杂症而著称。郑魁山教授在精研古典针法的基础上，结合家传四世经验和个人多年临床实践，总结发现临床疑难杂症的病机多以虚实夹杂、本虚标实多见。尤以肾虚、肝郁、痰浊、血瘀、血虚为致病原因。根据《灵枢·九针十二原》“欲以微针通其经脉，调其血气”“凡用针者……宛陈则除之”的理论和《素问·调经论》“血气者，喜温而畏寒，寒则涩不能流，温则消而去之”以及清代著名医家唐容川所言“此血在身不能加于好血而反阻新血生化之机，故凡血证总以祛瘀为要”的原则，立此固本清源、温通之大法，除了补益、调整脏腑功能治其本以外，还要解郁、豁痰、祛瘀以治其标，创立了用于治疗疑难杂症的“温通针法”。该手法突出“温”“通”“补”的作用，补泻兼施，能激发经气，并通过推努守气，推动气血运行，使气至病所，具有温经通络、温化痰浊、祛风散寒、行气活血、扶正驱邪的作用。《金匮要略》指出“病痰饮者，当以温药和之”，此即用温补的药物以化痰饮之邪。郑魁山教授认为针法亦同理，“温”可振奋阳气，温化痰浊，祛阴邪；“通”可疏通经络，祛瘀邪。欲温先通，以通促温，温通相合，以“通”为主，最终达到温通宣散的目的，使痰化瘀消，标本兼顾。临证运用温通针法，如操作娴熟，辨证选穴精当，定能力起沉疴。

第二节　温通针法

一、操作方法

押手拇指或示指切按穴位,刺手持针快速刺入穴内,候气至,押手加重压力,刺手拇指用力将针体向前下方捻按9次,使针下沉紧,用针尖拉着有感应的部位连续小幅度地重插轻提9次,刺手拇指再向前下方捻按9次,针尖顶着有感应的部位推弩守气,使针下继续沉紧,同时押手施以关闭法以促使针感传至病所,守气1~3min后,缓慢出针,按压针孔。

二、注意事项

首先,左手拇指(或示指)切按穴位,找到正穴点后右手持针快速刺入穴内;其次,郑魁山教授认为切按穴位的左手是"侦察兵",在感知"气至"之时,左右手密切配合以操作手法,如《灵枢·小针解》"上守机者,知守气也";再者,右手拇指施力将针体向前下方"捻按",即为"搓针",切忌大幅度捻转以免导致肌纤维缠绕针身而产生疼痛;最后,在提插、捻转以及针尖顶着有感应的部位推弩守气整个过程中,针下始终沉紧,不可丢失针感;如此反复练习,便可操作成功。

第四章
郑氏针法学术流派

针灸学是中医学的重要组成部分，是中医学中一门具有极强传承性的学科。甘肃郑氏针法学术流派是2013年国家中医药管理局首次批准的11家针灸学术流派传承工作室之一，为郑氏针法的传承和保护做出了巨大的贡献。

一、奠基形成阶段

郑氏针法源于《黄帝内经》《难经》，传承于家学，主要创始人和奠基者是我国现代著名针灸学家郑毓琳先生。郑毓琳先生在继承家学的基础上，精研《黄帝内经》《难经》《针灸甲乙经》《针灸大成》等中医经典著作，将气功与中国古典针刺基本手法相结合，形成独特的郑氏针灸八法，即“二龙戏珠”“喜鹊登梅”“老驴拉磨”“金钩钓鱼”“白蛇吐信”“怪蟒翻身”“金鸡啄米”和“鼠爪刺法”，其中“二龙戏珠”是从善用针者使“气至病所”发展而来，用于治疗眼疾疗效显著。郑毓琳先生誉隆四海，为弘扬中医针灸做出了巨大贡献，同时这些学术思想为郑氏针法流派的形成奠定了坚实的基础。

二、发展成熟阶段

郑氏针法发展成熟于郑魁山教授，作为郑毓琳先生的长子，他自幼便在父亲指导下学习气功、按摩，熟悉穴位，练习针法，20岁学成。郑魁山教授认为针灸医生必须掌握“理、法、方、穴、术”5个基本要领，其中“术”即是针刺手法。郑魁山教授在其父亲郑毓琳先生学术思想和特色针法的基础上，深入研究，并结合自身临床实践经验，创立了郑氏针灸治病八法理论、穴性和功能相结合的腧穴功效理论、腧穴配伍与针法相结合的治法处方体系，精简创新手法，使家传手法逐渐系统化和理论化，形成了一套独具特色的“郑氏针法”诊疗体系，郑魁山教授成为郑氏针法学术流派学术思想的集大成者。

三、创新发扬阶段

郑魁山教授一生致力于中国针灸传统针法的研究，对中国乃至世界针灸事业的发展作出了卓越的贡献，被誉为“当代中国针灸针法研究之父”。在他的培养和指导下，以郑俊江、方晓丽等为代表的学术传承团队继承整理和完善了郑氏针法，开展传统针刺手法临床应用与技术创新研究，在继承郑氏温通针法之“过眼热”“穿胛热”技法的基础上，发挥创新“通督热”和“周天热”技法。作为郑魁山学术经验代表性继承人的方晓丽教授，一直从事郑魁山传统针刺手法方面的课题研究，曾在“十五”国家科技攻关计划项目“名老中医学术思想及临证经验研究”中，主持完成了“郑魁山针灸学术思想及临证经验研究”的科研项目，目前为“郑魁山传统针法及临证经验传承研究工作室”和“甘肃郑氏针法针灸学术流派传承工作室”项目负责人。在方晓丽教授的带领下，传承团队围绕郑氏针法以常见病、多发病、疑难病为突破口，开展郑氏针法传承基础与临床研究，并对郑氏针法代表性“热补法”“凉泻法”，尤其是“温通针法”以及郑氏针法学术思想开展了大量的理论和临床研究，进一步继承和发扬了郑氏针法。目前，方晓丽教授对郑魁山教授传统针刺手法相关材料进行全面系统地收集、整理，并利用现代信息技术将其转换成可长久保存的数字化资源体系，使其得到更加有效的保护和利用。同时，传承工作室把人才培养作为重点，主要采用“师带徒”的方式培养年轻的郑氏针法学术传承人，并采用建设郑氏针法传承工作室分站、招收研究生、开展郑氏针法课程等方式传承、推广郑氏针法理论与临床技能，使其效于临床，造福患者。

中篇　温通针法临床应用

第五章
内科病症

第一节　稳定型心绞痛

稳定型心绞痛（stable angina pectoris）是在冠状动脉狭窄的基础上，由于心肌负荷的增加引起心肌急剧的、暂时的缺血与缺氧的临床综合征。其特点为阵发性的前胸压榨性疼痛，主要位于胸骨后部，可放射至心前区和左上肢尺侧，常发生于劳力负荷增加时，持续数分钟。是冠状动脉粥样硬化性心脏病的类型之一，本病患者男性多于女性，多数患者在 40 岁以上，劳累、情绪激动、饱食、受寒、急性循环衰竭等为常见的诱因。依据其主要表现，本病当归属于中医学“胸痹”“真心痛”等范畴。

【取穴】

依据郑氏家传配穴秘方：养心定痛方（心俞、膻中、内关、巨阙）选穴，并依据脏腑辨证与经络辨证等配穴。

主穴：内关穴。

配穴：①心阳亏虚、寒邪内侵证，加通里、心俞、厥阴俞穴；②痰浊阻络证，加丰隆、脾俞、胃俞、中脘、足三里穴；③气滞血瘀证，加膻中、膈俞、肝俞、脾俞、太冲穴。

【针刺方法】

内关穴用温通针法，即患者取仰卧位或坐位，医者押手拇指或示指揣按穴位，刺手持一次性无菌针灸针快速刺入穴内，候气至，押手加重压力，刺手拇指用力将针体向前下方捻按 9 次，使针下沉紧，用针尖拉着有感应的部位连续小幅度重插轻提 9 次，刺手拇指再向前下方捻按 9 次，针尖顶着有感应的部位推弩守气，使针下继续沉紧，同时押手施以关闭法使针感向心胸部方向传导，守气

1min 后留针。余穴针刺得气后按照“虚则补之,实则泻之”的原则,施以相应手法,所有腧穴均留针 30min。

【疗程】

每日或隔日针刺治疗 1 次,每次留针 30min,每周治疗 3~5 次,1 个月为 1 个疗程,疗程间休息 2 日后继续治疗。

【病案举例】

李某,女,54 岁,主因“心前区阵发性压榨样疼痛 5 年余”于 2000 年 4 月 10 日就诊。患者 5 年多前出现心前区阵发性压榨样疼痛,向左上肢及左肩部放射,伴胸闷,每日发作 1~2 次,每次发作持续 2~3min,舌下含服硝酸甘油或速效救心丸后症状可缓解,近日胸闷、胸痛症状发作较前频繁,故来求治于郑魁山教授。刻下见:心前区阵发性压榨样疼痛,向左上肢及左肩部放射,伴胸闷、心悸,每日发作 1~2 次,每次发作持续 2~3min,舌下含服硝酸甘油 1 片或速效救心丸 10 粒后症状可缓解,平素怕冷,面色口唇紫暗,舌体胖大有齿痕及瘀斑,苔白腻润滑,脉沉细涩。西医诊断:冠状动脉粥样硬化性心脏病,稳定型心绞痛;中医诊断:胸痹心痛,心阳不振、痰瘀阻络证。故以温振心阳,化痰通络为治则,治疗选取内关穴为主穴,配以心俞、膈俞、肾俞、膻中、丰隆、中脘、足三里穴。内关穴针刺得气后施以温通针法,使针感向心胸部传导,心前区疼痛随之缓解;中脘、肾俞、足三里均行补法,余穴用平补平泻法。所有穴位均留针 30min,并嘱其忌劳累、节饮食,畅情志以配合治疗。连续治疗 5 次后患者诉心前区疼痛发作次数明显减少,发作时持续时间明显缩短,疼痛程度明显减轻;继续按此方案改为隔日针刺治疗 1 次以巩固疗效。治疗半年后患者血压控制良好,血脂基本恢复至正常范围,治疗结束 3 个月后随访,患者诉心前区疼痛未再发作。

【按语】

胸痹之名最早见于《金匮要略》,其临床表现最早见于《黄帝内经》,在《灵枢·五邪》载:“邪在心,则病心痛。”《灵枢·厥论》载:“真心痛,手足清至节,心痛甚,旦发夕死,夕发旦死。”这种真心痛讲的就是胸痹的重证。西医学认为心绞痛的发病机制是冠状动脉的供血与心肌的需血之间发生矛盾,冠状动脉血流量不能满足心肌代谢的需要,引起心肌急剧的、暂时的缺血缺氧所致。郑魁山教授认为:本病病机不外乎虚、实两种,其实者多为寒凝、气滞、血瘀、痰浊痹阻胸阳、阻滞心脉;虚者为心、脾、肝、肾亏虚,功能失调,尤以心阳亏虚为著。但临床上多见虚实夹杂之证,治疗以活血化瘀、辛温通阳、泄浊豁痰为主以治标,温阳补气、益气养阴、滋阴益肾以治本。

本案患者中年女性,年过半百,肾阳虚衰,不能鼓舞五脏之阳,致心阳不振,气血运行不畅,气滞则血瘀;加之患者体型肥胖,平素嗜食肥甘厚味,损伤脾胃,脾失健运,水湿停聚,久之聚湿成痰,痰瘀痹阻心脉发为本病。治疗选取手厥阴之络穴内关,施以"温通针法"使针感向心胸部传导,以温化瘀浊,通经调气、宁心安神;因内关穴为阴维脉之交会穴,阴维、冲脉合于胃心胸,阴维主一身之里,内关配以心俞活血祛瘀,通利心脉;在临床冠心病,心律失常及心绞痛等心脏疾患都可用之。膻中为八会穴之气会,位居心胸部,属局部选穴,可宽胸降气,缓解疼痛。丰隆穴针刺可健运脾胃、温化痰浊。因本病好发于中老年人,存在肾气亏虚,故配以肾俞穴以补肾气、益肾阴,顾护先天之本以鼓舞心阳。诸穴合用,以益气活血、通络止痛。选穴精当,手法精妙是郑魁山教授采用"温通针法"治疗冠心病、心绞痛的特点所在。

【临床研究】

叶一林等将116例阳虚血瘀型稳定型心绞痛患者采用随机数字表法分为对照组和治疗组各58例,对照组予以抗血小板聚集、调脂稳定斑块等基础治疗;治疗组在此基础上,选取双侧内关、涌泉为主穴,行郑氏"温通针法"治疗,配穴取双侧膈俞、心俞穴,针尖朝向脊柱方向平刺,膈俞穴施以捻转泻法,心俞穴施以捻转补法。所有腧穴均留针30min,每日针刺治疗1次,以1个月为1个疗程,共治疗3个疗程。结果显示:治疗组心绞痛发作次数及持续时间,胸闷、胸痛、心悸、畏寒怕冷4个主要中医证候较对照组均改善明显；2 组治疗后胸痛发作的 VAS 评分均较治疗前降低，且治疗组低于对照组（$P<0.05$）；治疗组总有效率（87.9%）与对照组（70.7%）比较，差异有统计学意义（$P<0.05$）。表明在常规西医治疗基础上，采用温通针法对改善阳虚血瘀型稳定型心绞痛患者的临床症状、体征以及有效预防急性冠脉事件的发生均具有较好的疗效；温通针法可作为治疗稳定型心绞痛的辅助治疗手段。

【出处】

叶一林，杨原芳，林良才，等．温通针法治疗阳虚血瘀型稳定型心绞痛疗效观察［J］．上海针灸杂志，2020，39（10）：1230-1234.

第二节　慢性萎缩性胃炎

【概述】

慢性萎缩性胃炎（chronic atrophic gastritis，CAG）是慢性胃炎的常见类型，是指胃黏膜上皮遭受反复损害导致固有腺体的减少，伴或不伴纤维替代、肠腺化生和/或假幽门腺化生的一种慢性胃部疾病。CAG 发病无明显性别差异，在世界范围内老年人高发，随年龄增长发病率也随之增高。国际卫生组织调查发现 20~50 岁患病率仅 10% 左右，而 51~65 岁则高达 50% 以上。有报道 CAG 每年的癌变率为 0.5%~1%，伴有异型增生时癌变率更高。依据其主要临床表现，本病当归属于中医学"胃痞""虚痞""痞满""胃痛""嘈杂"等病范畴。

【取穴】

依据郑氏家传配穴秘方：温中散寒方与补中益气方（脾俞、胃俞、中脘、下脘、梁门、足三里、天枢、气海）选穴，并依据脏腑辨证与经络辨证等配穴。

主穴：中脘、内关、公孙、足三里穴。

配穴：①脾胃虚寒证，加脾俞、胃俞穴；②肝气犯胃证，加阳陵泉、太冲穴；③饮食停滞证，加梁丘、天枢穴；④瘀血停滞证，加血海、膈俞穴；⑤痛甚者可加筋缩穴；⑥肝郁日久可加期门穴；⑦胸胁痞满者可加膻中穴。

【针刺方法】

中脘穴行温通针法,即患者取仰卧位,医者用押手中指切按中脘穴,其余四指排开按压在左右两侧,刺手持一次性无菌针灸针快速刺入穴内,候气至,押手加重压力,刺手拇指用力将针体向前下方捻按9次,使针下沉紧,用针尖拉着有感应的部位连续小幅度重插轻提9次,刺手拇指再向前下方捻按9次,针尖顶着有感应的部位推弩守气,使针下继续沉紧,此时押手可明显感觉到经气冲动,守气1min后留针。余穴针刺得气后按照“虚则补之,实则泻之”的原则,施以相应手法,所有腧穴均留针30min。

【疗程】

每日针刺治疗1次,每次留针30min,5次为1个疗程,疗程间休息2日后继续治疗。

【病案举例】

患者张某,男,51岁。主因“间断发作胃脘隐痛不适伴消瘦2年余”于2016年6月20日就诊。患者自述2年多前无明显诱因间断发作胃脘部隐痛不适、不思饮食,进食后上腹部胀满,按之则舒,进食生冷食物后腹泻,无恶心呕吐,后发现体重减轻。于某中西医结合医院消化科就诊,行胃镜检查提示:食管黏膜光滑,湿润,无充血水肿;贲门黏膜光滑,闭合良好;胃底黏膜光滑,黏液糊清亮;胃体黏膜光滑,呈脑回状;胃角形态完整;胃窦黏膜红白相间,以白为主,可见黏膜下毛细血管网,胃窦蠕动正常;十二指肠球部及降段黏膜光滑,未见明显异常。诊断为慢性萎缩性胃炎,予以中、西药口服治疗(具体均不详),症状时轻时重。为进一步治疗前来我科,刻下见:间断发作胃脘部隐痛不适、不思饮食,进食后上腹部胀满,按之则舒,进食生冷食物后上腹部疼痛、腹泻,晨起偶有恶心,体重减轻,怕冷,乏力,夜寐欠安。查体:腹部平坦,腹软,无压痛、反跳痛及肌紧张,肠鸣音正常,舌淡胖大,边有齿痕,苔白腻,脉沉细。西医诊断:慢性萎缩性胃炎;中医诊断:胃痛病,脾胃虚寒证。治法:温中散寒,和胃止痛;选取中脘为主穴，以脾俞、胃俞、章门、内关、足三里、公孙穴为配穴；中脘穴行温通针法，通过推弩守气，医者押手可明显感觉到经气冲动，患者可感觉到局部有温热感，守气 1min 后留针；脾俞、胃俞、足三里穴行捻转补法；余穴行平补平泻法。每日针刺治疗 1 次，每次留针 30min。治疗 2 个疗程后，患者诉纳食香，进食后上腹胀满不适症状消失，二便正常。如法续治 2 个疗程后患者胃脘隐痛及恶心症状消失，怕冷症状明显好转。嘱其忌食生冷及辛辣刺激性食物以巩固疗效，3 个月后随访未再发作胃脘隐痛等不适症状。

【按语】

CAG 临床表现形式多样，部分患者无明显临床症状，有症状者主要表现为非特异性消化不良，以上腹部不适、饱胀、疼痛为最常见，还可伴食欲不振、嗳气、恶心、反酸、嘈杂、口苦等消化道症状，部分患者还可伴乏力、消瘦、健忘等全身症状或焦虑、抑郁等精神症状。上述症状多因饮食不当、情绪激动或抑郁、劳累和气候变化等而诱发。《素问 · 灵兰秘典论》："脾胃者，仓廪之官，五味出焉。"胃为五脏六腑之大源，主受纳和运化水谷，如饥饱失常，劳倦过度或久病脾胃受损等，均可致脾阳不足，中焦虚寒，胃失温养而发作胃脘胀满不适、疼痛等症状。

本案患者为中年男性，平素烟酒过度、饮食不节而耗伤中阳，则寒自内生发为本病。治疗选取中脘穴，即是胃之募穴，亦是八会穴之腑会，在中脘行温通针法使局部出现温热感，配以胃俞为俞募配穴法，以温胃散寒，疏通经络；章门、脾俞、足三里穴予以捻转补法以健脾益气；内关、公孙为八脉交会穴，善治胃部病变，针刺可调畅气机；以上腧穴配伍可振奋中焦阳气，温通经络，使脾气升、胃气降，气机调畅而病愈。

【临床研究】

王利军等采用中脘为主穴行郑氏“温通针法”，以足三里、内关、公孙、气海、脾俞、胃俞为配穴治疗脾胃虚寒型慢性萎缩性胃炎患者 31 例与采用常规针刺治疗 31 例进行对比；2 组均每日针刺治疗 1 次，5 天为 1 个疗程。连续治疗 3 个疗程后发现：温通针法的总有效率 93.5% 优于常规针刺的 87%（$P<0.05$）；在改善胃痛、胃胀、喜温（喜按）等症状方面，温通针法与常规针刺均有效，但温通针法的疗效明显优于常规针刺（$P<0.05$）。结果表明：以中脘为主穴操作温通针法能有效改善脾胃虚寒型慢性萎缩性胃炎患者的临床症状，且其疗效优于常规针刺法。

【出处】

王利军，李广琦．“温通针法”治疗脾胃虚寒型萎缩性胃炎临床疗效观察[J]．中国针灸，2017，37（2）：135-138.

第三节 功能性消化不良

【概述】

功能性消化不良（functional dyspepsia，FD）是指由胃与十二指肠协调功能紊乱所引起的一系列不适症状，且经过检查排除引起这些症状的器质性病变。不适症状常表现为上腹痛、上腹胀、早饱、嗳气、食欲不振、恶心、呕吐等，可单独或合并出现。本病诊断缺乏金指标，主要根据主要症状及持续的时间、出现频率，在排除器质性疾病等的基础上而确立诊断。根据罗马Ⅳ诊断标准，以下症状符合 1 项或多项：①餐后饱胀不适；②早饱感；③中上腹痛；④中上腹部烧灼感，且未见可解释上述症状的器质性、代谢性或系统性疾病。根据主要症状不同，功能性消化不良可分为上腹痛综合征或餐后不适综合征，其中上腹痛综合征表现为上腹痛、上腹部烧灼感，上述症状严重到足以影响日常活动，且发作至少每周 1d。餐后不适综合征表现为餐后饱胀不适、早饱感，且上述症状足以影响日常活动，且发作至少每周 3d。以上症状至少存在 6 个月，且近 3 个月符合上述罗马Ⅳ诊断标准。依据其主要临床表现，功能性消化不良应归属于中医学“痞满”等范畴。

【取穴】

依据郑氏家传配穴秘方：温中散寒方与补中益气方（脾俞、胃俞、中脘、下脘、梁门、足三里、天枢、气海）选穴，并依据脏腑辨证与经络辨证等配穴。

主穴：中脘、足三里、天枢、内关、公孙穴。

配穴：①肝气犯胃证，加期门、太冲穴；②肝气郁结证，加膻中、章门穴；③饮食停滞证，加下脘、梁门穴；④湿热内停证，加内庭、阴陵泉穴；⑤气滞血瘀证，加膈俞穴；⑥脾胃气虚证，加脾俞、胃俞穴；⑦脾胃虚寒证，加气海、关元穴。

【针刺方法】

中脘穴、足三里穴行温通针法。足三里穴行温通针法时患者取仰卧位，医者押手拇指或示指揣按穴位，刺手持一次性无菌针灸针快速刺入穴内，候气至，押手加重压力，刺手拇指用力将针体向前下方捻按 9 次，使针下沉紧，用针尖拉着有感应的部位连续小幅度重插轻提 9 次，刺手拇指再向前下方捻按 9 次，针尖顶着有感应的部位推弩守气，使针下继续沉紧，同时押手施以关闭法使针感向腹部方向传导，守气 1min 后留针。中脘穴行温通针法其操作方法同足三里穴，针刺得气后押手与刺手密切配合，通过推弩守气，此时押手可明显感觉到经气冲动，守气 1min 后留针。余穴针刺得气后按照“虚则补之，实则泻之”的原则，施以相应手法，所有腧穴均留针 30min。

【疗程】

每日针刺治疗 1 次，每次留针 30min，10 次为 1 个疗程，疗程间休息 2 日后继续治疗。

【病案举例】

患者黄某，男，63 岁。2019 年 5 月 28 日初诊。脘腹胀满半年余，加重 10 天。患者自述平素喜食肥肉，嗜好烟酒；半年前无明显诱因出现脘腹胀满，时有嗳气，未予以重视；10 天前喝冷饮后出现胃脘部隐痛，且自觉脘腹胀满及嗳气症状较前加重，遂就诊于我院消化科，行胃镜检查未见明显异常。经介绍来我科求助针灸治疗。刻下见：脘腹胀满，嗳气，偶有呃逆，不思饮食，泛酸，倦怠乏力，怕冷，大便不成形；舌淡，苔白，脉沉细。西医诊断：功能性消化不良；中医诊断：痞满，脾胃虚寒证；治疗以温中散寒、健脾和胃为法。以中脘、内关、足三里为主穴，以下脘、天枢、公孙为配穴，中脘穴行温通针法，医者押手可明显感觉到经气冲动，患者在针刺局部可感觉到有温热感；足三里穴行温通针法，通过推弩手气使针感沿足阳明胃经向腹部方向传导；余穴用平补平泻法，每日针刺治疗 1 次，每次留针 30min。治疗 10 次后患者胃脘胀满症状明显减轻，泛酸症状基本消失，饮食可，大便成形。按上述方案再治疗 10 次后患者诸症消失；续治 5 次以巩固疗效，并嘱其忌食生冷，节制饮食，戒烟酒以防止复发。

【按语】

痞满作为一种自觉症状，始见于《黄帝内经》，其基本病机为中焦气机壅阻，脾胃气机升降失司，《丹溪心法》载："有中气虚弱，不能运化精微为痞者；有饮食痰饮，不能施化为痞者；有湿土太甚，邪着心下为痞者。"表明痞证多因脾胃气虚或外邪侵袭所致。脾胃为后天之本，以受纳腐熟水谷精微，化生气血为主要功能；脾胃是一身气机之枢纽，脾主升清，胃主降浊；如外邪侵袭致邪气结于心下，饮食不节或情志失调致脾胃运化失司，均可致脾失健运、胃失和降、气机不利、升降失常而发生痞证。正如《证治汇补》所说："大抵心下痞闷，必是脾胃受亏。"

本案患者老年男性，平素嗜食肥甘厚味及生冷之品，损伤脾胃，耗伤阳气，加之烟酒过度，导致脾胃气虚，终致脾胃虚寒，气机不畅而发为本病。该病病位在脾胃，病性属本虚标实，治疗选取胃之募穴中脘穴行"温通针法"以温中散寒；选取八脉交会穴之内关配以脾经之公孙穴共奏健脾和胃、宽胸理气之功；足三里、下脘穴健脾益气，天枢穴通调肠腑，气机调畅而疾病自愈。

【临床研究】

韩豆瑛等对 50 例功能性消化不良患者采用在中脘穴行郑氏"温通针法"治疗，每天针刺治疗 1 次，10 次为 1 个疗程，疗程间休息 2 天后继续治疗，3 个疗程后发现：患者上腹烧灼感、餐后饱胀不适、上腹疼痛等评分与治疗前相比，均有统计学意义（$P<0.05$），总有效率达到了 82%。

【出处】

韩豆瑛，杨瑞芳．半夏泻心汤结合“温通针法”治疗功能性消化不良疗效观察[J]．西部中医药，2020，33（1）：134-136.

第四节　消化性溃疡

【概述】

消化性溃疡（peptic ulcer）是指胃肠道黏膜被胃酸和胃蛋白酶等自身消化而发生的溃疡，其深度达到或穿透黏膜肌层，直径多大于5mm。溃疡好发于胃和十二指肠，也可发生在食管下段、小肠、胃肠吻合口及其附近的肠袢，以及异位的胃黏膜，如位于肠道的Meckel憩室。胃溃疡（gastric ulcer，GU）和十二指肠溃疡（duodenal ulcer，DU）是最常见的消化性溃疡。本节仅论述胃溃疡，我国胃溃疡发病男性多于女性，男女之比约为（3.6~4.7）：1，本病可发生在不同年龄，但多见于中老年人。临床主要表现为上腹痛，多在进餐后约1小时发生，经1~2小时后逐渐缓解，至下餐进食后再重复上述节律；部分患者还可能会发生夜间疼痛；服用抑酸药物上腹痛可缓解；可伴有反酸、嗳气、上腹部胀满等症状。胃溃疡依据其主要临床表现应归属于中医学“胃脘痛”或“胃痛”等范畴。

【取穴】

依据郑氏家传配穴秘方：温中散寒方与补中益气方（脾俞、胃俞、中脘、下脘、梁门、足三里、天枢、气海）选穴，并依据脏腑辨证与经络辨证等配穴。

主穴：中脘、梁丘、足三里、内关、公孙穴。

配穴：①脾胃虚寒证，加气海、关元穴；②气滞血瘀证，加膻中、血海、膈俞穴；③肝胃郁热证，加曲池、行间穴。

【针刺方法】

中脘、梁丘、内关穴均行温通针法。梁丘穴行温通针法时患者取仰卧位，医者押手拇指或示指揣按穴位，刺手持一次性无菌针灸针快速刺入穴内，候气至，押手加重压力，刺手拇指用力将针体向前下方捻按9次，使针下沉紧，用针尖拉着有感应的部位连续小幅度重插轻提9次，刺手拇指再向前下方捻按9次，针尖顶着有感应的部位推弩守气，使针下继续沉紧，同时押手施以关闭法使针感向腹部方向传导，守气1min后留针。中脘穴、内关穴行温通针法其操作方法同前。余穴针刺得气后按照“虚则补之，实则泻之”的原则，施以相应手法，所有腧穴均留针30min。

【疗程】

每日针刺治疗1次，每次留针30min，10次为1个疗程，疗程间休息2日后继续治疗。

【病案举例】

患者申某，男，65岁，主因“间断发作胃脘胀满、疼痛6年余”于2017年8月11就诊。患者于6年前开始出现胃脘部胀满、疼痛、嗳气吞酸症状，每遇天气寒冷或情绪激动时胃脘疼痛症状加重，服用奥美拉唑肠溶片、摩罗丹等药物症状可缓解。患者述近半年来每日饭后约1小时即出现胃脘部疼痛，严重时两胁及后背部疼痛，劳累或情绪激动后症状加重，时有头胀痛、头晕，平素急躁易怒，纳食不香，大便褐色，夜寐欠安。行电子胃镜检查显示：胃溃疡（H_1期）。西医诊断：胃溃疡；中医诊断：胃痛病，肝气犯胃证。采用疏肝理气、健脾和胃之法治之。取穴：以肝俞、内关、中脘、梁丘为主穴，以公孙、上脘、足三里为配穴；其中内关、梁丘穴行温通针法，使针感向胃脘部方向传导，足三里穴针刺得气后行捻转补法，余穴用平补平泻法，每日针刺治疗1次，每次留针30min。治疗3次时，患者嗳气吞酸及胃脘部胀满症状好转，胃脘部疼痛减轻。针刺治疗6次时，胃脘部疼痛症状消失，纳食增加。治疗至30次时，患者症状完全消失，3个月后随访患者一般状况良好，体重较前增加。

【按语】

胃溃疡是以胃脘部疼痛为主要症状；多由忧思郁怒，肝木横逆犯胃或饮食劳倦，损伤脾胃所致。本病记载始见于《黄帝内经》，如《素问·六元正纪大论》载：“木郁之发……故民病胃脘当心而痛，上支两胁，膈咽不通，食饮不下。”本病病位在胃，与肝、脾关系密切。胃与脾以膜相连，互为表里，胃为五脏六腑之大源，主受纳与腐熟水谷，以和降为顺；脾主运化水谷精微，脾气以升为健。二者同为后天之本，气血生化之源，在生理上相互配合，病理上相互影响。若饥饱无常，过食生冷必致脾阳不足，中焦虚寒而发胃痛；若劳倦过度、久病或肝火亢炽、迫灼胃阴均可致胃阴受损，失其濡润而发胃痛；若忧思恼怒、气郁伤肝，肝气横逆克脾犯胃，使胃失和降而发胃痛。

本案患者老年男性，平素饮食劳倦，损伤脾胃，加之性情急躁，肝气横逆犯胃而发胃痛；治疗选取肝的背俞穴肝俞以疏肝解郁，内关配公孙属八脉交会配穴法，专治胃、心胸的病症；足三里配公孙属表里经配穴法以健脾和胃，中脘、上脘位于胃的局部，属局部取穴，以降逆和胃，理气止痛。在中脘穴行温通针法可温散寒邪、和胃降逆；梁丘穴为胃之郄穴，善治胃痛，在内关和梁丘穴行温通针法使针感向胃脘部方向传导以更好地发挥通络止痛之功，以上腧穴配伍精当，并施以温通针法，功专力宏，补泻兼施、标本兼治，故疗效满意。

【临床研究】

赵耀东等将 90 例脾胃虚寒型胃溃疡患者随机分为常规针刺组、温胃舒颗粒组和温通针法组各 30 例，温胃舒颗粒组予以温胃舒颗粒口服 10g/ 次，2 次 / 天；常规针刺组选取中脘、足三里、内关、公孙、脾俞、关元穴针刺治疗，所有穴位得气后均行捻转补法，每次留针 30min，留针期间 15min 行针 1 次。温通针法组取穴同常规针刺组，得气后行温通针法。3 组均以治疗 10d 为 1 个疗程，疗程间休息 3d，治疗 3 个疗程后评估疗效，结果显示：温通针法的有效率 96.66% 明显优于常规针刺的 73.33% 与口服温胃舒颗粒治疗的 63.33%（$P<0.05$）。

【出处】

赵耀东，韩豆瑛，严兴科，等 . 温通针法治疗脾胃虚寒型胃溃疡 30 例［J］. 中医研究，2016，29（1）：47-48.

第五节　糖尿病性胃轻瘫

【概述】

糖尿病性胃轻瘫（diabetic gastroparesis，DGP）是指糖尿病患者在排除胃机械性梗阻的情况下出现的胃动力障碍和排空延迟现象，临床主要表现为早饱、食后腹胀、上腹痛、厌食、嗳气、体重减轻等，严重影响糖尿病患者的消化、吸收功能，并可导致血糖无规律波动，进一步加重代谢紊乱。目前，西医学对 DGP 的病因与发病机制尚不明确。在控制血糖的基础上多采用促胃肠动力药、止吐药等进行对症治疗。DGP 是糖尿病常见的消化系统并发症之一；研究显示，50%~76% 的糖尿病患者合并有胃轻瘫，2 型糖尿病患者发生胃轻瘫的概率是非糖尿病患者的 4 倍。依据其主要临床表现，糖尿病性胃轻瘫应归属于中医学呕吐、痞满、嘈杂等范畴。

【取穴】

依据郑氏家传配穴秘方：补中益气方与消食导滞方（中脘、足三里、天枢、气海、上脘）选穴，并依据脏腑辨证与经络辨证等配穴。

主穴：中脘、上脘、足三里、内关穴。

配穴：①脾胃气虚证，加脾俞、胃俞、气海穴；②脾肾阳虚证，加肾俞、脾俞、天枢、关元穴；③胃阴不足证，加三阴交、太溪穴；④肝郁气滞证，加肝俞、太冲穴；⑤痰湿内阻证，加丰隆、阴陵泉、公孙穴；⑥饮食积滞证，加下脘、梁门穴；⑦瘀血阻络证，加血海、合谷穴。

【针刺方法】

中脘、足三里、内关穴均行温通针法，中脘穴行温通针法，在针刺得气后，通过押手与刺手密切配合，医者押手可明显感觉到经气冲动，守气 1min 后留针。内关穴与足三里穴行温通针法，在针刺得气后押手与刺手密切配合，同时，押手施以关闭法，使针感向胃脘部方向传导。余穴针刺得气后按照“虚则补之，实则泻之”的原则，施以相应手法，所有腧穴均留针 30min。

【疗程】

每日针刺治疗 1 次，每次留针 30min，10 次为 1 个疗程，疗程间休息 2 日后继续治疗。

【病案举例】

患者柳某，男，69 岁。主因“进食后脘腹胀满、恶心 3 年余。”于 2018 年 3 月 12 日就诊。患者自述既往有 2 型糖尿病病史 10 余年，平素规律口服二甲双胍、阿卡波糖等药物治疗（具体不详），血糖控制欠佳；3 年前无明显诱因逐渐出现进食后脘腹胀满、恶心，甚则呕吐，时有嗳气，不思饮食，先后于内分泌科、消化科就诊，行电子胃镜与钡餐等相关检查后，诊断为：糖尿病性胃轻瘫，间断服用莫沙比利、香砂六君子丸等药物治疗，脘腹胀满、嗳气症状时轻时重，不思饮食，逐渐出现体重下降；为进一步求助针灸治疗来我科就诊，刻下见：进食后脘腹胀满，甚则恶心呕吐，时有嗳气，偶有呃逆，不思饮食，倦怠乏力，口干，大便排下费力；舌暗淡，苔少，脉细。西医诊断：糖尿病性胃轻瘫，中医诊断：痞满，脾胃虚弱证；治疗以健脾益气为法。在患者严格控制血糖、合理饮食的基础上，选取中脘、足三里为主穴，以天枢、气海、内关、合谷、三阴交穴为配穴，中脘穴与足三里穴针刺得气后行温通针法；气海、三阴交穴针刺得气后行捻转补法，余穴用平补平泻法，每日针刺治疗 1 次，每次留针 30min，每周治疗 5 次。治疗 12 次后患者进食后胃脘胀满、不思饮食症状较前改善，恶心呕吐及嗳气症状明显减轻。继续按上述方案治疗 20 次后，患者进食后胃脘胀满及不思饮食明显好转，已无进食后恶心呕吐、嗳气症状，纳食香；改为每周 3 次继续治疗 21 次后，患者自述进食后脘腹胀满等症状消失，故停治。嘱其控制血糖，调饮食，慎起居以巩固疗效。

【按语】

1945 年 Rundles 首次提出胃排空延迟与糖尿病之间存在联系。1958 年 Kassander 提出了糖尿病性胃轻瘫的概念。本病主要表现为胃张力低下，蠕动减慢和排空延迟，影响药物的吸收和食物的消化，对血糖控制非常不利。西医学多采用多潘立酮、莫沙比利等胃肠动力药治疗，有一定疗效。中医学认为本病由肝胃不和、痰湿内阻、脾胃虚弱、胃阴不足、瘀血停滞所致，病机关键在于胃气不和。治则当以和胃降逆为法。

本案患者为老年男性，脾胃亏虚，加之久病耗伤气血，脾胃虚弱，气机阻滞，脾胃升降失常，胃不受纳降浊，脾不运化升清，水谷不化而发痞满，胃气上逆则恶心呕吐。治疗选取胃之募穴中脘，亦属于局部取穴，以调中和胃；取胃之下合穴，亦是胃经之合穴足三里穴，调和气血，培补脾胃以资气血生化之源；内关为手厥阴心包经之络穴，《灵枢·经脉》载："心主手厥阴心包络之脉，起于胸中，出属心包络、下膈，历络三焦。"故内关穴针刺可调畅三焦气机，降逆和胃以止呕；合谷、天枢穴可通调肠腑，患者糖尿病多年，久病气阴两虚，配气海、三阴交穴以益气、滋阴、固元。诸穴合用，共奏健脾益气，和胃降逆之功。并于中脘、足三里穴分别施以温通针法，通过推弩守气，推动气血运行，使气至病所，故能取得满意疗效。

【临床研究】

韩豆瑛等将40例糖尿病性胃轻瘫患者随机分为治疗组和对照组各40例，2组均在西药控制血糖、平衡饮食、适宜锻炼的基础上，对照组采用双侧足三里穴行温通针法治疗，治疗组采用双侧足三里穴行温通针法联合半夏泻心汤加减治疗；2组均10d为1个疗程，疗程间休息2d后继续治疗，3个疗程后评定疗效；结果显示：总有效率对照组为85%，治疗组97.5%；以上消化道钡餐检查测定胃排空时间，2组胃排空时间与治疗前相比均有统计学意义（$P<0.05$）。

【出处】

韩豆瑛，杨瑞芳．半夏泻心汤加减联合足三里"温通针法"治疗糖尿病胃轻瘫40例临床观察［J］．甘肃中医药大学学报，2020，37（2）：70-72.

第六节 溃疡性结肠炎

【概述】

溃疡性结肠炎（ulcerative colitis，UC）是一种慢性非特异性结肠炎症，病变主要位于结肠的黏膜层，且以溃疡为主，多累及直肠和远端结肠，但可向近端扩展，以至遍及整个结肠。主要症状有腹泻、脓血便、腹痛和里急后重。病程漫长，病情轻重不一，常反复发作。本病治愈难度大，具有较高的癌变率，与结肠癌的发病密切相关。氨基水杨酸类及肾上腺皮质激素类药物是目前临床治疗一线用药，其在疾病初期可较好控制症状，但停药后易复发，且在部分顽固性患者中效果不理想，导致患者依从性低，限制了其在该病中的治疗作用。依据其主要临床表现，溃疡性结肠炎应归属于中医学“飧泻”“肠风”“痢疾”等范畴。

【取穴】

依据郑氏家传配穴秘方：培元止泻方（中脘、天枢、气海、腰俞、会阳）选穴，并依据脏腑辨证与经络辨证等配穴。

主穴：中脘、天枢、足三里、上巨虚穴。

配穴：①脾虚湿盛证，加脾俞、关元俞穴；②肝郁气滞证，加肝俞、行间穴；③肾气亏虚证，加肾俞、命门穴。

【针刺方法】

中脘、天枢、足三里穴针刺得气后均行温通针法，其操作方法同前，守气 1min 后留针。上巨虚穴行温通针法时患者取仰卧位，医者押手拇指或示指揣按穴位，刺手持一次性无菌针灸针快速刺入穴内，候气至，押手加重压力，刺手拇指用力将针体向前下方捻按 9 次，使针下沉紧，用针尖拉着有感应的部位连续小幅度重插轻提 9 次，刺手拇指再向前下方捻按 9 次，针尖顶着有感应的部位推弩守气，使针下继续沉紧，同时押手施以关闭法使针感向腹部方向传导，守气 1min 后留针。余穴针刺得气后按照“虚则补之，实则泻之”的原则，施以相应手法，所有腧穴均留针 30min。

【疗程】

每日针刺治疗 1 次，每次留针 30min，10 次为 1 个疗程，疗程间休息 2 日后继续治疗。

【病案举例】

患者张某，男，41 岁，职员，主因“大便溏泄伴腹部胀满疼痛 10 余年，加重 3 个月”于 2018 年 3 月 9 日就诊。患者自述 10 多年前因忧思劳累，饮食不节后出现腹部胀满疼痛，大便溏泻，进食油腻食物后尤甚，甚则 1 日大便 10 余次，大便不成形，不思饮食，于北京市某三甲医院就诊，诊断为溃疡性结肠炎，间断口服药物治疗（具体不详），症状减轻，但仍时有发作。3 个月前进食油腻食物后上述症状再次发作，自觉较前加重，口服中、西药物治疗效果欠佳（具体不详），经介绍来针灸科求治。查体：神志清楚，精神可，形体消瘦，腹平坦，右下腹轻压痛，无反跳痛及肌紧张；舌淡，苔白，脉沉细。查大便常规：未见异常。西医诊断：溃疡性结肠炎；中医诊断：泄泻病，脾肾阳虚证。以健脾益肾、渗湿止泻为法，选取中脘、天枢、足三里穴为主穴，关元、上巨虚、三阴交、合谷、阴陵泉为配穴；中脘、足三里、天枢穴针刺得气后行温通针法；关元、三阴交穴针刺得气后施以捻转补法，余穴用平补平泻法。每日针刺治疗 1 次，每次留针 30min，每周治疗 5 次，治疗 2 周后患者腹部胀满疼痛症状明显好转，排便次数减少；继续按上述方案治疗 2 周，患者腹痛消失；治疗 6 周后患者食欲增加，每日大便 2~3 次，但大便仍不成形；续治 4 周后患者纳食可，大便每日 1 次，已成形；可进食少量油腻食物，体重较前增加 3kg。

【按语】

溃疡性结肠炎其病因病机多以湿热蕴结、寒湿内生、饮食损伤、情志失调、血脉瘀滞等导致脾阳受损，脾肾亏虚，正虚邪恋，五脏受损，肠腑通调失常。脾胃虚弱，脾失健运为发病之根本；本病病位在肠；肠与胃相连，关系极为密切；脾与胃互为表里。因此，治疗选穴应以手、足阳明及足太阴经脉腧穴为主。

本案患者为中年男性，因忧思劳累，饮食不节而损伤脾胃，脾失健运，久之致脾阳受损，脾肾亏虚，肠腑通调失常而发本病，《灵枢·顺气一日分为四时》载:“病在藏者取之井,病变于色者取之荥,病时间时甚者取之输,病变于音者取之经,经满而血者,病在胃,及以饮食不节得病者,取之于合。”又因“合治内府”,故选取脾经合穴阴陵泉穴及胃经合穴足三里穴以健脾利湿;关元穴为小肠募穴,是任脉、足三阴经的交会穴,针刺可益肾固本、益气回阳;中脘穴为胃之募穴,又为腑会,配足三里穴以调和胃气,升提脾气,去湿化浊;天枢穴为大肠之募穴可通调肠腑,上巨虚穴为大肠之下合穴,配手阳明大肠经之原穴合谷穴可清利湿热。本案治疗选穴精当,另在中脘、足三里、天枢穴行温通针法以发挥“温”和“通”的作用,“温”即温补脾肾;“通”即疏通经络、通调肠腑,可使经络通畅、气机调畅;故疗效满意。

【临床研究】

张亮等将70例脾肾阳虚型溃疡性结肠炎患者随机分为对照组35例,选取中脘、天枢、气海、足三里、三阴交穴进行针刺治疗,得气后行平补平泻法;治疗组35例,取穴与对照组相同,针刺得气后行温通针法;2组均留针30min,每15min行针1次,然后缓慢出针,按压针孔。2组均每日治疗1次,连续治疗4周后发现2组患者血清TNF-α与治疗前相比均有显著差异($P<0.05$),2组患者治疗后血清TNF-α相比差异亦有统计学意义($P<0.05$)。表明温通针法治脾肾阳虚型溃疡性结肠炎临床疗效显著,且安全性高。

【出处】

张亮,王玮,邱连利.温通针法治疗脾肾阳虚型溃疡性结肠炎35例[J].西部中医药,2017,30(12):100-101.

第七节　糖尿病周围神经病变

【概述】

糖尿病周围神经病变(diabetic peripheral neuropathy,DPN)是糖尿病的主要慢性并发症之一,以周围对称性感觉和运动神经病变以及自主神经病变最为常见,其患病率约为50%。新诊断的

2型和1型糖尿病患者中,已经存在糖尿病周围神经病变的发生率分别为10%和1%~2%。该病的发生和发展是代谢异常和神经血液供应障碍共同参与的结果,糖尿病早期以代谢异常为主,后期血管因素的作用较大。2型糖尿病比1型糖尿病的血管障碍严重。临床上以远端对称性多神经病变最为常见,早期表现为四肢远端的感觉异常,麻木,触觉敏感性下降。感觉缺损通常呈对称性的,伴有振动觉、痛觉以及温度觉的减退。典型者出现烧灼、针刺样疼痛,主要累及下肢,在安静状态下及夜间加重。有些患者诉"足底如垫厚纸板"样感觉,随着糖尿病病程的进展,疼痛逐渐减退,代之以持续性的感觉缺失。体检时发现四肢远端手套、袜套样痛觉,冷觉减退。另有皮肤菲薄、干燥、脱屑,指(趾)甲增厚、失去光泽等表现。糖尿病周围神经病变依据其主要临床表现应归属于中医学"血痹"范畴。

【取穴】

依据郑氏家传配穴秘方:温通经络方(肩髃、曲池、外关、合谷、环跳、阳陵泉、足三里、悬钟)选穴,并依据脏腑辨证与经络辨证等配穴。

主穴:胰俞、脾俞、肾俞、膈俞、合谷、阳陵泉穴。

配穴:①气虚血瘀证,加内关、气海、血海、足三里、三阴交穴;②阴虚血瘀证,加肝俞、肾俞、足三里、三阴交、太溪穴;③痰瘀阻络证,加血海、足三里、三阴交、丰隆、太冲穴。

【针刺方法】

合谷、阳陵泉穴施以温通针法,即医者用押手示指或拇指切按腧穴,刺手持一次性无菌针灸针快速刺入穴内,候气至,押手加重压力,刺手拇指用力将针体向前下方捻按9次,使针下沉紧,用针尖拉着有感应的部位连续小幅度重插轻提9次,刺手拇指再向前下方捻按9次,针尖顶着有感应的部位推弩守气,使针下继续沉紧,使针感向指(趾)端传导,每个腧穴均操作1min后留针。余穴针刺得气后按照"虚则补之,实则泻之"的原则,施以相应手法,所有腧穴均留针30min。

【疗程】

每日针刺治疗 1 次，每次留针 30min，7 次为 1 个疗程，疗程间休息 2 日后继续治疗。

【病案举例】

患者王某，女，72 岁，主因“发现血糖升高 10 年，双小腿及足部麻木、刺痛半年”于 2017 年 11 月 9 日就诊。患者既往有 2 型糖尿病病史 10 年，平素规律服用二甲双胍 0.5g/ 次，3 次 /d 治疗，空腹血糖控制在 7mmol/L 左右，餐后血糖控制在 9~10mmol/L。半年前无明显诱因出现双小腿及足部麻木、刺痛，夜间加重，偶有抽筋。于内分泌科就诊测空腹及餐后血糖均控制欠佳，考虑其为糖尿病周围神经病变，加用瑞格列奈片口服，2mg/ 次，1 次 /d 治疗。2 个月后患者双小腿及足部麻木刺痛、抽筋等症状未见缓解，遂来针灸科求助治疗。刻下见：周身乏力，双小腿及足部麻木、刺痛，夜间加重，偶有抽筋，肢凉如冰，口干，纳可，大便不成形，尿频，无尿痛，夜寐欠安，舌暗，苔少，脉沉涩。西医诊断：2 型糖尿病，糖尿病周围神经病变；中医诊断：血痹，气虚血瘀证。治则：益气活血化瘀。取穴：双侧胰俞、脾俞、肝俞、肾俞、百会、太渊、中脘、足三里、三阴交、阳陵泉、太溪、太冲。操作：先嘱患者仰卧位，针刺百会、中脘，双侧三阴交、太溪穴，针刺得气后行捻转补法；针刺足三里穴得气后，行温通针法，使针感向足部传导；太冲穴针刺得气后行捻转泻法；余穴针刺得气后行捻转平补平泻法；留针 20min 后起针，按压针孔。再嘱患者俯卧位针刺双侧胰俞、肝俞、脾俞、肾俞，得气后行捻转补法，留针 20min 后起针，按压针孔。每日治疗 1 次，每周治疗 5 次，治疗 10 次后患者诉双小腿及足部刺痛症状好转，夜寐较前改善，已无抽筋症状。继续按原方案治疗 10 次，患者双小腿及足部发凉、麻木感症状明显好转。改为隔日治疗 1 次，每周治疗 3 次，续治 15 次后患者双小腿及足部麻木、刺痛症状基本缓解，故停止治疗。

【按语】

DPN 病位在脉络，病机多为本虚标实，即多以正气不足为本，痰浊、瘀血等为标；其发病与肝、脾、肾脏密切相关；因此，治疗应补其不足，泻其有余。

本案患者为老年女性，脾胃亏虚，气血生化不足，气虚无以行血，久之则形成瘀血；加之患者有糖尿病病史10年，久病必瘀，瘀血阻于经络发为本病，故见双侧小腿及双足刺痛；血虚不能荣筋，故见麻木；患者脾肾不足，失于温煦，故双侧小腿及双足冰冷。治疗选取百会、中脘，双侧足三里、三阴交、太溪穴行捻转补法以健脾补肾、益气、活血通络；阳陵泉为筋会，针刺以疏通经络；胰俞为治疗消渴病之验穴，针刺可促进胰腺分泌而调节血糖；肝俞、脾俞、肾俞针刺得气后行捻转补法以补益肝脾肾；足三里穴归属于多气多血之足阳明经，针刺可健运中焦、补益气血，施以温通针法使针感向足部传导以温通经络、活血通脉，故收效满意。

【临床研究】

林凯勉等将90例阳虚寒凝血瘀证糖尿病周围神经病变患者随机分为治疗组和对照组各45例，对照组予以健康宣教、控制血糖、营养神经等基础治疗；治疗组在对照组治疗的基础上，选取双侧胰俞、脾俞、肾俞、膈俞、曲池、手三里、合谷、足三里、阳陵泉、三阴交穴，并施以温通针法治疗，7d为1个疗程，连续治疗4个疗程。观察2组患者治疗前后多伦多临床评分（TCSS）及正中神经与腓总神经传导速度的变化情况。结果显示：治疗后2组患者TCSS评分与治疗前相比均有显著性差异（$P<0.05$），且治疗组优于对照组；治疗后2组患者正中神经及腓总神经传导速度的变化与治疗前比较均有显著差异（$P<0.05$），且治疗组优于对照组；治疗组总有效率与对照组比较有显著差异（$P<0.05$）。表明温通针法能有效改善阳虚寒凝血瘀证糖尿病周围神经病变的临床症状，并有利于神经功能的恢复。

【出处】

林凯勉，冯淑兰，陈志标．温通针法治疗阳虚寒凝血瘀证糖尿病周围神经病变的临床观察［J］．广州中医药大学学报，2021，38（7）：1396-1400.

第八节 肠易激综合征

【概述】

肠易激综合征（irritable bowel syndrome，IBS）是一种功能性肠病，表现为反复发作的腹痛，与排便相关或伴随排便习惯改变。典型的排便习惯异常可表现为便秘、腹泻，或便秘与腹泻交替，同时可伴有腹胀，缺乏临床常规检查可发现的能解释这些症状的器质性病变。部分患者可合并上消化道症状如烧心、早饱、恶心、呕吐等，也可有其他系统症状如疲乏、背痛、心悸、尿频、尿急、性功能障碍等。部分患者伴有明显的焦虑、抑郁倾向。是消化科的常见病和多发病。有研究显示：IBS 是一种世界范围内的多发病，是继感冒之后的第二大常见疾病，我国城市的患病率为 5% 左右，在欧美国家则为 10%~20%。本病可发生于任何年龄，以青壮年多见，大部分研究显示：女性发病率高于男性。依其主要临床表现本病当归属于中医学“泄泻”“便秘”“腹痛”等范畴。

【取穴】

依据郑氏家传配穴秘方：培元止泻方或润肠通便方（中脘、腰俞、会阳、天枢、气海）或（天枢、支沟、上巨虚、三阴交、照海）选穴，并依据脏腑辨证与经络辨证等选穴、配穴。

泄泻：主穴：足三里、天枢、三阴交穴。

配穴：①脾胃虚弱证，加脾俞、章门穴；②脾肾阳虚证，加肾俞、命门、关元穴；③肝郁气滞证，加肝俞、行间穴。

便秘：主穴：足三里、天枢、支沟、上巨虚。

配穴：①热秘加合谷、曲池穴；②气滞加中脘、行间穴。

【针刺方法】

足三里、天枢穴针刺得气后行温通针法，其操作方法同前。余穴针刺得气后按照“虚则补之，实则泻之”的原则，施以相应手法，所有腧穴均留针 30min。

【疗程】

每日针刺治疗 1 次，每次留针 30min，7 次为 1 个疗程，疗程间休息2日后继续治疗。

【病案举例】

患者李某，男，36岁，主因“间断发作腹胀、腹痛伴大便溏泻20年”于2017年10月11日就诊。患者自述20年前因学习压力大、情绪紧张而发作腹胀、腹痛伴大便溏泻症状，泻后腹胀及腹痛症状可缓解，上述症状与进食无关，当时每周发作频次为2~4日，每日发作腹胀、腹痛及腹泻约3~5次，无恶心呕吐及乏力等症状。于居住地附近医院消化科就诊，诊断为：肠易激综合征，予以口服药物治疗（具体诊治均不详），经治上述症状略缓解。此后，患者仍会因情绪紧张、工作压力大等因素发作腹胀、腹痛及大便溏泻症状，患者间断服用药物治疗。为进一步诊治，于2017年8月再次至住地附近医院消化科就诊，行胃、肠镜检查：均未见明显异常（具体不详）。患者不愿服用西药治疗，故来我院针灸科就诊。刻下见：间断发作腹胀、腹痛及大便溏泻，多因情绪紧张、工作压力大而发作或加重，乏力，平素怕冷，偶有急躁易怒，纳可，眠浅。查体：神志清楚，精神可，腹平坦，腹软，无压痛、反跳痛及肌紧张，双下肢不肿；舌淡，苔白，脉沉细。西医诊断：肠易激综合征；中医诊断：泄泻病，肝郁脾虚证。治疗以疏肝健脾、渗湿止泻为法；选穴：上脘、中脘、下脘、气海穴及双侧天枢、内关、公孙、足三里、上巨虚、太冲穴；中脘、足三里穴针刺得气后行温通针法，太冲穴针刺得气后行捻转泻法，余穴用平补平泻法。针刺治疗每日1次，每次留针30min，每周治疗5次，7次为1个疗程。治疗2个疗程后患者诉腹胀、腹痛发作频次较前明显减少，大便已成形。按上述方案续治2个疗程后，患者诉偶因压力过大会发作腹泻，已无腹胀、腹痛症状发作；按上述方案续治1个疗程以巩固疗效，患者乏力及急躁易怒症状亦缓解。半年后随访，患者大便1~2次/d，未发作腹胀、腹痛。

【按语】

泄泻以排便次数增多，粪便稀薄或泻下清水为临床特征。《黄帝内经》中称之为“泄”，把挟脓血、里急后重者称为“肠澼”“滞下”，即现代所述“痢疾”。泄泻的病因较多，一般暴泻多为感受外邪、饮食不节所致，久泻则多由情志不遂，素体虚衰，病后失调等所致。本病病位与脾胃、大小肠有关，尤与脾脏关系密切。因脾喜燥恶湿，脾气主升；无论外感与内伤，均可使脾失健运，脾阳受损，以致水湿停聚，积谷难化，水谷精微不能输布，清浊不分，合污而下，并走大肠而成泄泻。治病必求于本，泄泻之本，无不由于脾胃。肝、肾所引起的泄泻，亦每在脾虚的基础上发生。泄泻的治疗总以调理脾胃为总则。

本案患者为中年男性，病程较长，因压力大、情绪紧张致肝失疏泄，气机不畅，导致中焦气机升降失调，脾失健运，运化无力，水湿停聚，清浊不分，下走大肠而发为本病。选取上脘、中脘、下脘、气海穴及双侧天枢、内关、公孙、足三里、上巨虚、太冲穴治疗，中脘穴为胃之募穴、八会穴之腑会，与上脘、下脘相配以健运脾胃；足三里穴为足阳明胃经之合穴，“合治内腑”，与气海相配具有健脾益气之功，以增强固摄；内关、公孙为八脉交会穴，善治胃肠疾患，内关尚有宁心安神之功；上巨虚为大肠下合穴针刺以通调肠腑；太冲穴以疏肝解郁，调畅气机。诸穴合用共奏疏肝健脾、渗湿止泻之功，在中脘穴、足三里穴行温通针法以增强温中健脾之功，故能收到满意疗效。

【临床研究】

田伟等将中风后情绪应激障碍引起腹泻性肠易激综合征患者86例，随机分为对照组和治疗组各43例；对照组采用改善微循环和改善脑细胞代谢等对症治疗；治疗组采用老十针选穴和温通针法治疗，即选取上脘、中脘、下脘、气海及双侧天枢、内关、足三里穴进行针刺治疗，并施以温通针法。2组均每日治疗1次，7次为1个疗程，均治疗3个疗程后进行疗效评定。结果显示：温通针法联合老十针选穴在改善中风后情绪应激障碍引起的腹泻性肠易激综合征患者肠道症状及改善患者情绪等方面均优于对照组的对症治疗。

【出处】

田伟，魏嘉，李倩倩，等．老十针配合温通针法治疗中风后情绪应激障碍引起肠易激综合征的疗效观察［J］．辽宁中医杂志，2020，47（8）：162-165.

第九节　特发性面神经麻痹

【概述】

特发性面神经麻痹，又称 Bell 麻痹（Bell palsy），俗称面瘫，是因茎乳孔内面神经非特异性炎症所致的周围性面神经麻痹。本病确切的病因尚不明确，长期以来认为本病与嗜神经病毒感染有关。受凉或上呼吸道感染后发病，可能是茎乳孔内的面神经急性病毒感染和水肿所致神经受压或局部血液循环障碍而产生面神经麻痹。多数人认为，本病亦属一种自身免疫反应。

特发性面神经麻痹的病理改变主要是面神经水肿，髓鞘肿胀、脱失，晚期可有不同程度的轴突变性，以在茎乳孔和面神经管内的部分尤为显著。本病任何年龄均可发病，以 20~40 岁多见，男性略多。绝大多数为一侧发病，通常急性起病，表现为口角㖞斜、流涎、讲话漏风，吹口哨或发笑时尤为明显。可于 48h 内达到高峰。有的患者在起病前几天有同侧耳后、耳内、乳突区或面部的轻度疼痛。体格检查可见病侧面部表情肌瘫痪。额纹消失、眼裂扩大、鼻唇沟平坦、口角下垂、面部被牵向健侧。病侧不能作皱额、蹙眉、闭目、露齿、鼓气和吹口哨等动作。闭目时瘫痪侧眼球转向上内方，露出角膜下的白色巩膜，称 Bell 现象。不同部位的面神经损害出现不同临床症状：①膝状神经节前损害，因鼓索神经受累，出现舌前 2/3 味觉障碍；镫骨肌分支受累，出现听觉过敏，过度回响。②膝状神经节病变除表现有面神经麻痹、听觉过敏和舌前 2/3 味觉障碍外，还有耳郭和外耳道感觉迟钝、外耳道和鼓膜上出现疱疹，称亨特综合征（Hunt syndrome），系带状疱疹病毒感染所致。③茎乳孔附近病变，则出现上述典型的周围性面神经麻痹的体征和耳后疼痛症状。

周围性面神经麻痹患者通常在起病后 1~2 周内开始恢复，大约 80% 的患者在几周及 1~2 个月内基本恢复正常；约有 1/3 患者为部分麻痹，2/3 为完全性瘫痪。在后者中，约有 16% 不能恢复。周围性面神经麻痹如恢复不完全，常可伴发瘫痪肌的挛缩、面痉挛或联带运动。

本病依据其主要临床表现应归属于中医学“口㖞”“口僻”“口眼㖞斜”等范畴。其发生多因劳作过度、正气不足、风寒等病邪乘虚而入，侵袭面部经络所致。本病病位在面部，与少阳、阳明经筋相关。基本病机是经气痹阻，经筋功能失调。《灵枢·经筋》云：“足阳明之筋……卒口僻，急者目不合。”郑魁山教授认为面瘫系气血不足，营卫失调，风寒侵袭阳明、少阳经络所致；以正虚为本，以风寒为患，治疗应以温通经脉为法则。

【取穴】

依据郑氏家传配穴秘方：祛风活血方（风池、地仓、人中、下关、四白、合谷）选穴，并依据脏腑辨证与经络辨证等配穴。

主穴：患侧阳白、攒竹、鱼腰、丝竹空、四白、颧髎、迎香、颊车、地仓、水沟、承浆、翳风穴，双侧合谷及太冲穴；以上腧穴可交替选用。

配穴：①风寒外袭证，加风池、风府穴；②风热侵袭证，加外关、关冲穴；③气血不足证，加足三里、气海穴；④瘀血阻络证，加血海穴；⑤痰湿阻络证，加丰隆、三阴交穴。

临床常将此病进行分期论治：①急性期：发病15d以内；②恢复期：发病16d至6个月；③后遗症期：发病6个月以上。在急性期，尤其是1周以内，患侧面部取穴要少，以辨证循经取穴为主。

【针刺方法】

1. 急性期　患侧面部针刺以“选穴少、针刺浅、手法轻”为原则。患侧风池穴针刺得气后施以温通针法，即医者用押手拇指切按腧穴，刺手持一次性无菌针灸针快速刺入穴内，候气至，押手加重压力，刺手拇指用力将针体向前下方捻按9次，使针下沉紧，用针尖拉着有感应的部位连续小幅度重插轻提9次，刺手拇指再向前下方捻按9次，针尖顶着有感应的部位推弩守气，使针下继续沉紧，同时押手施以关闭法，使针感向患侧面部传导，守气1min后缓慢出针，按压针孔。余穴针刺得气后按照“虚则补之，实则泻之”的原则，施以相应手法，除风池穴外其余腧穴均留针30min。

2. 恢复期　患者面部选穴数量可增多,应视患者病情与体质,可选择中、强度刺激手法,可选用电针治疗,一般选取合谷穴与太冲穴以行气活血;曲池穴与足三里穴以养血柔筋;外关穴与阳陵泉穴以疏经活络。患侧风池穴行温通针法,具体操作方法同急性期。

3. 后遗症期　患者多表现为气虚血瘀的特征,常配以中脘、足三里、气海等补益中气的腧穴,并选用透刺法以激发经气,驱邪外出。

【疗程】

每日针刺治疗 1 次,每次留针 30min,10 次为 1 个疗程,疗程间休息 2 日后继续治疗。

【病案举例】

1. 急性期

患者姜某,男,31 岁。主因“左侧面部麻木,眼睑不能闭合,口角下垂 2 天”于 2005 年 11 月 26 日初诊。患者左侧耳后疼痛,发病前 1 天自觉左侧面部麻木不适,晨起发现左侧眼睑不能完全闭合,不能皱眉;左侧额纹消失,左侧口角下垂。遂来我科求助针灸治疗,刻下见:左侧口眼㖞斜,左耳后疼痛,无头痛头晕,无肢体麻木无力及言语不利,纳可,二便正常,夜寐可。查体:神志清楚,言语流利,左侧额纹消失,左眼睑闭合不全,露睛约 0.5cm,左鼻唇沟变浅,左侧口角下垂,鼓腮漏气,左乳突区有压痛。舌暗胖大,边有齿痕,苔薄白,脉沉细。西医诊断:周围性面神经麻痹;中医诊断:口僻,风寒外袭证。治法:祛风散寒、疏通经络。选穴:在治疗的前 4 天,选取健侧地仓、颊车、迎香、下关、头维、太阳以及双侧合谷、风池、足三里、太冲穴,其中风池、合谷穴针刺得气后行温通针法,余穴用平补平泻,每日针刺治疗 1 次,每次留针 30min。在治疗 4 天后,选取患侧穴位,颊车透地仓、四白、太阳、攒竹、下关、合谷、人中、承浆以及双侧合谷、风池、足三里、太冲穴,风池及合谷穴行温通针法,余穴用平补平泻,每日针刺治疗 1 次,每次留针 30min。针刺治疗 1 个月后,患者口眼㖞斜症状好转。左侧前额部出现细小额纹,左眼睑闭合有力,露睛约 0.1cm,左侧鼻唇沟变深。如法继续治疗 15 次后，患者左侧口角㖞斜明显好转，只有微笑时略有下垂，鼓腮时已不漏气，乳突部无压痛，患者因工作忙碌而停治。

【按语】

周围性面神经麻痹俗称面瘫，唐代孙思邈在《备急千金要方》中称“偏㖞”。是“皆风入脉而病”，指出面瘫皆是由于风邪中筋脉所致。隋代巢元方《诸病源候论》载：“风邪入于足阳明、手太阴之经，遇寒则筋急引颊，故使口㖞僻。”因风为百病之长，性善动而不居，易袭阳位，常侵犯头面、阳经等可致面瘫，可见，本病多为风邪夹杂其他病邪所致。

周围性面神经麻痹急性期多因风邪侵袭面部，导致局部经络不通而发病，此时病邪在络，病位相对较浅，应积极运用针刺进行治疗以驱散风邪，疏通经络，引邪外出以促使疾病康复。周围性面神经麻痹急性期病程又有进展期和稳定期之分。进展期多为风寒等病邪侵袭面部神经、血管，或病毒感染导致面神经出现水肿，面神经水肿逐渐达到高峰，使病情加重。此时针刺治疗时应以远端取穴为主，面部取穴为辅，面部针刺治疗时，针刺要浅、手法要轻，谨防刺激量过大以加重面神经水肿，使病情加重。进入稳定期后病情相对平稳，此时针刺治疗在选取远端腧穴的同时，应选取更多的面部腧穴进行治疗，但针刺面部腧穴时，仍不宜采用过强的刺激。

本案患者中年男性，平素饮食不节，损伤脾胃，致气血生化不足，气虚卫外不固，风寒之邪入中筋脉发为口僻，依据舌、脉、症，辨证为风寒外袭证，在病情的急性进展期选取面部健侧腧穴治疗以驱邪外出，在急性稳定期选取患侧面部腧穴以疏通局部经络。风池穴在项部，当枕骨之下，与风府相平，胸锁乳突肌与斜方肌上端之间的凹陷处，是风邪易流注之处；郑魁山教授认为风池穴为搜风之要穴，具有通达少阳经气而活血的作用，故选取患侧风池穴施以温通针法，使针感向患侧面部传导，可增强活血祛瘀之功，亦可使面部筋肉得以温煦、濡养以发挥更好的治疗作用。本病急性期在治疗的同时，应注意多休息，防寒保暖、眼睑闭合不全者可佩戴眼罩，或点眼药水，以防感染。

2. 恢复期

患者贾某，女，41岁，主因“左侧口眼㖞斜26天”于2016年2月23日就诊，患者自述发病前1个月经常加班、熬夜，于1月31日晨起出现左耳后疼痛，左侧面部肌肉麻木，左眼睑闭合不全，漱口时左侧口角漏水，照镜时发现左侧额纹变浅，左侧口角㖞斜，当时无头痛头晕，无肢体麻木无力及言语不利，遂就诊于住地附近医院神经内科，考虑：周围性面神经麻痹，予以泼尼松30mg/次，口服，1次/d，及甲钴胺片0.5mg/次，口服，3次/d治疗，左侧口眼㖞斜症状较前略好转，后经建议至针灸科就诊行针灸治疗。刻下见：左侧口眼㖞斜，左耳后疼痛，无头痛头晕，纳可，小便调，大便稀，夜寐安。查体：左侧额纹变浅，左眼睑闭合不全，左侧鼻唇沟变浅，左口角下垂，鼓腮时左侧漏气，舌暗，苔薄白，脉浮数。西医诊断：周围性面神经麻痹；中医诊断：口僻，寒瘀阻络证，治疗以祛风散寒、疏经活络为法。取穴：患侧阳白、攒竹、太阳、鱼腰、丝竹空、四白、颧髎、迎香、颊车、地仓、承浆、翳风穴，双侧足三里、合谷及太冲穴；取患侧风池、健侧合谷穴行温通针法，押手切按穴位，刺手将针快速刺入穴内，针刺得气后，押手施以关闭法，使针感向面部传导，守气1min后留针；地仓透刺颊车、四白透刺睛明、阳白透刺鱼腰穴，足三里穴针刺得气后行捻转补法，余穴行平补平泻法，所有腧穴均留针30min，每日针刺治疗1次。治疗8次后，患者眼睑能闭合；按原方案续治10次后，患者口眼㖞斜症状明显好转。改针刺地仓透颧髎、颊车透刺下关，加用中脘、气海穴用捻转补法，余治疗选穴及针刺手法同前；治疗至4月16日，患者诸症消失，检查恢复正常而停治。同年9月1日随访，患者身体状况良好。

【按语】

本案患者发病26天后就诊，病情处于周围性面神经麻痹恢复期，此时病邪亢盛，正气未损，正邪相争，应积极采用针刺治疗，选穴以面部腧穴为主，远端取穴为辅，以疏通面部经络，使邪祛正安。患者中年女性，发病前过度劳累，损伤正气，气虚卫外不固，寒邪入中经络而发病。治疗选取患侧阳白、攒竹、太阳、鱼腰、丝竹空、四白、颧髎、迎香、颊车、地仓、承浆、翳风穴以疏通面部经络，在患侧风池穴及健侧合谷行温通针法，通过推弩守气，推动气血运行，使针感向面部传导，以增强疏通面部经络之功；并予以地仓透刺颊车、四白透刺睛明、阳白透刺鱼腰穴，使经气相互贯通；同时在足三里穴施以捻转补法，补益气血，以助驱邪外出，提高疗效，故疗效显著。

3. 后遗症期

患者魏某，女性，36岁。主因"左侧口眼㖞斜半年"于2006年5月22日就诊。患者于2005年11月22日无明显诱因出现左侧面部发紧、麻木不适，左眼不能闭合，左侧不能抬眉、皱额，口角向右侧㖞斜，进食时左侧口腔残留食物，左口角闭合不严，经常流口水及食物。于外院就诊，诊断为面神经炎，予以抗病毒、电针及拔罐等治疗（具体不详）。为进一步诊治来我科门诊，刻下见：左侧口眼㖞斜，左口角下垂，时有抽搐，纳可，二便正常，夜寐安。查体：神志清楚，精神可，左侧面部肌肉松弛，左眼睑不能闭合，露睛0.5cm，不能抬眉，左侧额纹及鼻唇沟消失，左口角下垂，时有抽搐。舌质淡红，苔薄白，脉细。中医诊断：口僻，气血不足，风寒阻络证。治法：益气养血、祛风散寒。处方：患侧风池、健侧合谷、健侧地仓透颊车、四白透睛明、攒竹透鱼腰、太阳、下关、人中、承浆，双侧足三里、太冲穴。患侧风池穴行温通针法，使针感传导至面部，守气1min后缓慢出针，按压针孔。健侧合谷穴行温通针法，使针感沿上肢向面部传导，守气1min后缓慢出针，按压针孔。足三里穴针刺得气后行补法，余穴针刺得气后行平补平泻法，每日针刺治疗1次，每次留针30min。针刺1次后，患者自觉面部肿胀感减轻；针刺治疗8次后，左额部可见细小额纹出现；针刺治疗15次时，左眼睑用力可闭合，口角㖞斜亦明显好转。更改针刺处方为：双侧风池及健侧合谷仍行温通针法，不留针；选取患侧地仓透刺颊车、四白透刺睛明、攒竹透刺鱼腰、患侧申脉穴、双侧足三里、太冲穴继续治疗，足三里穴针刺得气后行补法，余穴行平补平泻法，每日针刺治疗1次，每次留针30min。共治疗20次后，患者症状消失。2006

年8月随访，身体情况良好。

【按语】

本案患者前来就诊时，病程已满半年，为周围性面神经麻痹的后遗症期，患者中年女性，经治疗此时邪气大势已去，久病耗伤正气，经脉空虚，气血失和，经筋失其濡养，功能失调，治疗应以扶正为主，兼以祛邪。该患者久病不愈，且因电针及拔罐治疗不当出现口角时有抽搐症状，治疗选穴在郑氏家传配穴秘方祛风活络方（风池、地仓、人中、下关、四白、合谷）的基础上，使用缪刺的方法进行治疗。《素问·缪刺论》载："邪客于经，左盛则右病，右盛则左病。"患者久病体虚，配足三里可益气振阳。郑魁山教授认为在面瘫接近治愈时，应选取足三里、内庭、太冲穴等腧穴以益气扶正、活血通络；但应注意手法要适宜，防止面肌痉挛的发生。对久治不愈的患者，其健侧面部肌肉因长时间牵拉易出现肌肉紧张等情况，影响患侧面部功能恢复，可选取健侧面部腧穴进行针刺以放松紧张的肌肉，促使疾病恢复，达到"以平为期"的效果。

【临床研究】

1. 周文德等将60例急性期周围性面瘫患者随机分为温通针法组和常规针法组各30例，常规针法组选取患侧风池、太阳、翳风、下关、阳白、健侧合谷、地仓透颊车、牵正等，体虚者配足三里，人中沟歪斜者配水沟，面部腧穴轻刺、浅刺，不施手法。合谷、足三里穴针刺得气后施以捻转平补平泻法。其中病程在4日之内者取健侧面部腧穴浅刺；温通针法组取穴与常规针法组相同，在患侧风池穴及健侧合谷穴行温通针法，除风池穴外，其余腧穴均留针40min。2组均隔日针刺治疗1次，10次为1个疗程。2疗程间休息3~4日，治疗2个疗程后评定疗效；2组总有效率比较差异有统计学意义（$P<0.05$），表明温通针法治疗急性期周围性面瘫疗效优于常规针法。

2. 杨冲将病程在3个月以上的顽固性面瘫患者92例，随机分为治疗组62例和对照组30例。治疗组和对照组的取穴均为阳白、鱼腰、攒竹、睛明、丝竹空、太阳、地仓、颊车、迎香、四白、水沟、地仓、内地仓(上、下)、合谷穴。气血亏虚明显者加足三里、三阴交;营卫不固者加风池;气滞血瘀者加外关、太冲;风热郁络者加大椎、曲池;肝阳上亢明显者加太冲、太溪;阴虚明显者加太溪、三阴交;目不能合者加阳陵泉;眼睑拘急者加昆仑。其中治疗组采用地仓透刺颊车、阳白透刺鱼腰、攒竹透刺睛明、丝竹空透刺太阳、迎香透刺四白,余面部腧穴行温通针法;四肢部位腧穴行常规针刺。对虚证明显者用补法;对实证明显者用泻法。对照组所有腧穴均采用常规针刺,面部诸穴均行捻转平补平泻法;四肢部位腧穴行常规针刺。2 组均每日针刺治疗 1 次,10 次为 1 个疗程,疗程间休息 3 天后,进行下 1 个疗程,共治疗 5 个疗程后进行疗效评定。结果显示:2 组总有效率比较差异有统计学意义($P<0.01$),2 组痊愈病例平均疗程比较差异有统计学意义($P<0.01$);表明温通针法配合透刺法治疗顽固性面瘫疗效明显优于常规针刺法,且疗程较常规针刺短。

【出处】

1. 周文德,倪海. 温通针法治疗急性期周围性面瘫 30 例疗效观察[J]. 云南中医中药杂志,2014,35(8):56-57.

2. 杨冲. 温通针法配合透刺治疗顽固性面瘫疗效观察[J]. 上海针灸杂志,2010,29(5):287-288.

第十节 偏头痛

【概述】

偏头痛(migraine)是一种反复发作的血管性头痛,呈一侧或两侧疼痛,常伴恶心、呕吐。少数典型者发作前有视觉、感觉和运动等先兆,可有家族史。有研究表明:成年人偏头痛的患病率为 7.7%~18.7%。其中成年男性为 1%~19%,成年女性为 3%~29%。偏头痛的发作可与多种因素有关,包括各种理化因素的刺激,精神因素以及体内激素水平变化等。偏头痛的病因及发病机制至今尚不明确,但其发病与遗传、饮食、内分泌以及精神因素等有一定关系。大约有 50%~80% 的患者有阳性家族史。其发病机制主要有：血管学说、皮层扩散性抑制（CSD）、三叉神经血管学说。

本病多数起病于青春期，女性多于男性，女性患者约为男性的2~3倍，部分患者有家族史。根据临床表现可分为以下类型：

（1）有先兆的偏头痛：比例较小，约占10%，多有家族史，其最大特点是头痛前有先兆症状。视觉先兆最为常见，多为暗点、闪光和黑矇，部分有短暂的单眼盲或双眼的一侧视野偏盲，先兆症状持续10~20min。在头痛即将出现之前发展到高峰，消失后随即出现搏动性疼痛。

（2）无先兆的偏头痛：是最常见的偏头痛类型，约占80%。患者常有家族史，头痛的性质与典型偏头痛相似，但多无明确的先兆，持续时间较典型偏头痛为长，可以持续数天，程度较典型偏头痛轻。主要为一侧搏动性头痛，伴恶心、呕吐、出汗、畏光等症状。

（3）眼肌麻痹型偏头痛：此类型少见，可有反复发作的偏头痛症状，但以眼眶和球后的疼痛为主，每次头痛后数分钟，少数几小时后发生疼痛侧眼球支配神经的麻痹。

（4）偏瘫型偏头痛：罕见，通常发生在年轻人中，少数有家族史，头痛程度中等。其临床特点为头痛发作的同时或过后，出现同侧或对侧肢体的不同程度瘫痪，上下肢力量减退等症状，尤其是上肢，并可在头痛消退以后持续一段时间。在偏瘫对侧的大脑半球脑电图检查可出现慢波。

（5）基底动脉型偏头痛：罕见，即发生在基底动脉系统的一种血管性头痛，主要累及少年或青年女性，与月经期有显著联系。发作前出现短暂的遗忘和双眼失明、言语不清、眩晕、耳鸣、步态不稳、双侧手足或口周麻木等。10~15min后出现枕部搏动性头痛，伴有恶心、呕吐，少数患者甚至出现意识不清。发作后完全恢复正常，间歇期也正常。

（6）偏头痛等位发作：表现为反复发作的恶心、呕吐、眩晕、上腹部疼痛，但很少或甚至没有头痛。发作持续数小时或长达48小时。可伴有寒战、苍白与疲乏。有时被误诊为阑尾炎、胰腺炎或胃肠炎。

偏头痛依据其主要临床表现应属于中医学“头痛”“头风”等范

畴。本病根据病因病机的不同，有不同的名称，《素问·风论》有“脑风”“首风”之名。头痛病因多端，但不外乎外感和内伤两大类。

【取穴】

依据郑氏家传配穴秘方：疏经镇痛方（风池、百会、太阳、合谷、头维）选穴，并依据脏腑辨证与经络辨证等选穴、配穴。

主穴：风池，其余按照头痛部位局部选穴和远端循经选穴。①阳明头痛：头维、印堂、阳白、阿是穴、合谷、内庭穴；②太阳头痛：天柱、后顶、阿是穴、后溪、申脉穴；③少阳头痛：太阳、率谷、阿是穴、外关、足临泣穴；④厥阴头痛：百会、四神聪、阿是穴、内关、太冲穴；⑤全头痛：百会、头维、率谷、太阳、合谷穴。

【针刺方法】

风池穴针刺得气后行温通针法，即医者用押手拇指切按腧穴，刺手持一次性无菌针灸针快速刺入穴内，候气至，通过押手与刺手密切配合，使针感向头部传导，守气 1min 后缓慢出针，按压针孔。余穴针刺得气后按照“虚则补之，实则泻之”的原则，施以相应手法，除风池穴外其余腧穴均留针 30min。对头痛剧烈者可根据疼痛部位采用经络辨证法寻找痛点进行刺络放血，以祛瘀通络止痛。

【疗程】

头痛急性发作期每日针刺治疗 1 次或 2 次，5 天为 1 个疗程；头痛缓解期隔日针刺治疗 1 次，每周治疗 3 次，10 次为 1 个疗程。

【病案举例】

患者张某，女，46 岁。主因“反复发作左侧头痛 10 余年，加重 1 个月”于 2018 年 3 月 26 日初诊。患者自述 10 多年前因工作压力大而出现左侧头部隐痛，疼痛多局限在前额、眉棱骨、鼻根部，休息后缓解。此后每因精神紧张或过度劳累而发作左侧头痛，症状相似，但有逐渐加重趋势，头痛较重时，需服用止痛片治疗。此次发病于 1 月前因工作强度加大及体力劳动后再次发作左侧头痛，疼痛程度较前加重，发作频率较前增加，自服止痛片治疗后症状缓解不理想，并出现入睡困难、易醒。故来求助针灸治疗，刻下见：前额、眉棱骨、鼻根处隐痛，自觉双眼发胀，无头晕及恶心呕吐，纳可，二便可，夜寐欠安。舌暗，苔薄白，脉弦细。查体：血压125/72mmHg，心率72次/min，查头颅MRI：未见明显异常。西医诊断：①偏头痛；②失眠。中医诊断：头痛病，气虚血瘀证，治疗以益气活血通络为法，经络辨证属阳明经头痛，治疗选穴：印堂、左侧头维、阳白、阿是穴及双侧风池、足三里、合谷、太冲穴，风池穴采用温通针法；头维、印堂、阳白、阿是穴采用捻转平补平泻法；足三里穴行捻转补法。每日针刺治疗1次，每次留针30min，每周治疗5次。患者就诊当日头痛剧烈，依据经络辨证在头部寻找痛点行刺络放血治疗。在治疗1个疗程后患者诉头痛发作频率及程度均较前明显好转。按照上述方案续治2个疗程以巩固疗效，患者病情好转而停止治疗。

【按语】

头痛首先须辨外感与内伤再行治疗，可根据起病方式、病程长短、疼痛性质等特点进行辨证。外感头痛一般起病较急，病势较剧，多表现掣痛、跳痛、胀痛、重痛、痛无休止，多因外邪所致；内伤头痛一般起病缓慢，痛势较缓，多表现隐痛、空痛、昏痛、头痛程度较轻，遇劳则加剧，时作时止。其次头痛要辨疼痛性质，有助于分析病因。掣痛、跳痛多为阳亢、火热所致；重痛多为痰湿；冷感而刺痛，为寒厥；刺痛固定，常为瘀血；痛而胀者，多为阳亢；隐痛绵绵或空痛者，多精血亏虚；痛而昏晕者，多气血不足。另外头痛要辨疼痛部位，有助于分析病因及脏腑经络辨证。一般气血不足、肝肾阴虚者，多全头作痛；阳亢者痛在枕部，多连颈肌；寒厥者痛在颠顶；肝火者痛在两颞。头痛须辨诱发因素以治疗，因劳倦而发，多是内伤头痛，为气血阴精不足；因气候变化而发，为寒湿所致；因情志波动而加重，与肝火有关；头痛因饮酒或暴食而加重，多为阳亢；外伤之后引起的头痛，多属于瘀血所致。根据头痛部位进行辨证。太阳头痛，痛在脑后，下连于项；阳明头痛，在前额部及眉棱骨处；少阳头痛，在头之两侧，并连及于耳；厥阴头痛，多在颠顶部位，或连目系；太阴、少阴头痛多以全头疼痛为主。

本案患者依据病史、症状、体征及辅助检查，西医诊断为偏头痛，患者为中年女性，因工作压力大而出现左侧头部隐痛，此后每因精神紧张或过度劳累而发作或加重，患者长期肝气不舒，气机不畅，导致中焦脾胃气机升降失调，脾失健运，气血生化不足，气虚则血瘀，瘀血阻滞经络，不通则痛，发为本病；四诊合参，本病中医诊断为头痛病，辨证为气虚血瘀证，治疗选取头部腧穴印堂、左侧头维、阳白、阿是穴针刺以通络止痛，因印堂穴在督脉之上，上通于脑，又有支脉络肾贯心，可调节督脉经气，镇静安神，故有调脑神之功。太冲穴为足厥阴肝经之输穴、原穴，肝藏血调节血量，主疏泄、调畅气机；合谷是手阳明大肠经原穴；原穴是脏腑原气经过和留止之处，最善通达三焦原气、调节气血使脏腑经络功能协调；合谷属阳，主气，轻清升散；太冲属阴，主血，重浊下行，二穴相合，一气一血，一脏一腑，一升一降，一阴一阳，相互制约，调和气血；故合谷与太冲穴相配，针刺可调畅气机、调和气血。足阳明胃经为多气多血之经，足三里为其合穴，针刺可调节足阳明胃经经气，有助于疏通经络。在患侧风池穴施以温通针法，使针感向头部传导，可疏通脑部经脉。诸穴共奏益气活血、通络止痛之功，故疗效显著。

【临床研究】

张森等将60例偏头痛患者随机分为治疗组和对照组各30例。对照组选取风池、头维、率谷、角孙、太冲、足临泣、外关、丰隆穴进行常规针刺治疗。治疗组腧穴处方同对照组，风池穴行温通针法，其余腧穴行常规针刺治疗。2组均每日针刺治疗1次，每次留针30min，6天为1个疗程，疗程间休息1天，连续治疗4个疗程后进行疗效评定。结果显示：治疗组总有效率与对照组相比，差异有统计学意义（$P<0.05$）；2组治疗后头痛强度VAS评分和头痛影响测定6（HIT-6）问卷评分较治疗前相比均降低（$P<0.05$），且治疗组优于对照组（$P<0.05$）；表明针刺治疗偏头痛疗效确切，以温通针法针刺风池穴为主在缓解头痛强度，减轻头痛对患者生活的影响程度方面优于常规针刺治疗。

【出处】

张森，苏苏，武文鹏，等. 风池穴温通针法为主针刺治疗偏头痛[J]. 长春中医药大学学报，2016，32（4）：775-777.

第十一节　脑梗死

【概述】

脑梗死（cerebral infarction）又称缺血性脑卒中（cerebral ischemic stroke），是指各种原因引起的脑部血液供应障碍，使局部脑组织发生不可逆性损害，导致脑组织缺血、缺氧性坏死。缺血性卒中的分型方法很多，牛津郡社区卒中计划（Oxfordshire Community Stroke Project，OSCP）将其分为四型：全前循环梗死、部分前循环梗死、后循环梗死和腔隙性梗死，该分型更适宜于临床工作的需要，有助于对急性脑卒中的治疗。目前临床常用的分型方法是按发病机制，将脑梗死分为动脉粥样硬化性血栓性脑梗死、脑栓塞、腔隙性脑梗死及脑分水岭梗死等。

动脉粥样硬化性血栓性脑梗死（atherothrombotic cerebral infarction）是脑梗死中最常见的类型。在脑动脉粥样硬化等原因引起的血管壁病变的基础上，管腔狭窄、闭塞或有血栓形成，造成局部脑组织因血液供应中断而发生缺血、缺氧性坏死，引起相应的神经系统症状和体征。最常见的病因是动脉粥样硬化，其次为高血压、糖尿病和血脂异常等。较少见的病因有脑动脉炎，如巨细胞动脉炎、系统性红斑狼疮、多结节性动脉炎、梅毒性动脉炎及 AIDS 等引起的感染性血管炎；还见于高同型半胱氨酸血症等。

腔隙性脑梗死（lacunar infarction）是指大脑半球或脑干深部的小穿通动脉，在长期高血压的基础上，血管壁发生病变，导致管腔闭塞，形成小的梗死灶。常见的发病部位有壳核、尾状核、内囊、丘脑及脑桥等。腔隙性梗死为直径 0.2~15mm 的囊性病灶，呈多发性，小梗死灶仅稍大于血管管径。

脑栓塞（cerebral embolism）是指血液中的各种栓子（如心脏内的附壁血栓、动脉粥样硬化斑块、脂肪、肿瘤细胞、纤维软骨或空气等）随血流进入脑动脉而阻塞血管，当侧支循环不能代偿时，引起该动脉供血区脑组织缺血性坏死，出现局灶性神经功能缺损。脑栓塞约占脑卒中的15%~20%。脑栓塞按栓子来源分为三类。一是心源性脑栓塞，是脑栓塞中最常见的，约75%的心源性栓子栓塞于脑部；引起脑栓塞的常见的心脏疾病有心房颤动、心瓣膜病、感染性心内膜炎、心肌梗死、心肌病、心脏手术、先天性心脏病等。其中心房颤动是引起心源性脑栓塞的最常见原因；感染性心内膜炎引起的脑栓塞，多有出血倾向。二是非心源性脑栓塞，动脉来源包括主动脉弓和颅外动脉（颈动脉和椎动脉）的动脉粥样硬化性病变，斑块破裂及粥样物从裂口溢入血流，能形成栓子导致栓塞；同时损伤的动脉壁易形成附壁血栓，当血栓脱落时，亦可致脑栓塞。其他少见的栓子有脂肪滴、空气、肿瘤细胞、寄生虫卵和异物等。三是有少数病例查不到栓子的来源。

脑梗死临床应进行分期诊治，即发病6h以内为超早期，发病后2周左右为急性期；发病2周至6个月为恢复期，但应注意与病情的程度有关，轻者可能提前进入恢复期，危重症者的恢复期可能延迟；6个月以后为后遗症期。临床病情程度量化分型，病情的程度划分，依据美国国立卫生研究院卒中量表进行划分。NIHSS评分范围为0~42分，分数越高，神经受损越严重；具体分级如下：0分为正常，1~4分为轻度，5~15分为中度，16~20分为中重度，21~42分为重度。

本病依其主要临床表现应归属于中医学“中风病”“卒中”“大厥”“偏枯”等范畴。中风病位有浅深之异，病情有轻重缓急之分，故临床常将中风分为中风先兆、中经络、中脏腑及中风后遗症进行论治。中风先兆主要表现为眩晕，半身或一侧手、足麻木无力。中风中经络主要表现为突发口眼㖞斜、言语謇涩、半身不遂。中风中脏腑有闭证和脱证之分；闭证主要表现为突然昏仆、不省人事、牙关紧闭、两手握固、二便闭结、舌卷囊缩、兼见颜面潮红、呼吸气粗、喉中痰鸣、口臭身热、躁动不安。脱证主要表现为突然昏仆、不省人事、目合口开、鼻鼾息微、手撒肢冷、汗多不止、二便自遗、肢体软瘫、舌痿。中风后遗症主要表现为口眼㖞斜、言语不利、上肢拘挛或软而无力、手指握固或不能屈伸、肩关节疼痛不能上举、下肢拘挛强直或痿软无力、足内翻或下垂、便秘、小便癃闭或淋漓。

【取穴】

依据郑氏家传配穴秘方：温通经络方（肩髃、曲池、外关、合谷、环跳、阳陵泉、足三里、悬钟）选穴，并依据脏腑辨证与经络辨证等选穴、配穴。但中风病针刺治疗选穴除依据脏腑辨证、经络辨证外选穴外，应结合现代医学理论进行选穴组方治疗。

（1）中风先兆：

主穴：百会、神庭、风池、天柱、印堂、肩髃、曲池、合谷、足三里、阳陵泉、太冲穴。

配穴：①眩晕者，加头维、太阳穴；②夜寐欠安者，加四神聪、神门穴。

（2）中经络：主穴：百会、风池、内关、风府、完骨、天柱、极泉、尺泽、合谷、委中、三阴交、太冲穴。

配穴：①手指握固者，加八邪穴；②上肢不能屈伸者，加曲池穴。

（3）中脏腑——闭证：人中、内关、十宣、风府穴。

（4）中脏腑——脱证：内关、人中、气海、关元、神阙、太冲、内庭穴。

（5）中风后遗症：①口眼㖞斜者选：风池、太阳、颊车、迎香、地仓、下关、合谷穴；②失语者选：哑门、百会、风池、上星、廉泉、通里、金津、玉液穴；③上肢不遂者选：风池、肩髃、极泉、曲池、合谷、外关、八邪穴；④肩关节疼痛者选：肩髃、肩髎、肩贞、肩中俞、肩外俞、阿是穴；⑤下肢不遂者选：环跳、风市、委中、足三里、阳陵泉、三阴交穴；⑥足内翻者选：解溪、丘墟、照海、足临泣、太冲穴。

【针刺方法】

头部腧穴平刺，依据辨证遵“虚则补之，实则泻之”的原则，施以相应的手法；中脏腑中的闭证，针刺人中穴向鼻中隔下斜刺0.3寸，施以雀啄手法，以眼球湿润或充满泪水为度；十宣穴以三棱针点刺放血，每穴放血量1~2ml；中脏腑中的脱证，针刺气海、关元穴行捻转补法，神阙穴用隔盐灸或隔附子饼灸；金津、玉液穴用毫针点刺出血即可；哑门、风府穴正坐位取穴，头微前倾，向下颌方向缓慢刺入 0.5~1 寸，施以捻转平补平泻法；在风池穴行温通针法，押手施以关闭法使针感向头部传导；上肢不遂者在合谷穴行温通针法，押手施以关闭法使针感沿前臂向肘部与上臂方向传导；下肢不遂者在足三里穴行温通针法，押手施以关闭法使针感向足部传导。

【疗程】

中风先兆及中经络者每日针刺治疗 1 次，中风后遗症隔日针刺治疗 1 次，均 10 次为 1 个疗程，疗程间休息 2 日，进行下 1 个疗程。

【病案举例】

患者孔某，男，63 岁，主因“右侧肢体麻木无力伴言语不利 12 小时”于 2019 年 11 月 19 日就诊。患者 4 月 19 日晨起跑步后休息中出现右侧肢体麻木无力及言语不利症状，当时无头痛头晕及恶心呕吐，无意识不清，无复视，无黑矇，回家休息后，上述症状持续不缓解，遂就诊于住地附近医院急诊，查头颅 MRI 提示：急性脑梗死，即刻收住院行西医常规治疗，入院症见：右侧肢体麻木无力，言语不利，轻度饮水呛咳，烦躁易怒，纳可，大便排下费力，夜寐欠安。既往有高血压、高脂血症病史 10 余年，间断服药治疗，血压、血脂控制欠佳。查体：BP：160/100mmHg，神志清楚，精神可，形体偏胖，不完全运动性失语，双侧瞳孔等大等圆，直径约 3mm，对光反射灵敏，右侧鼻唇沟变浅，伸舌右偏，粗测右上肢近端肌力 2 级，远端肌力 0 级；右侧下肢肌力 2 级，右侧肢体肌张力减低；右半身针刺觉减退，右侧 Babinski 征（+），左侧肢体肌力、肌张力正常；舌暗，苔白，脉弦细。西医诊断：①脑梗死；②高血压；③高脂血症。中医诊断：中风病，痰瘀阻络证。治疗以健脾化痰、活血通络为法。取穴：风池、百会、上廉泉，右侧肩髃、曲池、手三里、内关、合谷、中脘、环跳、阳陵泉、足三里、三阴交、太冲穴，风池及右侧合谷、足三里穴均行温通针法，三阴交穴、中脘穴行捻转补法，太冲穴行捻转泻法，余穴用平补平泻法；每日针刺治疗 1 次，每次留针 30min，治疗 5 次后患者右侧肢体能抬离床面，可做屈伸活动，粗测右侧肢体肌力 3 级，针刺治疗 15 次时，患者言语不利好转，能在扶持下行走，故减曲池、风市穴，加右侧后溪、丘墟、足临泣穴继续治疗。针刺至 40 次时，患者言语清晰，粗测右上下肢肌力 4 级，能握拳，患者血压控制平稳，要求出院，回当地继续治疗。

【按语】

中风病是临床常见病、多发病，往往起病较急，病情较重，病程较长。本病在《黄帝内经》中称为“仆击”“偏枯”，自《金匮要略》起称为“中风”，如《中风历节病脉证并治》载：“夫风之为病，当半身不遂”，“正气引邪，㖞僻不遂”。《伤寒论》中论及之“中风”是风邪袭表而引起恶风寒、发热、汗出、脉浮缓等症的外感病；而《金匮要略·五脏风寒积聚病脉证并治》中的“肺中风”“肝中风”“心中风”等“中风”是指风邪侵袭五脏所表现的几类证候。此处论述之中风病相当于现代医学的脑梗死、脑出血、脑栓塞等病。

中风病病机复杂，但不外乎风、火（热）、痰、虚、瘀五方面，虚主要为阴虚、气虚，火主要为肝火、心火，风主要为肝风、外风，痰主要为风痰、湿痰，瘀则为血瘀，其中以肝肾阴虚为其根本。在一定条件下，互相影响，相互作用而突然发病。

本案患者老年男性，脾胃虚弱，气血生化不足，加之既往有高血压、高脂血症病史，耗伤气血，终致气血亏虚，气为血之帅，气虚则推动无力，久之则血瘀，患者脾胃虚弱，运化无力，水湿停聚，聚湿成痰，痰瘀阻滞脑部经络发为本病。“脑为元神之府”，神不导气，中风乃发，故治疗应开窍启闭，改善元神之府的生理功能，选取百会、风池穴针刺以醒神开窍，内关以宁心安神，上廉泉疏通咽部经脉，三阴交补益肝脾肾，合谷与太冲调畅气机，中脘、丰隆、足三里健脾化痰，肩髃、曲池、手三里、阳陵泉等穴活血通络；在风池穴行温通针法使气至病所，中风偏瘫在临床以“痿证”论治，而治痿独取阳明，故在足阳明合穴之足三里及手阳明合穴之合谷穴分别行温通针法以振奋阳明经气，以增强益气活血、疏通经络之功；故疗效显著。

【临床研究】

1. 李英华等将64例气虚血瘀型急性脑梗死偏瘫软瘫期患者随机分为基础治疗组（对照组）与温通针法组（治疗组），其中对照组32例采用神经内科基础治疗；治疗组32例采用温通针法加康复训练治疗。2周后采用修订的Ashworth痉挛量表评定两组患者的肌张力，采用Brunnstrom分期法评定临床疗效，结果显示：治疗组总有效率与对照组相比，差异有统计学意义（$P<0.05$）；与对照组相比，治疗组处于软瘫期的病例数更少（$P<0.05$）；表明温通针法有助于早期诱发脑卒中软瘫期肢体肌张力的出现，缩短软瘫期，改善肢体功能，可以最大限度地提高患者的生活质量。

2. 蓝玉红等将脑梗死后遗症患者60例，随机分为试验组30例，采用口服尼莫地平、阿司匹林、阿托伐他汀钙片等改善脑部血管、营养脑细胞等基础治疗；对照组30例，选取青灵、内关、肩髎、合谷、环跳、阴陵泉、委中、哑门、承山穴，施以温通针法治疗；2组均14d为1个疗程，治疗4个疗程后评定疗效。结果显示：2组患者总有效率比较，差异有统计学意义（$P<0.05$）；表明温通针法对改善脑梗死后遗症的症状疗效显著。

【出处】

1. 李英华，阴炳侠，关丽梅，等．温通针法治疗软瘫期气虚血瘀型急性脑梗死的临床观察[J]．中国临床医生杂志，2015，43（8）：75-76.

2. 蓝玉红．温通针法治疗脑梗死后遗症患者的临床观察[J]．中国医药指南，2018，16（22）：26-27.

第十二节　梅尼埃病

【概述】

梅尼埃病是常见的耳源性眩晕病，是一种原因不明的、以膜迷路积水为主要病理特征的内耳病。临床表现为发作性眩晕、波动性听力下降、耳鸣和/或耳胀闷感。目前对于梅尼埃病的病因仍无明确定论，可能与内淋巴产生和吸收失衡有关。目前本病公认的发病机制主要包括：内淋巴管机械阻塞与内淋巴吸收障碍学说、免疫反应学说、内耳缺血学说等。通常认为梅尼埃病的发病可能与多种因素参与有关，其诱因包括劳累、精神紧张及情绪波动、睡眠障碍、不良生活事件、天气或季节变换等。有临床研究报道梅尼埃病发病及患病率差异较大，发病率（10~157）/10万，患病率（16~513）/10万。女性多于男性（约1.3∶1），多见于40~60岁。儿童梅尼埃病患者约占3%。部分梅尼埃病患者存在家族聚集倾向。本病依其主要临床表现应归属于中医学“眩晕”等范畴。本病有发作性及复发性的特点，眩晕发作突然，可在任何时间发生。常表现为患者睁眼时感觉房子或周围景物在转动，闭眼时则感觉自身在旋转；患者也可有身体不稳感，试图走路时向一侧倾跌或表现为前后左右摇摆。发作时患者往往伴有恶心、呕吐、面色苍白、出汗、脉搏或快或慢、血压多数偏低等一系列自主神经功能紊乱的症状。

【取穴】

依据郑氏家传配穴秘方：疏经镇痛方（风池、百会、太阳、合谷、头维）选穴，并依据脏腑辨证与经络辨证等选穴、配穴。

主穴：风池、耳门、听会、翳风、百会穴。

配穴：①虚证，加膈俞、肾俞、足三里穴；②实证，加阴陵泉、行间、水泉、印堂穴；③心悸者，加内关穴；④少寐者，加神门穴；⑤头重如裹者，加头维穴。

【针刺方法】

风池穴行温通针法，即押手拇指或示指切按风池穴，刺手持一次性无菌针灸针快速刺入穴内，得气后，押手与刺手密切配合，使针感传至耳部，守气1min后缓慢出针，按压针孔。针刺耳门穴嘱患者张口时进针，向听会穴方向透刺；余穴针刺得气后按照“虚则补之，实则泻之”的原则，施以相应手法。

【疗程】

每日针刺治疗1次，每次留针30min，6次为1个疗程，疗程间休息2日后继续治疗。

【病案举例】

患者王某，女，47岁，教师，主因“头晕伴恶心呕吐3天”于

2017 年 8 月 23 日就诊，患者发病前半年经常熬夜加班，3 天前加班过程中，起立转头时突然发作头晕，视物旋转，不敢睁眼，伴恶心、呕吐胃内容物，耳鸣，听力减退，无肢体麻木无力及言语不利，休息后未见缓解，遂就诊于住地附近医院，诊断为“梅尼埃病”。予以氟桂利嗪、甲氧氯普胺等药物口服治疗后恶心呕吐症状明显好转，但仍眩晕、头沉，转头时症状加重，故经介绍前来求助针灸治疗。刻下见：头沉，转头时有眩晕感，伴恶心、耳鸣，时有烦躁，少许汗出，纳少，二便可，夜寐欠安。查体：血压 125/70mmHg，心率 80 次 /min，神志清楚，精神尚可，双眼向右侧可引出快速水平眼震，余神经系统查体未见阳性体征；舌暗，苔白腻，脉弦细。西医诊断：梅尼埃病，中医诊断：眩晕病，血虚生风、上扰清窍证。治疗予以平肝熄风、养血安神为法。取穴：百会、神庭、风池、耳门、听会、翳风、公孙、合谷、内关，太冲、肝俞、肾俞穴，风池穴行温通针法，使针感向耳部传导；耳门穴透刺听会穴；肝俞、肾俞针刺得气后行捻转补法，余穴用平补平泻法，留针 30min。针治 1 次后，患者头晕好转，睡眠较前改善，呕吐症状消失。复诊减去内关、公孙、翳风穴，加印堂、神门穴继续针刺治疗，每日针刺治疗 1 次。续治 3 次后，患者头晕、耳鸣症状明显改善，共针治 8 次而痊愈。

【按语】

中医学认为梅尼埃病之眩晕病位在脑，其病因病机复杂，但不外乎风、火、痰、虚四个方面，诸因素导致肝、脾、肾三脏功能失调，阴阳失衡而发病；髓海不足，不能濡养清窍时，则见眩晕；耳窍失养则耳聋耳鸣，风、火、痰、虚日久可致气血瘀滞、经脉不通，亦可发生眩晕、耳鸣等症；故本病病性多为本虚标实。

本案患者中年女性，肝肾渐亏，发病前经常熬夜加班，暗耗阴血，加之过度思虑则伤脾，脾虚则气血生化不足，血虚则生风，上扰清窍而发为本病。肝肾不足，则髓海空虚，五官九窍失养，则见眩晕、耳鸣等症；因此，治疗选取百会、神庭安神醒脑定眩，“主明则下安”；取合谷、太冲穴以“开四关，调阴阳”；耳门、听会、翳风穴疏通耳部经脉以改善眩晕、止耳鸣；公孙配内关和胃降逆止呕，内关尚有宁心安神，缓解患者紧张、烦躁之功；肝俞、肾俞以补益肝肾、益精填髓，髓海充足则眩晕、耳鸣自止；风池穴为历代医家治疗眩晕之要穴，如《资生经》载："风池治目眩苦头痛。"《通玄指要赋》载："头晕目眩，要觅于风池。"而温通针法具有"温、通、补"的作用，可使血得温而行、气得温而散；故选取风池穴施以温通针法，能使气至病所，以发挥更好的治疗作用。

【临床研究】

覃贤梅等对30例确诊为梅尼埃病的患者，选取风池、耳门、听会、率谷、完骨、瘈脉、百会、四神聪、合谷、太冲、太溪、照海穴进行针刺治疗，其中耳门、听会行捻转补法；风池穴行温通针法，使针感传至耳部；其余腧穴采用常规针刺治疗，得气后行平补平泻法。每日针刺治疗1次，每次留针30min，6次为1个疗程，治疗4个疗程后，采用眩晕残障量表（DHI）评分、耳鸣残障量表（THI）评分、纯音听阈测定（PTA）评定疗效，结果显示：30例梅尼埃病患者治疗后其DHI、THI评分及PTA均较治疗前降低（$P<0.05$），表明温通针法治疗梅尼埃病疗效确切，在改善梅尼埃病所致眩晕、听力下降、耳鸣等症状方面疗效显著。

【出处】

覃贤梅，秦晓光，崔田田，等．温通针法结合输刺法治疗梅尼埃病30例［J］．中国针灸，2021，41（9）：1015-1016.

第十三节　重症肌无力

【概述】

重症肌无力（myasthenia gravis，MG）是由自身抗体介导的获得性神经-肌肉接头（neuromuscular junction，NMJ）传递障碍的自身免疫性疾病。乙酰胆碱受体抗体是最常见的致病性抗体；此外，针对突触后膜其他组分，包括肌肉特异性受体酪氨酸激酶、低密度脂蛋白受体相关蛋白及兰尼碱受体等抗体陆续被发现参与MG发病。其临床症状主要为全身骨骼肌均可受累，表现为波动性无力和易疲劳性，症状呈"朝轻暮重"，活动后加重，休息后可减轻。眼外肌最易受累，表现为对称或非对称性上睑下垂和/或双眼复视，是MG最常见的首发症状，可见于80%以上的MG患者。面肌受累可致眼睑闭合无力、鼓腮漏气、鼻唇沟变浅、苦笑或呈肌病面容。咀嚼肌受累可致咀嚼困难。咽喉肌受累可出现构音障碍、吞咽困难、鼻音、饮水呛咳及声音嘶哑等。颈肌受累可出现抬头困难或不能。肢体无力以近端为著，表现为抬臂、梳头、上楼梯困难，感觉正常。呼吸肌无力可致呼吸困难。发病早期可单独出现眼外肌、咽喉肌或肢体肌肉无力；脑神经支配肌肉较脊神经支配肌肉更易受累。肌无力常从一组肌群开始，逐渐累及到其他肌群，直到全身肌无力。部分患者短期内病情可出现迅速进展，发生肌无力危象。

MG全球患病率为（150~250）/百万，我国MG发病率约为0.68/10万，女性发病率略高；本病依据其主要临床表现应归属于中医学“痿证”范畴。本节主要论述眼肌型重症肌无力。

【取穴】

依据郑氏家传配穴秘方：温通经络方（肩髃、曲池、外关、合谷、环跳、阳陵泉、足三里、悬钟）选穴，并依据脏腑辨证与经络辨证等选穴、配穴。

主穴：百会、风池、合谷、攒竹下（攒竹穴下0.5分处）、阳白穴。

配穴：①肺胃热盛证，加尺泽、肺俞、中脘、内庭穴；②脾胃湿热证，加阴陵泉、脾俞穴；③肝肾阴虚证，加肝俞、肾俞、悬钟、阳陵泉穴。

【针刺方法】

风池穴、合谷穴行温通针法，风池穴行温通针法，在针刺得气后，押手与刺手密切配合，使针感向头部传导，守气1min后缓慢出针，按压针孔；合谷穴行温通针法，针刺得气后，通过押手与刺手密切配合，使针感沿上肢传导，守气1min后留针，余穴针刺得气后施以捻转平补平泻法，不行针；除风池外其余穴位留针30min。余穴针刺得气后按照“虚则补之，实则泻之”的原则，施以相应手法。

【疗程】

每日针刺治疗1次，每次留针30min，10次为1个疗程，疗程间休息 2 日后继续治疗。

【病案举例】

患者沈某，女，37 岁，IT 职员，主因“右眼上睑下垂、影响视物 2 个月”于 2010 年 10 月 21 日就诊。患者自述 2 个月前每到傍晚出现右眼上睑沉重，抬举无力，患者因工作繁忙未予以重视，后逐渐出现上述症状加重，即每到下午就自觉右眼上睑沉重，抬举无力，遮挡眼球，影响视物。遂就诊于住地附近医院神经内科，行新斯的明试验（+），诊断为：重症肌无力（眼肌型），予以溴吡斯的明口服治疗。为进一步康复，故来我科求助针灸治疗。刻下见：右眼上睑下垂，双眼自然睁开向前平视时，右眼上睑遮盖黑睛上缘，影响视物，晨起症状轻，下午及傍晚症状重，劳累后上述症状加重，乏力，时有烦躁易怒，纳可，二便可，夜寐欠安。查体：血压 120/70mmHg，心率 72 次 /min，神志清楚，精神可，言语流利，右眼上睑遮盖黑睛上缘 4mm，疲劳试验（+），四肢肌力、肌张力正常。舌暗，苔白，脉弦细。西医诊断：重症肌无力（眼肌型），中医诊断：痿证，脾胃亏虚证。治疗予以健脾益气、升阳举陷为法。取穴：百会、风池、合谷、攒竹下（攒竹穴下 0.5 分处）、阳白、足三里、光明、复溜、三阴交穴，风池穴针刺得气后行温通针法，在押手与刺手共同配合下使针感传导至眼区，守气 1min 后出针，不留针；足三里、三阴交、百会针刺得气后施以捻转补法；余穴针刺得气后行捻转平补平泻法。每日针刺治疗 1 次，除风池穴外其余穴位均留针 30min，治疗 8 次后患者右眼上睑沉重感好转，睡眠明显改善；继续按原方案治疗至 20 次时，患者右眼上睑下垂症状又有改善，右眼上睑遮盖黑睛上缘约 1mm，患者乏力及烦躁症状基本消失，因患者去外地出差半年，故停治。

【按语】

本病病因病机复杂，但多因脾胃亏虚，精微不运而发病。病性多属虚证，治当以健脾益气，升阳举陷为法。

本案患者为中年女性，平素工作压力大，饥饱失宜，损伤脾胃，脾失健运，气血生化不足，精微不运，不能上承于目，目失所养；另眼睑属五轮学说之肉轮，为脾所主，脾虚则肌肉纵缓，故发为本病。

治疗所选攒竹下、阳白穴为局部取穴，可疏通眼部经络气血而明目；光明是历代医家治疗眼病之验穴；足三里为足阳明经合穴，针刺可调补阳明经气血；合谷为手阳明经原穴，针刺可调节阳明经经气，且善治头面诸疾；三阴交、复溜合用以补脾益肾、调和气血；百会引气上行，升举阳气。本案在治疗过程中辨证精准，选穴精当，风池穴行温通针法能使“气至病所”，故疗效显著。

【临床研究】

徐兴华等对30例眼肌型重症肌无力患者选取百会、风池、合谷、攒竹下（攒竹穴下0.5分处）、阳白、足三里、光明、复溜、三阴交穴，采用在风池穴行温通针法配合溴吡斯的明口服治疗，每日针刺治疗1次，10次为1个疗程，治疗3个疗程，并随访3个月进行评定疗效；结果显示：治愈：上睑下垂消失，双侧者平视睑缘遮盖黑睛不超过2mm，单侧者与健侧眼睑位置基本对称，疲劳试验及新斯的明试验阴性，随访3个月未见复发，共计10例，占33.3%；好转：上睑下垂有不同程度的改善，共计17例，占56.7%；无效：上睑下垂无改善，共计3例，占10%；总有效率达90%。表明温通针法针刺风池穴为主配合溴吡斯的明口服治疗眼肌型重症肌无力疗效可靠。

【出处】

徐兴华，代东良，方晓丽．“温通针法”针刺风池穴为主治疗眼肌型重症肌无力30例[J]．中国针灸，2016，36（9）：939.

第十四节　三叉神经痛

【概述】

三叉神经痛（trigeminal neuralgia）是指三叉神经分布区内反复发作的阵发性、短暂、剧烈疼痛而不伴三叉神经功能破坏的症状。常于40岁后起病，女性较多。其病因尚不明确，目前认为三叉神经在脑桥被异行扭曲的血管压迫三叉神经后根，局部产生脱髓鞘变化而导致疼痛发作。继发性三叉神经痛多有明确的病因，如颅底或桥小脑角的肿瘤、转移瘤和脑膜炎、脑干梗死、多发性硬化等侵犯三叉神经的感觉根或髓内感觉核而引起的疼痛。

临床主要表现为在三叉神经感觉支配区内骤然发生剧烈的疼痛，发作时患者常紧按病侧面部或用力擦面部减轻疼痛，可致局部皮肤粗糙，眉毛脱落。有的在发作时不断作咀嚼动作，严重者可伴有同侧面部肌肉的反射性抽搐，所以又称“痛性抽搐”。每次发作仅数秒钟至1~2min即骤然停止，间歇期正常。发作可由1日数次至1分钟多次。发作呈周期性，持续数周、数月或更长，可自行缓解。病程初期发作较少，间歇期较长。随病程进展，间歇期逐渐缩短。本病依据其主要临床表现应归属于中医学“面痛”“面风痛”“面颊痛”等范畴。

【取穴】

依据郑氏家传配穴秘方：疏经镇痛方（风池、百会、太阳、合谷、头维）选穴，并依据脏腑辨证与经络辨证等选穴、配穴。

主穴：风池、合谷穴。

配穴：①依据疼痛部位配穴：第1支三叉神经痛：取攒竹、鱼腰、太阳、承泣穴；第2支三叉神经痛：取上关、颧髎、四白穴；第3支三叉神经痛：取下关、大迎、地仓、颊车穴；第2、3支均痛者上述腧穴交替选用。②依据临床辨证取穴：外感风寒证，加列缺穴；外感风热证，加曲池穴；气血瘀滞证，加内关、三阴交穴。

【针刺方法】

患者取坐位或仰卧位，选用0.25mm×40mm的一次性无菌针灸针，攒竹、鱼腰穴采用平刺法，刺入穴内0.3~0.5寸得气后行平补平泻法，使针感向额部及眼部传导；四白穴向眼眶方向斜刺，进针1.0寸左右，行平补平泻法使针感向上颌传导为佳；下关穴采用斜刺法，行平补平泻法使针感向下颌传导为佳。

患侧风池穴及健侧合谷穴行温通针法。风池穴行温通针法，针刺得气后，押手与刺手密切配合，使针感传导至患侧面部，守气1min后缓慢出针，按压针孔；合谷穴行温通针法，操作方法同风池穴，使针感沿上肢向面部传导。余穴针刺得气后按照“虚则补之，实则泻之”的原则，施以相应手法。

【疗程】

每日针刺治疗 1 次，每次留针 30min，5 次为 1 个疗程，疗程间休息 2 日后继续治疗。

【病案举例】

患者刘某，女，49 岁，职员，主因“右侧鼻翼旁疼痛 1 月余”于 2020 年 6 月 18 日就诊。患者自述 1 个多月前出现右侧鼻翼旁疼痛，多于吃饭、洗脸、刷牙后发作上述症状，疼痛可放射至右侧面颊部，呈窜痛。先后于医院神经内科、口腔科就诊，查头颅 CT 及头颅 MRI：均未见异常，考虑：三叉神经痛。予以卡马西平片口服治疗后，疼痛减轻，为进一步治疗来我科，刻下见：右侧鼻翼旁疼痛，多于吃饭、刷牙时诱发或加重，无头痛头晕，平素急躁易怒，入睡困难，多梦，二便可。查体：神志清楚，精神可，言语流利，四肢肌力 5 级，病理征未引出，舌暗胖大，边有齿痕，苔薄黄，脉弦细。西医诊断：①三叉神经痛；②失眠。中医诊断：面痛病，肝郁气滞证。治疗以疏肝解郁、行气活血为法；选穴：百会、本神、风池、神门、内关、合谷、太冲、内庭、三阴交、右侧颊车、下关、地仓穴。风池穴针刺得气后行温通针法，使针感传导至面颊部，太冲穴用捻转泻法，百会、三阴交针刺得气后行捻转补法，余穴用平补平泻法。每日针刺治疗 1 次，每次留针 30min。治疗 3 次后患者诉右侧鼻翼旁疼痛发作次数减少、发作时疼痛程度较前减轻，失眠较前改善。按照原方案治疗至 15 次时，患者偶有因高频剃须刀震动后发作右侧鼻翼旁疼痛，但疼痛程度明显减轻，夜寐安；续治 5 次后患者诸症消失，1 个月后随访，患者一般状况良好，面部疼痛未再发作。

【按语】

面痛多由外感风邪、情志不调、外伤等因素所致，风寒之邪侵袭面部阳明、太阳经脉，寒性收引，凝滞经脉，气血痹阻而发病；或因风热毒邪侵淫面部，经脉气血壅滞，运行不畅，外伤或情志不调，或久病入络，使气滞血瘀，面部经络气血痹阻，经脉不通而发病。

本案患者为中年女性，平素急躁易怒，肝气郁滞，气机不畅，气滞则血瘀，瘀血阻滞经络，不通则痛，故见面部疼痛，舌暗胖大，边有齿痕，苔薄黄，脉弦细，四诊合参，本病辨证为肝郁气滞证，病位在面部,病性属虚实夹杂。《素问·至真要大论》载:“诸痛痒疮,皆属于心。”因“心主血脉”“脉舍神”,“所以任物者谓之心”,故神藏于心,心为神明之府,是精神意识思维活动的中枢,表明疼痛是由心而感知的。又因“脑为元神之府”。故疼痛与脑亦有密切关系。基于此,选取督脉之百会与足少阳胆经之本神以调脑神;手少阴心经之原穴神门与手厥阴心包经之络穴内关以调心神;因神能导气,故“调其神,令气易行”;气行则血行,故有协助患侧面部其他腧穴以疏通面部经络而增强镇痛效果。手阳明大肠经之合谷与足阳明胃经之内庭为“经脉所过,主治所及”,均善治面部疾患;太冲穴行捻转泻法以疏肝解郁;针刺患侧风池穴行温通针法,使针感传导至患侧面部,使“气至病所”;诸穴合用,共奏疏肝解郁、行气活血、通络止痛之功,故疗效显著。

【临床研究】

郑元华等将60例三叉神经痛患者随机分为治疗组和对照组各30例。对照组取风池穴的同时,并根据三叉神经痛患者面部疼痛部位,选取攒竹、鱼腰、太阳、承泣,或上关、颧髎、四白,或下关、大迎、地仓、颊车穴进行常规针刺治疗;治疗组与对照组选穴相同,风池穴采用温通针法,余穴采用常规针刺治疗;2组均每天针刺治疗1次,治疗5次为1个疗程,均治疗6个疗程后观察疗效;结果显示:治疗组的总有效率与对照组相比,差异有统计学意义($P<0.05$);表明温通针法治疗三叉神经痛疗效确切,且优于常规针刺治疗。

【出处】

郑元华,王军,张剑锋.温通针法治疗三叉神经痛临床疗效观察[J].西部中医药,2013,26(10):111-112.

第十五节　面肌痉挛

【概述】

面肌痉挛(facial spasm)又称面肌抽搐。是以一侧面部肌肉(眼轮匝肌、表情肌、口轮匝肌)阵发性、不自主抽动为特点,无神经系统其他阳性体征的周围神经病。目前本病病因不明，多数学者认为本病的发生与面神经通路受到机械性刺激或压迫有关，少部分见于面神经麻痹恢复不完全的患者。血管压迫报道较多，主要是小脑下前动脉、小脑下后动脉、小脑上动脉及静脉血管。桥小脑角区的肉芽肿、肿瘤及囊肿压迫面神经也可引起面肌痉挛。本病多见于中老年人，女性多发。临床主要表现为阵发性、快速不规律的面肌抽动，多限于一侧，两侧受累较少。面肌痉挛包括典型面肌痉挛和非典型面肌痉挛两种，典型面肌痉挛是指痉挛症状从眼睑开始，并逐渐向下发展累及面颊部表情肌等下部面肌，而非典型面肌痉挛是指痉挛从下部面肌开始，并逐渐向上发展最后累及眼睑及额肌。临床上非典型面肌痉挛较少。重者眼轮匝肌抽动致使睁眼困难。每次抽动数秒至数分钟。在情绪激动或紧张时加重，严重时可出现睁眼困难、口角㖞斜以及耳内抽动样杂音；睡眠时消失，不伴有疼痛。晚期少数患者可有面肌轻度无力和萎缩。肌电图检查显示肌纤维震颤和肌束震颤波。刺激面神经后患侧面肌可出现 10~65Hz 同步阵发性急促动作电位，阵挛抽动者可见 100~300Hz 的动作电位。本病应与局灶性运动性癫痫、舞蹈症等鉴别。依据其主要临床表现应归属于中医学“胞轮振跳”“痉证”“筋急”“风证”等范畴。

【取穴】

依据郑氏家传配穴秘方：祛风活血方（风池、地仓、人中、下关、四白、合谷）选穴，并依据脏腑辨证与经络辨证等选穴、配穴。

主穴：患侧风池、下关、地仓、颧髎、承泣、头维、丝竹空、双侧合谷穴。

配穴：①阳明热盛证，加曲池穴；②阴虚肝旺证，加太冲、照海穴；③病久虚寒证，加头维、厉兑穴。

【针刺方法】

患侧风池穴行温通针法。针刺得气后，押手与刺手密切配合，使针感传导至患侧面部，守气 1min 后缓慢出针，按压针孔；余穴针刺得气后按照“虚则补之，实则泻之”的原则，施以相应手法。

【疗程】

每日针刺治疗1次，每次留针30min，10次为1个疗程，疗程间休息2日后继续治疗。

【病案举例】

患者陈某，女，48岁，职员。主因“左侧面部肌肉不自主抽搐1年余”于2018年4月23日初诊。患者自述1年前出现左侧眼周肌肉不自主抽搐，每因情绪紧张或过度劳累发作或加重，患者未重视，严重时睁眼费力；范围逐渐扩大，连及口周、面颊部，发作次数逐渐增多。遂就诊于某西医院神经内科，行头颅MRI、肌电图等相关检查后诊断为面肌痉挛（具体不详），予以卡马西平口服治疗后上述症状有所改善。为进一步治疗就诊于我科。刻下见：左侧面部肌肉不自主抽搐，发病过程中无意识不清，无头痛头晕，时有烦躁易怒，乏力、纳可，大便先干后稀，夜寐欠安。查体：血压125/75mmHg，神志清楚，言语流利，粗测四肢肌力5级，病理征未引出，舌暗胖大，边有齿痕，苔白，脉弦细。西医诊断：面肌痉挛，中医诊断：痉证，肝郁脾虚型；治疗以疏肝健脾、疏经活络为法。取穴：患侧风池、下关、地仓、颧髎、承泣、头维、丝竹空、双侧合谷、阳陵泉、足三里、三阴交、太冲穴。下关、地仓、颧髎、承泣穴采用合谷刺，足三里、三阴交穴用捻转补法，患侧风池穴行温通针法，使针感传导至患侧面部；阳陵泉、太冲穴行捻转泻法；余穴用捻转平补平泻法；每日针刺治疗1次治疗，除风池穴外，余穴留针30min。治疗10次时患者乏力、失眠明显改善，左侧面部肌肉不自主抽搐发作次数减少。嘱患者畅情志、忌劳累以配合治疗，守上法续治10次后，患者左侧面部肌肉抽搐范围缩小，发作时仅有眼周肌肉抽搐。针治至35次时，患者左侧面部肌肉抽搐发作次数明显减少，仅在精神紧张时发作；患者因工作原因而停止治疗。

【按语】

本病多因劳倦太过、耗伤气血，或情志过极，化火灼伤营阴，或脾胃气虚、肝肾阴亏，化风上扰，侵及皮部与筋肉，引起孙络中的正气与邪气相争，引发筋肉不规则的收缩发为本病。正气来复时，正进邪退，孙络与筋肉松弛，痉挛则停止；正气不足时，正邪交争又作，痉挛复发。因此，本病症状特点是时作时止。临床也可见到面瘫后合并痉挛的患者，久治不愈，经络中正气已虚，抗邪无力，正邪相争，导致疾病迁延不愈。病机多为气血虚弱、阴虚生风。《素问·至真要大论》载："诸风掉眩，皆属于肝。"《灵枢·经筋》载："颊筋有寒则急，引颊移口。"正气虚弱，外邪侵袭，经络受损，气血运行不畅，面部孙络筋肉受损，累及手、足少阳及阳明经区域，孙络受损则气血运行不畅，局部不得濡养而生风，与正气相争，则出现筋肉收缩，引发痉挛。情绪过度紧张则化火，加重病情。

本案患者为中年女性，脾胃虚弱，加之肝肾渐亏，平素情绪急躁，肝阳化风上扰而发为本病，依据舌脉，四诊合参，辨证为肝郁脾虚证，治疗选取下关、地仓、颧髎、承泣穴采用合谷刺以疏通面部经络；患侧风池穴行温通针法以推动气血运行，使经脉通畅，经脉得以温煦濡养，从而达到息风解痉之功效；《玉龙歌》载"头面纵有诸样疾，一针合谷效如神"；太冲为足厥阴肝经之输穴、原穴，《针灸甲乙经》卷七载"痉，互引善惊，太冲主之"，太冲能镇肝息风解痉，配以合谷能调畅气机、疏风解痉；足三里、三阴交针刺得气后行捻转补法以健脾益气；阳陵泉为筋会，针刺施以捻转泻法以舒缓筋脉拘急；以上腧穴配伍，共奏疏肝健脾、疏经活络、息风解痉之功，故能获得良效。

【临床研究】

景卫政将64例面肌痉挛患者随机分为观察组32例，采用下关、地仓、颧髎、承泣、头维、丝竹空、双侧合谷、阳陵泉、足三里、三阴交、太冲穴行常规针刺治疗，患侧风池行温通针法治疗；对照组32例选穴同观察组，所有腧穴均行常规针刺治疗；2组均每日针刺治疗1次，每次留针30min，10次为1个疗程，治疗1个疗程后，休息7天，再行下1个疗程，均治疗3个疗程后评定疗效。结果显示：观察组显效有效率与对照组比较，差异有显著性意义（$P<0.01$）。表明温通针法在减少面肌痉挛发作频率、延长发作周期方面优于常规针刺。

【出处】

景卫政．风池穴为主“温通针法”治疗面肌痉挛疗效观察［J］．中医临床研究，2015，7（23）：41-42.

第十六节　血管性痴呆

【概述】

血管性痴呆（vascular dementia，VD），是指脑血管病变引起的脑损害所致的痴呆。VD 是在 Alzheimer 病（Alzheimer disease，AD）之后第二常见的痴呆。65 岁以上人群中痴呆的患病率约为 5%，其中 AD 占全部痴呆约 50%，血管性痴呆占 20% 左右，AD 合并血管性痴呆占 10%~20%。血管性痴呆的病因涉及两个方面，即脑血管病和危险因素。主要的脑血管病包括与大动脉病变、心源性脑栓塞、小血管病变及血流动力学机制有关的脑梗死、脑出血、脑静脉病变等。脑梗死、脑白质病变、不完全的缺血性损伤、局部和远处的缺血性功能改变等均与 VD 有关。血管性痴呆的危险因素包括脑血管病的危险因素（如高血压、高血脂、心脏病、糖尿病、普遍性动脉硬化及吸烟等）、卒中、缺血性白质病变、高龄及受教育程度低等。VD 临床表现包括认知功能障碍及相关脑血管病的神经功能障碍两个方面。VD 的临床特点是痴呆可突然发生、阶梯式进展、波动性或慢性病程、卒中病史等。VD 有皮质性（多梗死性）、关键部位梗死性（小血管性）、皮质下性、低灌注性、心源性、出血性、遗传血管性、AD 合并血管性痴呆等多种类型。

多梗死性痴呆：为最常见的类型，主要由脑皮质和皮质 - 皮质下血管区多发梗死所致的痴呆；典型临床表现为一侧的感觉和运动功能障碍，突发的认知功能损害、失语、失认、失用、视空间或结构障碍。早期可出现记忆障碍但较轻，多伴有一定程度的执行能力受损，如缺乏目标性、主动性、计划性、组织能力减退和抽象思维能力差等。

关键部位梗死性痴呆：是与高级皮质功能有关的特殊关键部

位缺血性病变引起的梗死所致的痴呆。可出现记忆障碍、淡漠、缺乏主动性和忍耐力、发音困难、意识障碍等。

皮质下血管性痴呆或小血管性痴呆：皮质下血管性痴呆包括腔隙状态和 Binswanger 病，与小血管病变有关，以腔隙性梗死、局灶和弥散的缺血性白质病变和不完全性缺血性损伤为特征。可表现为纯运动性偏瘫、延髓体征和构音障碍、步态障碍、抑郁和情绪不稳，执行功能缺失明显。依据其主要临床表现 VD 应归属于中医学“痴呆”“呆病”等范畴。

【取穴】

依据郑氏家传配穴秘方：清心醒神方（内关、人中、合谷、丰隆）选穴，并依据脏腑辨证与经络辨证等配穴。

主穴：百会、四神聪、本神、风池、大椎、合谷、悬钟、太溪穴。

配穴：①肝肾不足证，加肝俞、肾俞穴；②痰浊上扰证，加丰隆、中脘、足三里穴；③瘀血阻络证，加内关、膈俞穴。

【针刺方法】

风池、大椎穴行温通针法，在大椎穴行温通针法，即嘱患者取正坐位，押手拇指或示指切压穴位，刺手持 0.25mm × 40mm 的一次性无菌针灸针，快速刺入穴内，得气后押手加重压力，刺手拇指向前下方捻按 9 次，待针下沉紧，针尖拉着有感应的部位小幅度重插轻提 9 次，刺手拇指再向前下方捻按 9 次，保持针下继续沉紧，押手同时施以关闭法，使针感向头部传导，守气 1min 后缓慢出针，按压针孔。风池穴行温通针法，操作方法同大椎穴。余穴针刺得气后按照“虚则补之，实则泻之”的原则，施以相应手法。

【疗程】

每日针刺治疗 1 次，每周治疗 5 次，10 次为 1 个疗程，疗程间休息 2 日后进行下 1 个疗程。本病治疗周期长，治疗 6 个疗程后进行认知功能评定，如记忆力、执行力等病情发展有延缓或改善，可减少治疗频次，改为 1 周治疗 3 次；但具体应根据患者病情而定。

【病案举例】

患者刘某，男，68 岁，主因“右侧肢体活动不利，记忆力减退

4 年余”于 2018 年 5 月 16 日就诊。患者既往有高血压病史，规律服用依那普利 10mg/ 次，1 次 /d 治疗，血压控制在 150/90mmHg 左右。2014 年 2 月因突发“右侧肢体麻木无力伴言语不利”于我院神经内科住院治疗，遗留右侧肢体活动不利，行动迟缓，言语不清，记忆力减退等症状，现因“记忆力减退明显”来我科求助治疗。刻下见：右侧肢体活动不利，生活大部分自理，行动迟缓，言语不清，记忆力减退，乏力，纳可，二便正常，夜寐欠安。查体：神志清楚，查体合作，不完全混合性失语，面色晦暗，表情淡漠，粗测右上、下肢肌力 4 级，右侧肢体肌张力略高，右侧 Babinski 征（+）；舌暗淡，苔白，脉沉细。复查头颅 MRI 示：左侧基底节区多发缺血灶，脑萎缩。西医诊断：①脑梗死后遗症；②高血压；③血管性痴呆；④失眠。中医诊断：①中风后遗症；②呆病，肾虚血瘀型。治疗以益肾填精，祛瘀通络为法。选取风池、大椎穴行温通针法，使针感向头部传导；再选取百会、足三里、悬钟、太溪、肝俞、肾俞穴针刺治疗，得气后行捻转补法；水沟穴针刺得气后行捻转平补平泻法。每日针刺治疗 1 次，每次留针 30min，每周治疗 5 次，治疗 10 次后，患者行动迟缓、乏力及睡眠均较前改善，可口算 100 以内简单的加减法。治疗 20 次时，患者记忆力改善，能正确对答。改为每周治疗 3 次以巩固疗效。

【按语】

呆病的发病多由久病血亏气弱，心神失养，或肝肾不足，脑髓失充而成。综观本病进程缓慢，以虚证为多见，也有部分病例属本虚标实证。其虚为肝肾亏虚者多见，因髓海空虚，脑窍失养所致；虚在脾胃者，多生痰湿，闭阻清窍所致。若瘀久则耗伤气血，终成虚实夹杂之证，即所谓“呆病成于瘀”。本病病位在脑髓，与心、肝、脾、肾功能失调密切相关。

本案患者老年男性，肝肾亏虚，肝阳化风，夹气血痰浊阻滞清窍发为中风。《黄帝内经》载：“血并于下，气并于上，乱而喜忘。”加之患者年老肾精亏虚，髓海失养，故发为呆病。病久耗伤气血，气虚则血瘀，瘀血阻滞经脉，经络不通。故治疗应以益肾填精，祛瘀通络为法；风池、大椎穴行温通针法，以增强疏通脑部经络之功，调和气血；百会、水沟为督脉腧穴，督脉为“阳脉之海”，“总督诸阳”“入脑”“上巅”。针刺可振奋一身之阳气、疏通经络、醒脑开窍；足三里针刺可补中益气，扶正祛邪；悬钟、太溪、肝俞、肾俞针刺以滋补肝肾，填精益髓，诸穴合用，共起逐瘀通络、益髓醒脑之功，使髓海充足，脑有所养。

【临床研究】

关姝明等将70例血管性痴呆患者采用随机平行对照方法分为对照组35例，在常规治疗的基础上，予以尼莫地平，5~10mg/次，1次/d治疗；治疗组35例选取水沟、百会、大椎、风池、足三里为主穴，其中风池穴采用温通针法，余穴采用平补平泻法。针刺5天为1个疗程，疗程间休息1d，连续治疗8个疗程后，通过观测临床症状、MMSE、ADL及不良反应来判定疗效。结果显示：治疗组疗效优于对照组（$P<0.05$）。MMSE、ADL评分治疗组升高优于对照组（$P<0.01$，$P<0.05$），表明温通针法能明显改善气虚血瘀型血管性痴呆患者神经功能缺损、运动功能和日常生活能力。

【出处】

关姝明，杨晓波．温通针法联合西药治疗气虚血瘀型血管性痴呆随机平行对照研究［J］．实用中医内科杂志，2015，29（1）：136-138.

第六章
骨科病症

第一节　颈椎病

【概述】

颈椎病是指颈椎间盘退行性改变及其继发改变刺激或压迫邻近组织（脊髓、神经根、椎动脉、交感神经）引起的各种症状和体征的综合征，又称颈椎综合征。临床常表现为颈、肩臂、肩胛上背等部位疼痛，上肢麻木，肌肉萎缩，甚至四肢瘫痪。根据不同组织结构受累而出现的不同临床表现。颈椎病常见的基本类型有颈型颈椎病、神经根型颈椎病、脊髓型颈椎病、椎动脉型颈椎病、交感神经型颈椎病、食管压迫型颈椎病，若同时合并两种或两种以上类型者为混合型颈椎病。发病机制主要有机械压迫学说、颈椎不稳学说和血液循环障碍学说等。多见于40~60岁人群，起病缓慢，长期伏案工作、机动车驾驶员及长时间低头等不良姿势者多发。依据其主要临床表现本病应归属于中医学“项痹”“项强”等范畴。

【取穴】

依据郑氏家传配穴秘方：发散风寒方（风池、大椎、风门、后溪）选穴，并依据脏腑辨证与经络辨证等配穴。

主穴：风池、颈夹脊、大椎穴。

配穴：

（1）依据主要症状配穴：①颈项前俯或后仰时，颈项疼痛加剧者加天柱、风府穴；②颈项左右活动时，颈肩疼痛加重者加肩井、后溪穴；③颈项疼痛向前臂及肩胛部位放射者加天宗穴。

（2）依据辨证配穴：①风寒湿痹证，加双侧外关、足三里穴；②气滞血瘀证，加双侧合谷、膈俞穴；③痰湿阻络证，加双侧足三里、丰隆穴；④肝肾不足证，加双侧太溪、太冲穴；⑤气血亏虚证，加气海、血海穴。

【针刺方法】

患者坐位或俯卧位，充分暴露操作部位，在 C_1~C_7 范围内沿棘突两侧触诊以寻找阳性反应点，结合影像学检查结果以及阳性反应点的位置选取同节段两侧夹脊穴，选用 0.25mm × 40mm 的一次性无菌针灸针进行针刺，得气后行平补平泻法。风池、大椎穴行温通针法，在针刺得气后，通过押手与刺手密切配合，使针感向头部传导，守气 1min 后留针。其余腧穴针刺得气后按照“虚则补之，实则泻之”的原则，施以相应手法，所有腧穴均留针 30min。

【疗程】

每日针刺治疗 1 次，每次留针 30min，5 次为 1 个疗程，疗程间休息 2 日后继续治疗。

【病案举例】

患者郑某，男，54 岁，IT 职员，主因“颈部僵硬疼痛，伴左上肢麻木 2 月余”于 2010 年 7 月 12 日初诊。现病史：患者自述 2 个多月前劳累后出现颈部僵硬疼痛及左上肢麻木症状，伴有眩晕、耳鸣，自服“眩晕宁”等药物治疗后上述症状未见好转，遂就诊于住地附近医院骨科，行颈椎 CT 检查提示：颈椎退行性改变，C_4~C_5、C_5~C_6 椎间盘突出。诊断为颈椎病，予以药物（具体不详）治疗后患者自觉眩晕症状好转，但仍颈项部僵硬疼痛，伴左上肢麻木不适，颈椎活动受限，为进一步治疗来针灸科就诊。刻下症：颈部僵硬疼痛，伴左上肢麻木，转头时头晕，无头痛及恶心呕吐，纳可，二便可，夜寐欠安。查体：C_4~C_5、C_5~C_6 椎旁两侧压痛（+），左侧臂丛神经牵拉试验（+）。舌暗红，苔薄白，舌下络脉瘀紫，脉弦。西医诊断：颈椎病（混合型）；中医诊断：项痹，气滞血瘀证。治疗以行气活血，通络止痛为法；选穴：风池、颈夹脊、大椎穴、膈俞、左侧天宗、肩髃、臂臑、曲池、合谷穴，其中在风池、大椎、天宗穴分别行温通针法，风池、大椎穴行温通针法使针感向头部传导，天宗穴行温通针法，使针感沿左肩部向左前臂传导；余穴针刺得气后行平补平泻法。针刺治疗 3 次后患者头晕症状消失，颈部僵硬疼痛减轻；

继续按原方案治疗，针治 10 次时，患者颈部僵硬疼痛及左上肢麻木症状均明显减轻，续治 5 次患者诸症缓解而停治。

【按语】

本病以颈项部疼痛，活动受限，甚至肩背部疼痛，肢体一侧或两侧麻木疼痛，头晕目眩等为主症。多因肝肾不足，气血亏虚，过度损伤，瘀血阻络，正气亏虚，卫外不固，风、寒、湿等邪气侵袭经络，导致经络气血不通，筋骨肌肉失养而发病。临床常见证型包括风寒湿痹证、气滞血瘀证、痰湿阻络证、肝肾不足证及气血亏虚证。本病病位在颈项部，涉及督脉、足太阳膀胱经、手太阳和手阳明经经脉及其经筋。督脉、足太阳经证主要见颈项部、后枕部疼痛，手太阳经证可见颈项部疼痛，上肢疼痛、麻木可沿前臂尺侧放射至第 4~5 指；手阳明经证可见颈、肩、上臂外侧和前臂桡侧发生放射性疼痛、麻木，可伴有拇指、示指和中指麻木。

本案患者中年男性，长期伏案工作，颈项部劳损过度，经络气血不通，致筋骨肌肉失养，气血瘀滞发为本病。治宜行气活血，通络止痛。所选风池穴居项部，为局部取穴，施以温通针法以增强行气活血、疏通经络之功；大椎穴位居督脉，是督脉与手足三阳经交会穴，为诸阳之会，在大椎穴行温通针法有助于温阳通脉；颈夹脊穴为经外奇穴，在督脉和足太阳膀胱经之间，能够联络沟通督脉及足太阳经，具有疏通督脉和足太阳经经气，调和局部气血阴阳，活血化瘀的作用。依据现代医学理论，颈夹脊穴的分布位置与颈段脊神经节关系极为密切，针刺颈夹脊穴不但可影响脊神经的后支，还可涉及前支，而前支又与交感神经相联系，能影响交感神经，从而能调节脏腑功能活动以缓解颈椎病引起的相应症状。

【临床研究】

1. 张宏涛、方晓丽等将 80 例颈肩臂综合征患者随机分为温通针法组和常规针刺组，每组各 40 例，均以颈夹脊穴为主穴，并随症配穴：即颈项前俯或后仰时，颈项疼痛加剧者加天柱、风府、大椎穴；颈项左右活动时，颈肩痛甚者加肩井、后溪穴；颈项疼痛向前臂及肩胛放射者加天宗穴。根据辨证，肝阳上亢者加双侧太冲、太溪穴；气血不足者加气海、血海穴；痰浊上扰者加双侧足三里、丰隆穴；瘀血阻络者加双侧合谷、膈俞穴。患侧颈椎夹脊穴用0.25mm×40mm一次性无菌针灸针直刺，进针约10~25mm，得气后行温通针法。风府穴向下颌方向缓慢刺入0.5~1寸，使局部酸胀，可扩散至后头部；肩井穴针刺法，先用左手拇指和示中提捏起斜方肌，然后用2.0寸毫针沿斜方肌外缘下方向对侧平行进针，得气后行温通针法，使针感扩散至整个肩部；天宗穴用2.0寸毫针沿疼痛方向行穿胛热针法；合谷、膈俞、足三里、丰隆穴针刺得气后行提插泻法；百会、气海、血海针刺得气后用补法；太冲穴透刺涌泉穴用补法；余穴用平补平泻法。针刺得气后行针约1min后出针。隔日针刺治疗1次，10次为1个疗程，疗程间休息2~3天。常规针刺组取穴同温通针法组，所有穴位均行常规针刺治疗。均治疗2个疗程后，比较2组总有效率、第1次治疗后视觉模拟评分法（VAS）及痊愈病例疗程，差异均有统计学意义（$P<0.05$）；表明：温通针法治疗颈肩臂综合征的疗效及即时止痛效果均优于常规针刺治疗，且治愈疗程明显缩短、频次少。

2. 周鹏等将70例颈椎病患者随机分为温通针法组与电针组，均以双侧颈夹脊穴为主穴，风寒湿邪内侵型加合谷、列缺、风池穴；气滞血瘀型加膈俞、血海穴；温通针法组以左手为押手，右手持一次性无菌针灸针与脊柱方向成30°刺入，得气后行温通针法。大椎穴进针后沿疼痛部位分别向正上方、左上方及右上方三个方向斜刺1.0~1.5寸，得气后行温通针法，使针感向上扩散至整个颈项部；余穴用平补平泻法，行针约1min后出针。电针组颈夹脊穴针刺得气后接电针治疗仪，疏密波，调节频率与强度以患者能耐受为度，留针15min。余穴操作同温通针法组。2组均每日针刺治疗1次，10次为1个疗程，疗程间休息2d，治疗2个疗程后，分别在治疗前、治疗第1及第2疗程结束时，采用Northwick Park颈痛量表（NPQ）评分法比较2组疗效差异。结果显示：温通针法与电针均能明显改善颈椎病颈痛症状，但温通针法的疗效优于电针。

【出处】

1. 张宏涛，方晓丽. 温通针法治疗颈肩臂综合征临床疗效观察[J]. 针灸临床杂志，2010，26（10）：40-42.

2. 周鹏，杨军岭，张丽丽．颈夹脊为主温通针法治疗颈椎病颈痛的临床观察［J］．中西医结合心脑血管病杂志，2018，16（09）：1292-1294.

第二节　肩关节周围炎

【概述】

肩关节周围炎，简称肩周炎，是由于肩关节囊及其周围韧带、肌腱和滑囊等组织出现慢性特异性炎症，产生肩部疼痛，夜间为甚，常逐渐加重，引起肩关节功能活动受限。疾病后期可出现肩部肌肉萎缩、粘连，功能障碍加重而疼痛程度减轻。其病名较多，因睡眠时肩部受凉引起的称"漏肩风"或"露肩风"；因肩部活动明显受限，形同冻结而称"冻结肩"；还称"肩凝症"；因该病多发于50岁左右，又称"五十肩"；女性发病率高于男性。本病主要病位在肩关节，涉及经筋、经脉、络脉，依据其主要临床表现应归属于中医学"痹症"中"筋痹""寒痹"等范畴。

【取穴】

依据郑氏家传配穴秘方：温通经络方（肩髃、曲池、外关、合谷等）选穴，并依据脏腑辨证与经络辨证等配穴。

主穴：肩髃、肩髎、肩贞、天宗、阿是穴、条口、承山穴。

（1）依据辨证配穴：①风寒湿痹证，加风池、大椎、阴陵泉穴；②瘀血阻滞证，加合谷、膈俞穴；③气血亏虚证，加足三里、血海穴。

（2）根据疼痛部位配穴：①肩关节前部腋缝处有压痛，手臂后伸困难者，加肩前、尺泽穴；②肩髃穴处有压痛，手臂上举困难者，加曲池穴，条口透刺承山穴；③天宗穴处有压痛，手臂内收困难者，加后溪穴；④肩髎穴处有压痛，手臂外展困难者，加臑俞、外关穴，阳陵泉透阴陵泉，条口穴透刺承山穴。

【针刺方法】

条口穴透刺承山穴，患者取坐位或侧卧位，押手切按条口穴，刺手持0.30mm×75mm一次性无菌针灸针，向承山穴方向刺入穴内，进针约50~60mm后，押手再切按承山穴，得气后行提插、捻转手法，同时，嘱患者进行患侧肩关节的上举、外展、内收等被动运动，以提高疗效。阳陵泉透刺阴陵泉穴，操作方法与其相同。患侧天宗穴行温通针法，即嘱患者正坐位，押手拇指或示指切按穴位，刺手持一次性无菌针灸针快速刺入穴内，候气至，押手加重压力，刺手拇指用力将针体向前下方捻按9次，使针下沉紧，用针尖拉着有感应的部位连续小幅度重插轻提9次，刺手拇指再向前下方捻按9次，针尖顶着有感应的部位推弩守气，使针下继续沉紧，同时押手施以关闭法使针感向患侧肩部及前臂传导，守气1min后留针。肩髃穴针刺时针尖沿三角肌前束向内下方刺入；肩髎穴针刺时针尖沿三角肌后束向后下方刺入；肩贞穴针刺时针尖向前腋缝方向刺入；针刺得气后均行平补平泻法。余穴针刺得气后按照“虚则补之，实则泻之”的原则，施以相应手法，所有腧穴均留针30min。

【疗程】

每日针刺治疗1次，每次留针30min，6次为1个疗程，疗程间休息2日后继续治疗。

【病案举例】

患者李某，男，53岁，主因“右侧肩部疼痛，活动受限2月余”于2010年7月8日初诊。患者2个月前受风着凉后出现右肩部疼痛，活动受限，不能上举、内收及后伸；疼痛夜晚为甚，痛不能眠，肩背部有“透风”的感觉，恶寒喜暖，曾于某中西医结合医院就诊，诊断为肩周炎，行按摩、针灸治疗后效果欠佳。经介绍来我科治疗。刻下见：右肩部疼痛，活动受限，肩背部怕冷，恶寒喜暖，夜间疼痛加重，大便干，小便可，睡眠差。查体：右肩关节局部有压痛，内旋、外展、后伸均受限，舌暗，苔白，脉弦。辅助检查：查血常规、CRP、ASO、RF均未见异常。西医诊断：肩关节周围炎（右），中医诊断：漏肩风，寒瘀阻络证。治疗以祛风散寒、通络止痛为法。取穴：肩前、肩髃、肩髎、肩贞、阿是穴、天宗、条口穴透刺承山穴；先针刺条口穴透刺承山穴，得气后行提插、捻转手法，同时，嘱患者进行患侧肩关节的上举、外展、内收等被动运动，操作3~5min后留针；再针刺患侧天宗穴，得气后行温通针法，使针感向患侧肩部及前臂传导，守气 1min 后留针；最后针刺其余腧穴，针刺得气后行平补平泻法。所有腧穴均留针 30min，每日针刺治疗 1 次；10 次为 1 个疗程，疗程间休息 2 天，治疗 7 次后，右侧肩关节外展及后伸活动基本正常，且活动时无明显疼痛；内旋可达 45°，嘱患者治疗后配合功能锻炼，继续按上法治疗 10 次后，诸症消失。

【按语】

肩凝症以单侧或双侧肩关节酸重疼痛、运动受限为主证。中医学认为，人过中年正气渐衰，肝肾渐亏，气血虚弱，营卫失调，致筋脉肌肉失于濡养，遇有风寒湿邪外侵，使气血凝滞，脉络失养，经脉不通而发为本病。或因劳逸过度，或病后体弱，致气血不足，筋脉不得濡养，日久筋脉拘急发病。风盛者多伤于筋，肩痛可牵扯项背；寒盛者多伤于骨，肩痛较剧，深按乃得，得热则舒；湿盛者多伤于肉，肩痛固定不移，局部肿胀拒按。三邪痹阻经络、气血凝滞不通则痛。

本案患者中年男性，肝肾渐亏，气血虚弱，肩部感受风寒之邪，阻滞局部经络发为本病。治疗选取条口穴透刺承山穴，是临床治疗肩臂痛的经验穴，此属远端取穴，上病下治，条口穴为足阳明胃经腧穴，承山穴为足太阳膀胱经腧穴，足阳明胃经在肩部的循行经过大椎穴，与足太阳膀胱经相交于肩部，一针透两经，可以疏通上下经气，以通络止痛。肩髃属手阳明大肠经，肩髎穴属手少阳三焦经，《针灸甲乙经》载："肩重不举，臂痛，肩髎主之。" 肩贞属手太阳小肠经腧穴，此三穴为局部选穴，"腧穴所在，主治所及"，共奏祛风散寒、通络止痛之功；天宗穴属手太阳小肠经，《针灸甲乙经》载："肩重，肘臂痛不可举，天宗主之。" 天宗穴，针刺得气后行温通针法，使针感向患侧肩部及前臂传导，可温经散寒、活血祛瘀、通络止痛；以上腧穴合用，共同发挥祛风散寒、祛瘀止痛之功，故收效满意。

【临床研究】

谭玄松将 46 例肩周炎患者随机分为研究组和对照组，2 组各 23 例，均选取患侧肩贞、肩髃、臂臑、曲池、外关、后溪、阿是穴针刺治疗，研究组在天宗穴行温通针法治疗，其余腧穴行常规针刺治疗；对照组所有腧穴均行常规针刺治疗；2组均治疗6天为1个疗程，疗程间休息1天后继续治疗，均治疗4个疗程后，采用视觉模拟评分法（VAS）及肩关节严重指数（shoulder severity index，SSI）评定疗效。结果显示：2组首次治疗后与治疗前比较，差异有统计学意义（$P<0.05$）；在疗程结束前，2组VAS与SSI治疗后分别与治疗前相比，差异有统计学意义（$P<0.05$）；治疗后研究组VAS和SSI分别与对照组相比，差异有统计学意义（$P<0.05$）。表明：针刺治疗肩周炎疗效肯定，但天宗穴行温通针法治疗的疗效优于常规针刺治疗。

【出处】

谭玄松.基础针法结合天宗穴温通针法治疗肩关节周围炎疗效观察［J］.实用中医药杂志，2016，32（5）：482.

第三节　肩胛肋骨综合征

【概述】

肩胛肋骨综合征是由于上肢和躯干长期的不协调运动或肩部外伤，使肩胛骨内、上缘的肌肉与相邻骨膜受损，出现肩胛骨内缘与脊柱后正中线之间区域的反复疼痛，并向颈后部和同侧上肢尺侧放射的疼痛综合征。依据其主要临床表现本病应归属于中医学“痹证”范畴。

【取穴】

依据郑氏家传配穴秘方：温通经络方（肩髃、曲池、外关、合谷等）选穴，并依据脏腑辨证与经络辨证等配穴。

主穴：天宗、肩井、大椎、胸夹脊穴、阿是穴。

配穴：①风寒湿痹证，加风池、外关、阴陵泉穴；②瘀血阻滞证，加合谷、膈俞穴；③气血亏虚证，加足三里、血海穴。

【针刺操作】

先在患侧天宗穴行温通针法，即嘱患者取正坐位，押手拇指或示指切按穴位，刺手持一次性无菌针灸针快速刺入穴内，候气至，通过押手与刺手密切配合，使针感向患侧肩部及前臂传导，守气 1min 后留针。再嘱患者取正坐位或俯卧位，在大椎穴行温通针法，即押手拇指或示指切按穴位，刺手持一次性无菌针灸针使针尖朝向腰骶部方向快速刺入穴内，操作方法同天宗穴，使针感向腰骶部方向传导。余穴针刺得气后按照“虚则补之，实则泻之”的原则，施以相应手法，所有腧穴均留针 30min。

【疗程】

每日针刺治疗 1 次，每次留针 30min，10 次为 1 个疗程，疗程间休息 2 日后继续治疗。

【病案举例】

患者赵某，女，28 岁，主因“反复发作左侧肩胛骨内侧疼痛 1 年，加重 7 天”于 2021 年 1 月 6 日初诊。患者 1 年前劳累后出现左侧肩胛内侧疼痛，向左上肢放射，严重时自觉胸闷、心悸。休息及外敷膏药后症状可缓解，劳累或受凉后症状加重。7 天前背部着凉后上述症状较前加重，就诊于居住地附近医院骨科及推拿科，予以药物熏蒸及推拿治疗后症状无明显减轻，遂来我科就诊求助针灸治疗。刻下见：左侧肩胛内侧疼痛，向左上肢放射，小指发麻，夜间受凉后疼痛加重，伴颈项部僵硬不适，胸闷，心悸，无心前区疼痛，纳可，二便可，夜寐欠安。查体：左肩胛内侧 T_3~T_5 旁压痛明显，能触及条索状改变。舌红，边有齿痕，舌下络脉青紫，苔白，脉弦细。查胸椎片示：未见明显异常。西医诊断：肩胛肋骨综合征，中医诊断：痹症，寒凝血瘀证。治疗以疏风散寒，祛瘀止痛为法。取穴：天宗、肩井、大椎、膈俞、胸夹脊穴、阿是穴、风池、合谷、外关穴；在天宗穴行温通针法，使针感向患侧肩部及前臂传导，在大椎穴行温通针法，使针感向腰骶部方向传导；其余腧穴针刺得气后行平补平泻法；每日针刺治疗 1 次，每次留针 30min，5 次为 1 个疗程，疗程间休息 2 天。治疗 2 次后，患者左侧肩胛骨内侧疼痛症状明显减轻。但仍颈部僵硬不适，加颈夹脊穴针刺治疗，针刺治疗 12 次时，患者症状完全消失而停治。

【按语】

本病多由卫气不固，腠理疏松，或劳累之后，汗出当风；或涉水冒寒，久卧湿地等，风寒湿邪乘虚侵入，痹阻经络而发病。或因慢性劳损而使筋骨失于濡养，复感外邪导致肩背部气血瘀滞，经脉痹阻而发病。痹证受病有浅深轻重不同，大抵皮肤、肌肉受病者，其病浅而轻；筋脉、骨节受病者，其病深而重。本病涉及经脉主要有手三阳经、足太阳膀胱经及督脉，其病机多为虚实夹杂；常以肝肾不足，经脉失于濡养为本；风寒湿邪侵袭筋骨肌肉，致经脉痹阻为标。

本案患者青年男性，因长期伏案工作，过度劳累，致肩胛骨内侧筋骨劳损，失于濡养，感受风寒之邪，致肩背部气血瘀滞，痹阻经脉而发病。治疗应以祛风散寒、疏通经络为法；选取大椎穴为主穴，其为督脉与手足三阳经交会穴，诸阳之会，施以温通针法能振奋阳气，温经通络；天宗穴行温通针法，使针感向患侧肩部及前臂传导，可温经散寒、祛瘀止痛；胸夹脊穴位于督脉和足太阳膀胱经之间，针刺能疏通督脉和足太阳经经气，通络止痛；《针灸甲乙经》载“肩背痹痛，臂不举，寒热凄索，肩井主之”；肩井穴为手少阳、足少阳、足阳明与阳维脉交会穴，通一身之阳，可调理气机；风池、外关针刺以祛风散寒；合谷为手阳明经原穴，针刺可活血通络止痛。腧穴配伍精当，温通针法有助于温经散寒、通络止痛，故疗效显著。

【临床研究】

蒲永乐等将 80 例肩胛肋骨综合征患者随机分为温通组和常规组，每组各 40 例。温通组选取患侧天宗、肩井、大椎、病变节段胸夹脊穴进行针刺治疗，并施以温通针法，曲池、合谷、外关穴针刺得气后施以平补平泻法；常规组取穴同温通组，所有腧穴均施以平补平泻法；2 组均隔日针刺治疗 1 次，治疗 10 次后采用视觉模拟评分法（VAS）及总有效率进行疗效评定。结果显示：温通组总有效率与常规组相比，差异有统计学意义（$P<0.05$）。2 组 VAS 评分治疗后分别与治疗前相比，差异有统计学意义（$P<0.05$）；治疗后温通组 VAS 评分与对照组相比，差异有统计学意义（$P<0.05$）。表明针刺能改善肩胛肋骨综合征患者临床症状，但温通针法疗效优于常规针刺。

【出处】

蒲永乐，苏成红，张延菊，杨晨光，方晓丽．温通针法治疗肩胛肋骨综合征随机对照研究［J］．上海针灸杂志，2017，36（02）：198-201.

第四节　腰椎间盘突出症

【概述】

腰椎间盘突出症（lumbar intervertebral disc herniation）是指腰椎间盘发生退行性改变以后，在外力作用下，纤维环部分或全部破裂，单独或者连同髓核、软骨终板向外突出，使相邻脊神经根受压迫或刺激引起的以腰腿痛为主要症状的一种病变。腰椎间盘突出症的病因主要有以下几个方面：①椎间盘退变。是本病的根本原因，腰椎间盘在脊柱的运动和负荷中承受巨大的应力。随着年龄的增长，椎间盘逐渐发生退变，纤维环和髓核的含水量逐渐下降，髓核失去弹性，纤维环逐渐出现裂隙。在退变的基础上，劳损积累和外力的作用下椎间盘发生破裂，髓核、纤维环甚至终板向后突出，严重者压迫神经产生症状。②损伤积累。损伤是椎间盘退变的主要原因、反复弯腰、扭转等动作最易引起椎间盘损伤。③妊娠。妊娠期间整个韧带系统处于松弛状态，而腰骶部又承受比平时更大的应力，增加了椎间盘突出的风险。④遗传因素。有色人种本病的发病率较低。⑤发育异常。腰椎骶化、骶椎腰化和关节突不对称等腰骶部先天发育异常，使下腰椎承受异常应力，均会增加椎间盘的损害。根据其突出程度及影像学特征可分为：膨出型、突出型、脱出型、游离型、Schmorl 结节及经骨突出型。

本病好发于 20~50 岁，男女比例约为（4~6）：1。患者多有弯腰劳动或长期坐位工作史，首次发病常在半弯腰持重或突然扭腰动作过程中发生。主要症状有：①腰痛。绝大部分患者有腰痛。②坐骨神经痛。由于 95% 左右的椎间盘突出发生在 $L_{4\sim5}$ 及 $L_5\sim S_1$ 间隙，故多伴有坐骨神经痛。坐骨神经痛多为逐渐发生，疼痛为放射性，由臀部、大腿后外侧、小腿外侧至足跟部或足背。

③马尾综合征。中央型的腰椎间盘突出可压迫马尾神经，出现大小便障碍，鞍区感觉异常。急性发病时应作为急症手术的指征。体征主要有：腰椎侧凸、腰部活动受限、压痛及骶棘肌痉挛、直腿抬高试验及加强试验阳性及感觉异常、肌力下降、反射异常等神经系统表现。本病依据其主要临床表现应归属于中医学“腰痛”“腿痛”“痹证”等范畴。

【取穴】

依据郑氏家传配穴秘方：温肾壮阳方（肾俞、关元俞、上髎、气海、关元、三阴交）选穴，并依据脏腑辨证与经络辨证等配穴。

主穴：腰阳关、腰部压痛及病变部位对应的背俞穴（主要为气海俞、大肠俞、关元俞，以患侧为主，可取双侧背俞穴）、环跳（患侧）、阿是穴。

配穴：①疼痛以足太阳经循行经过部位为主者，加患侧委中、承筋、飞扬、昆仑穴；②疼痛以足少阳经循行经过部位为主者，取患侧居髎、风市、阳陵泉、悬钟穴；③寒湿痹阻证，加风市、承山、飞扬穴；④气滞血瘀证，加膈俞、委中穴；⑤肝肾亏虚证，加三阴交、肝俞、肾俞穴。

【针刺方法】

肾俞、命门、关元俞、秩边穴行温通针法，即患者取俯卧位，医者押手拇指揣按穴位，刺手持一次性无菌针灸针快速刺入穴内，候气至，押手加重压力，刺手拇指用力将针体向前下方捻按 9 次，使针下沉紧，用针尖拉着有感应的部位连续小幅度重插轻提 9 次，刺手拇指再向前下方捻按 9 次，针尖顶着有感应的部位推努守气，使针下继续沉紧，同时押手施以关闭法使针感向臀部及下肢传导，守气 1min 后留针。余穴针刺得气后按照“虚则补之，实则泻之”的原则，施以相应手法，所有腧穴均留针 30min。

【疗程】

每日针刺治疗 1 次，每次留针 30min，10 次为 1 个疗程，疗程间休息 2 日后继续治疗。

【病案举例】

患者郑某，男，62 岁，司机，主因“腰部疼痛伴左下肢放射痛

2月，加重1周”于2019年4月8日初诊。患者自述2个月前劳累后出现腰部疼痛，伴左下肢麻木胀痛，腰部活动轻度受限，口服洛索洛芬钠、外敷通络祛痛膏治疗后，上述症状缓解。1周前因长时间开车劳累后，腰痛伴左下肢放射痛再次发作，自觉较前加重，腰部活动明显受限，遂至我科门诊就诊。刻下见：腰骶部疼痛，伴左下肢放射痛，平素腰背部怕冷怕风，活动后汗出较多，纳可，大便可，小便频，眠浅、多梦。查体：L_3~L_4、L_4~L_5、L_5~S_1棘突及棘突旁压痛（+），左侧直腿抬高及加强试验（+）。辅助检查：腰椎MRI示：L_3~L_4、L_4~L_5、L_5~S_1椎间盘突出；腰椎退行性改变。舌暗胖大，边有齿痕，苔白腻，脉沉细。西医诊断：腰椎间盘突出症，中医诊断：腰痛病，脾肾阳虚证。治以健脾益肾，祛风散寒，通络止痛为法。取穴：命门、腰阳关、双侧气海俞、大肠俞、关元俞及左侧环跳、风市、委中、阳陵泉、昆仑穴。腰阳关、大肠俞穴针刺得气后行温通针法，余穴针刺得气后行平补平泻法，每次留针30min，隔日针刺治疗1次。治疗1次后腰部伴左下肢放射痛症状明显减轻。治疗7次后，诸症消失。嘱患者腰部保暖，适度进行腰背肌功能锻炼，以防病情复发；1个月后电话随访，患者身体状态良好。

【按语】

《素问·脉要精微论》载：“腰者，肾之府，转摇不能，肾将惫矣。”《诸病源候论》载：“肾主腰脚，肾经虚损，风冷乘之，故腰痛也。”本病多因禀赋不足，或房劳过度，或年老肾精亏虚，肾气虚衰，腰部筋脉失于温煦、濡养而发作腰痛，即不荣则痛。或因长期过度劳累，筋脉受损，瘀血阻滞经脉而发作腰痛，即不通则痛。或因腰部感受风、寒、湿邪，痹阻脉络，局部肌肉拘挛而发作腰痛，即不平则痛。腰痛辨证治疗，首先应辨表里寒热虚实，因感受外邪而发病者，多属表属实，发病多急骤，应以祛邪通络为法；因肾气亏虚而发病者，多属里属虚，起病缓慢，且反复发作，应以补肾填精为法；因气滞血瘀而发病者，多属虚实夹杂，应以活血化瘀为法，症状缓解后再予补益肾气以治本。

本案患者中老年男性，肾气亏虚，腰部经脉失于温煦、濡养；加之长期开车，久坐导致腰部筋脉受损，瘀血阻滞经脉而发作腰痛，故治疗选取命门、腰阳关、双侧气海俞、大肠俞、关元俞及左侧环跳、风市、委中、阳陵泉、昆仑穴，其中命门、腰阳关位居督脉，督脉总督一身阳气，具有强肾壮腰之功；大肠俞在《针灸大成》中记载为“主脊强不得俯仰，腰痛”，气海俞在《针灸大成》中记载为“主风劳腰痛”；风市穴祛风通络，委中穴为四总穴歌之一，善治腰背部疾患；阳陵泉为八会穴之筋会，具有强筋壮骨作用；昆仑穴为足太阳之经穴，具有益肾填髓之功；环跳穴为足少阳与足太阳交会穴，《针灸甲乙经》载：“腰胁相引痛急，髀筋瘈，胫痛不可屈伸，痹不仁，环跳主之。”因此，针刺以上腧穴能起到调和气血、疏通经脉、通利关节、通络止痛之效。在腰阳关、大肠俞穴针刺得气后行温通针法，有助于温通经脉，通络止痛。

【临床研究】

王延玲将136例腰椎间盘突出症患者随机分为温通针法组46例、电针组45例、普通针刺组45例。3组均选取十七椎、腰阳关、环跳、阳陵泉、夹脊穴（对应压痛点）为主穴；气滞血瘀型加膈俞；寒湿痹阻型加合谷、阴陵泉；肝肾亏虚型加三阴交；温通针法组主穴施以温通针法治疗；电针组主穴采用G6805-Ⅱ电针仪治疗；普通针刺组仅采用普通针刺治疗，不行特殊针刺手法。3组均隔日治疗1次，10次为1个疗程，在治疗1个疗程后，采用主要症状体征综合评分、视觉模拟量表（VAS）评分评定疗效。结果显示：3组治疗后主要症状、体征、疼痛评分均较治疗前降低，差异有统计学意义（$P<0.05$），治疗后温通针法组总有效率89.1%，电针组总有效率88.9%，普通针刺组总有效率71.1%，温通针法组和电针组疗效无明显差异（$P>0.05$），而温通针法组和电针组疗效均优于普通针刺组（$P<0.05$）。表明温通针法、电针与普通针刺均能改善腰椎间盘突出症的主要症状和体征；但温通针法与电针疗效优于普通针刺。

【出处】

王延玲．不同针刺治疗方法对腰椎间盘突出症的疗效观察［J］．中国针灸，2013，33（7）：605-608.

第五节　腰椎管狭窄症

【概述】

腰椎管狭窄症（lumbar spinal stenosis，LSS）是指因先天性椎管发育不良或中年以后腰椎退行性变，如骨质增生、黄韧带及椎板肥厚、小关节突肥大、椎间盘退变等多种原因引起的腰椎椎管、神经根管及椎间孔变形或狭窄，从而引起马尾及神经根受压所出现的临床综合征。根据其发生原因，腰椎管狭窄症可分为先天性（发育性）和继发性两类。本病多发于40岁以上的中老年人，好发部位为$L_{4\sim5}$，其次为$L_5\sim S_1$。本病特征性症状为间歇性跛行，即行走时有小腿痛，无力和麻木，休息后缓解。腰腿痛为慢性反复过程，腰痛在下腰部及骶部，腿痛常累及两侧，可左右交替出现，咳嗽时不加重症状，骑自行车无妨碍。病情严重者，可引起尿急或排尿困难。临床检查常可发现感觉变化以$L_5\sim S_1$神经支配区为主，足趾背伸无力，深肌腱反射障碍。直腿抬高试验阳性。但对先天性腰椎管狭窄症的患者，体检常为阴性，腰部后伸受限并引起小腿疼痛，是本病的一个重要体征。本病依据其主要临床表现应归属于中医学“腰痛”“腿痛”“痹证”等范畴。

【取穴】

依据郑氏家传配穴秘方：温肾壮阳方（肾俞、关元俞、上髎、气海、关元、三阴交）选穴，并依据脏腑辨证与经络辨证等配穴。

主穴：大椎、肾俞、夹脊穴（压痛点对应）、患侧秩边、阳陵泉、悬钟穴。

配穴：①疼痛以足太阳经循行经过部位为主者，加患侧委中、昆仑穴；②疼痛以足少阳经循行经过部位为主者，加患侧风市、阳陵泉穴；③肾气亏虚证，加肾俞、太溪穴；④风寒痹阻证，加阴陵泉、腰阳关穴。

【针刺方法】

命门穴行温通针法，针刺得气后，通过押手与刺手密切配合，使针感向腰骶部方向传导，守气1min后留针。患侧秩边穴行温通针法，使针感向患侧下肢传导。悬钟穴针刺得气后行补法；余穴针刺得气后按照“虚则补之，实则泻之”的原则，施以相应手法，所有腧穴均留针30min。

【疗程】

每日针刺治疗1次，每次留针30min，10次为1个疗程，疗程间休息2日后继续治疗。

【病案举例】

患者刘某，女，65岁，主因“腰部疼痛伴左下肢放射痛3年，加重半年”于2019年7月23日初诊。患者3年前劳累后出现腰部疼痛不适，伴左下肢放射痛；休息后症状缓解，未系统诊治。6个月前带孙子劳累后腰部疼痛伴左下肢放射痛再次发作，自觉症状较前加重，行走约200米因腰腿痛须停下歇息，休息后症状缓解。于某西医医院骨科就诊，查腰椎MRI示：$L_{4\sim5}$椎间盘突出（中央型），腰椎管狭窄，腰椎退行性改变。建议手术治疗，但患者拒绝；故予以止痛、营养神经等药物治疗（具体不详）；治疗2周患者症状缓解不理想，经介绍来我科求助针灸治疗。刻下见：腰骶部疼痛伴左下肢放射痛，步履缓慢，间歇性跛行，腰部酸困怕冷，纳可，二便可，夜寐欠安。查体：$L_{4\sim5}$及$L_4\sim S_1$棘突及左侧棘突旁压痛（+），左侧直腿抬高试验及加强试验（+），舌暗，苔白，舌下络脉瘀紫，脉沉细。西医诊断：腰椎管狭窄症，中医诊断：腰痛，肾虚血瘀证。治疗以补肾壮骨，通络止痛为法。选取大椎、命门、腰阳关、双侧气海俞、大肠俞、关元俞及左侧秩边、承扶、阳陵泉、委中、悬钟、昆仑穴。大椎、秩边穴针刺得气后行温通针法，余穴施以平补平泻法，每日针刺1次，每次留针30min，5次为1个疗程，疗程间休息2天。治疗10次后患者腰骶部疼痛伴左下肢放射痛症状明显好转，可行走约500米而停歇。治疗至20次时，腰痛症状基本消失，$L_{4\sim5}$及$L_4\sim S_1$棘突及左侧棘突旁压痛减轻，患者可一次性行走800米再停歇。患者要求停治。嘱其忌劳累，腰部注意保暖以巩固疗效。

【按语】

本病多因肾虚不固，风寒湿邪阻络，气滞血瘀，营卫不得宣通，以致腰腿经络闭阻而产生疼痛、麻木无力。《灵枢·经脉》载：“督脉之别，名曰长强，挟膂上项，散头上，下当肩胛左右，别走太阳，入贯膂。”可见，督脉与足太阳经脉之气相互贯通，故督脉经气的运行直接关系到腰背及下肢的功能活动。此外，足太阳与足少阴相表里，腰为肾之府，腰部功能活动取决于肾气的盛衰，而肾气之运行，则与督脉经气的转输息息相关。因此督脉痹阻或虚损则肾气运行不畅，足少阴、足太阳经气不相顺接，经络痹阻，不通则痛，不荣则疼痛、麻木，故见诸症。

本案患者老年女性，肝肾不足，气血亏虚，腰部经脉失于濡养，不荣则痛；加之长期劳累，腰部筋脉受损，瘀血阻滞，经络不通，不通则痛；发为本病。本病应选取督脉与足太阳膀胱经腧穴治疗。大椎为督脉和手足三阳经之交会穴，为诸阳之会，针刺施以温通针法可振奋阳气，温通经络；命门位居腰部督脉之上，针刺可补益肾精，与大椎穴合用，上下贯通，可通调督脉，调理人体一身之阳气。气海穴、大肠俞、关元俞针刺可疏调局部经脉气血；秩边穴行温通针法可增强疏通足太阳经经气之功，通络止痛。阳陵泉为八会穴之筋会，针刺可舒筋活络；委中为足太阳经合穴，善治腰部疾患；悬钟穴为八会穴之髓会，具有行气血、通经络、填精益髓之功效。以上腧穴配伍，可补肾填精，通络止痛，故疗效满意。

【临床研究】

口锁堂将 154 例腰椎管狭窄症患者，随机分为治疗组和对照组，2 组各 77 例，均选取大椎、命门、夹脊穴（压痛点对应）、阳陵泉、悬钟等穴，肾虚劳损型加肾俞、太溪穴；寒凝湿阻型加阴陵泉、脾俞穴；治疗组采用温通针法治疗；对照组采用所有腧穴均针刺得气后不行手法；2 组均每日针刺治疗 1 次，每次留针 30min，10 次为 1 个疗程，疗程间休息 3d，治 2 个疗程后评定疗效。结果显示：治疗组在症状体征评分、脊髓功能评分、生活质量评分、疗效方面均优于对照组（$P<0.05$）。表明：温通针法与普通针刺对腰椎管狭窄症均有治疗作用，但温通针法疗效优于普通针刺疗法，且疗效较稳定。

【出处】

口锁堂，吴耀持，汪崇淼，等．温通针法治疗腰椎管狭窄症临床观察［J］．上海针灸杂志，2011，30（12）：845-847.

第六节　腰部劳损

【概述】

腰部劳损是指腰部积累性的肌肉、筋膜、韧带、骨与关节等组织的慢性损伤，有腰部急性损伤病史或某些能使腰肌长期处于高张力状态的职业特点。疼痛多为隐痛，时轻时重，经常反复发作，休息后减轻，劳累后加重。适当活动或变动体位时减轻，弯腰工作困难，若勉强弯腰则腰痛加剧，常喜双手捶腰，以减轻疼痛，少数患者有臀部和大腿后上部胀痛。兼有风寒湿邪者，疼痛多与气候变化有关，重着乏力，喜温畏冷，腰痛如折，转侧活动不利。检查时脊柱外观一般正常，俯仰活动多无障碍，压痛点常在骶棘肌处、髂骨嵴后部或骶骨后面腰背肌止点处，亦有压痛点在棘突上或棘突间。是引起慢性腰痛的常见疾患。从症状上观察，它与腰纤维织炎等病相似，但在发生机制方面有所区别。因对生产劳动和生活影响较大，故应积极进行防治。本病依据其主要临床表现应归属于中医学“腰痛”“痹证”等范畴。

郑魁山教授认为本病多是急性外伤的后遗症。常见于不适当的、过度的软组织劳损，引起肌止点或筋膜、韧带、关节囊和软骨等组织的无菌性炎症而引起疼痛。多因肾虚、劳损和风、寒、湿等外邪侵袭所致。临床可分为：①新伤型。腰部或臀部疼痛剧烈，活动受限，腰脊肌痉挛，疼痛可放射到下肢，腰不能转侧，腰臀部软组织附近有质软如棉团状的条索状肿物，压痛明显。②陈旧型。腰部或臀部疼痛，时轻时重，可为酸痛、胀痛、锥痛、钝痛、放射性痛，活动受限，脊柱可有侧弯畸形，腰背肌痉挛，腰臀部软组织附近可扪及不同程度的质地稍硬的结节状或条索状肿物，压痛明显。

【取穴】

依据郑氏家传配穴秘方：温肾壮阳方（肾俞、关元俞、上髎、气海、关元、三阴交）选穴，并依据脏腑辨证与经络辨证等配穴。

主穴：①新伤型者选取志室、关元俞、手小节穴（无名指中节外侧赤白肉际处）；②陈旧型者选取志室、肾俞、秩边、阿是穴；

③对局部青紫有瘀血者加膈俞、次髎穴；④对疼痛放射到下肢、行动不便者，加环跳、阳陵泉穴。

【针刺方法】

（1）新伤型者在关元俞、志室穴行温通针法。在志室穴行温通针法，即患者取俯卧位，押手拇指或示指切按穴位，刺手持一次性无菌针灸针快速刺入穴内，候气至，押手加重压力，刺手拇指用力将针体向前下方捻按9次，使针下沉紧，用针尖拉着有感应的部位连续小幅度重插轻提9次，刺手拇指再向前下方捻按9次，针尖顶着有感应的部位推弩守气，使针下继续沉紧，同时押手施以关闭法使针感向骶尾部传导、扩散，守气1min后出针，按压针孔。在关元俞行温通针法，操作同志室穴。针刺手小节穴位，用平补平泻法，留针30min，在留针期间，3~5min行针1次，边操作边让患者活动腰部，尽量让患者站起来活动腰和下肢。

（2）陈旧型者在志室、肾俞穴行温通针法，操作与志室穴相同。腰肌有硬结、条索状肿物的，在结节、条索状肿物的边缘进针，施以温通针法。

【疗程】

每日针刺治疗1次，每次留针30min，10次为1个疗程，疗程间休息2日后继续治疗。

【病案举例】

1. 患者赵某，男，33岁，主因“腰部疼痛伴活动受限5天”于2019年7月12日就诊。患者诉5天前搬重物不慎腰部扭伤，出现腰部活动受限，经卧床休息，腰部活动受限好转，仍感到腰部重着疼痛，转侧不利，活动后略减轻，劳累、受凉后加重。为进一步治疗来我科就诊，刻下见：腰骶部酸痛不适，无双下肢放射痛及麻木感，喜温畏冷，腰部着凉后疼痛加重，纳可，小便可，大便不成形，夜寐欠安。查体：$L_{2\sim4}$棘突两侧压痛（+），腰椎MRI回报：未见明显异常。舌暗，苔白腻，脉沉细。西医诊断：腰肌劳损，中医诊断：腰痛病，寒湿痹阻证，治疗以温阳化湿、通络止痛为法。选取志室、关元俞用温通针法，使针感向骶尾部传导、扩散，守气1min后出针，按压针孔。起针后继续针刺手小节，施以平补平泻法，留针

30min，每 10min 行针 1 次，边操作边嘱患者缓慢按照自己腰椎最大活动幅度活动腰部，针刺 1 次后患者疼痛及活动范围明显改善。治疗 5 次后患者症状完全消失。

2. 患者赵某，男，68 岁，主因“腰骶部重着疼痛，转侧不利 5 年”于 2010 年 7 月 12 日初诊，患者于 5 年前出现腰骶部重着疼痛，转侧不利，活动后略减轻，劳累后或阴天时症状加重。曾于某中西医结合医院就诊，考虑：腰肌劳损，予以西药、中成药口服及局部理疗等治疗，但效果欠佳，行腰椎 CT 等检查：未见明显异常。为进一步治疗来我科，刻下见：腰骶部疼痛，活动后减轻，劳累后或着凉后症状加重，无双下肢疼痛、麻木；舌淡，苔白腻，脉沉细。西医诊断：腰肌劳损；中医诊断：腰痛，肾虚血瘀证。治以补肾填精、活血止痛为法。选取肾俞、关元俞、腰阳关、委中穴治疗，在肾俞、关元俞施以温通针法，每日针刺治疗 1 次，每次留针 30min，10 次为 1 个疗程，治疗 1 个疗程后症状明显缓解，休息 3 天后，继续治疗 1 个疗程，患者症状完全消失，3 个月后随访未复发。

【按语】

《景岳全书·腰痛》载：“腰痛证，悠悠戚戚，屡发不已者，肾之虚也。”腰部劳损主要责之于肝肾亏虚，复感风寒湿邪，痹阻经络而发病；或过度劳力，损伤经脉，导致局部气血运行不畅，阻滞筋脉而发病。本病治疗应以足太阳、足少阴及督脉经穴为主。

病案 1 的患者为青年男性，发病前因搬重物不慎，腰部扭伤，导致寒湿痹阻腰部经脉而发病，属于新伤型，治疗选取志室、关元俞，因《针灸甲乙经》载：“腰痛脊急，胁中满，小腹坚急，志室主之。”故志室穴针刺可益精填髓、补肾壮腰。关元俞在《针灸大成》载：“主风劳腰痛”。在志室、关元俞施以温通针法可温阳化湿、通络止痛。手小节穴为郑魁山教授治疗腰部劳损的经验穴，针刺得气后行针，同时令患者活动腰部，此为针刺运动疗法，能使所针之穴与患处之气相引，达到疏导及调整经气平衡之功，故收效满意。

病案 2 的患者为老年男性，肾气亏虚，腰部经脉失于温煦、濡养，瘀血阻于经脉而发病，病程较长，属于陈旧型；治疗选取肾俞、关元俞、腰阳关、委中穴，在肾俞、关元俞施以温通针法以温阳补肾，疏通经络；腰阳关活血祛瘀、疏通经络；委中穴为四总穴之一，可舒通足太阳经气，善治腰部疾患；以上腧穴配伍精当，标本兼顾，并配合温通针法，故疗效显著。

【临床研究】

户玫琳将 64 例腰肌劳损患者按就诊先后顺序，随机分为温通针法组与常规针刺组，每组各 32 例，2 组均取肾俞、关元俞、腰阳关、委中穴治疗，但温通针法组在肾俞、腰阳穴行温通针法，常规针刺组所有腧穴均行捻转平补平泻法；每日针刺治疗 1 次，10 次为 1 个疗程，疗程间休息 3 天，均治疗 2 个疗程后评定疗效。结果显示：温通针法组的愈显率与常规针刺组相比，差异具有统计学意义（$P<0.05$）；表明：温通针法治疗腰肌劳损的疗效优于常规针刺。

【出处】

户玫琳，张润萍．温通针法治疗腰肌劳损［J］．中国针灸，2011，7（31）：622-624.

第七节　膝骨关节炎

【概述】

膝骨关节炎（knee osteoarthritis，KOA）是一种多因素导致的全关节疾病，病因尚不明确，其发生与年龄、肥胖、炎症、创伤及遗传因素等有关。病理特点为关节软骨破坏、软骨下骨硬化或囊性变、关节边缘骨质增生、滑膜病变、关节囊挛缩、韧带松弛或挛缩、肌肉痿软无力等。上下楼梯时膝关节疼痛是很多早期 KOA 患者的首发症状，其可能是 KOA 的早期信号。随着病情进展，KOA 的典型表现为膝关节疼痛及压痛、肿胀、僵硬、骨摩擦音（感）、关节活动受限，严重者可出现膝内翻或膝外翻畸形。是一种严重影响中老年人生活质量的慢性退行性疾病。中医学认为本病是一种筋骨共病、痿痹共存的疾病，依其主要临床表现应归属中医学“膝痹”“痹证”“骨痹”“筋痹”“骨痿”“筋痿”等范畴。

【取穴】

依据郑氏家传配穴秘方：祛风化湿方（梁丘、膝眼、阳陵泉、足三里）选穴，并依据脏腑辨证与经络辨证等配穴。

主穴：梁丘、血海、内膝眼、犊鼻、阳陵泉、足三里、鹤顶、膝中（膝眼与犊鼻连线的中点）、阴陵泉、膝阳关穴。

（1）辨证配穴：①肝肾亏虚、筋脉瘀滞者加太溪、太冲、肾俞、肝俞穴；②肝肾不足、痰瘀互阻者加太溪、太冲、丰隆、膈俞穴；③脾肾亏虚、湿滞关节者加太溪、太白穴。

（2）按照疼痛部位配穴：①膝后疼痛者，加委中穴；②膝内疼痛者，加曲泉穴；③膝关节肿胀者，加阴陵泉穴。

【针刺方法】

患者取坐位，小腿自然下垂，或取仰卧位，膝关节处垫一枕头使肌肉放松，鹤顶、内膝眼、犊鼻穴采用温通针法，即押手拇指或示指切按穴位，刺手持一次性无菌针灸针快速刺入穴内，候气至，押手加重压力，刺手拇指用力将针体向前下方捻按9次，使针下沉紧，用针尖拉着有感应的部位连续小幅度重插轻提9次，刺手拇指再向前下方捻按9次，针尖顶着有感应的部位推弩守气，使针下继续沉紧，此时医者押手可明显感觉到经气冲动，每穴操作1min后留针。阳陵泉穴采用关刺法，即押手揣按穴位刺手持一次性无菌针灸针快速刺入穴内，候气至，进针深入，直刺于筋，勿使出血，留针30min后缓慢出针，按压针孔；阴陵泉穴针刺后向阳陵泉穴方向透刺；余穴针刺得气后按照“虚则补之，实则泻之”的原则，施以相应手法，所有腧穴均留针30min。

【疗程】

每日针刺治疗1次，每次留针30min，10次为1个疗程，疗程间休息2日后继续治疗。

【病案举例】

患者郑某，女，60岁，主因“左膝关节疼痛半年”于2019年8月17日初诊。患者半年前出现左膝关节肿胀疼痛，屈伸不利，平素膝关节怕冷，受寒后疼痛加重。于我院骨科门诊就诊后，考虑：膝骨关节炎，予以药物口服治疗（具体不详），症状未见缓解；为求助针灸治疗来我科门诊。刻下见：左膝关节肿胀、疼痛，屈伸不利，着凉后或上、下楼梯时左膝关节疼痛加重，纳可，二便可，夜寐安。查体：左膝关节局部肿胀，内、外膝眼处压痛（+），研磨试验（+），屈伸功能略受限。查左膝关节 MRI 示：左膝关节少量积液，髌骨软化，内侧半月板后角损伤，骨质增生。舌淡，苔白，脉沉细。西医诊断：膝骨关节炎；中医诊断：膝痹，肝肾亏虚、寒湿痹阻证。治疗以补肝肾、养气血，健脾祛湿，通络止痛为法。选取左侧鹤顶、内膝眼、犊鼻、梁丘、血海、膝中、阳陵泉、阴陵泉、太溪、膝阳关，其中内膝眼、阳陵泉穴针刺得气后施以温通针法，余穴针刺得气后行平补平泻法，针治 10 次后，患者左膝关节疼痛明显减轻，关节肿胀消失。治疗至 20 次时，左膝关节疼痛基本缓解，仅在下楼梯时出现疼痛，故续治 5 次以巩固疗效。

【按语】

《素问 · 长刺节论》载："病在骨，骨重不可举，骨髓酸痛，寒气至，名曰骨痹。"指出骨痹的病位在骨，其临床表现以关节沉重、疼痛为主要特点。这与现代医学所述之骨关节炎的临床表现相似。《素问 · 脉要精微论》载："膝者筋之府，屈伸不能，行则偻附，筋将惫矣。"指出肝肾亏虚、气血虚弱是本病内在基础，而风寒湿等外邪侵袭，阻滞经脉，不通则痛，发为膝痹。故治疗宜补益肝肾，祛风除湿，疏通经络。

本案患者老年男性，肝肾亏虚，气血不足，寒湿侵袭，阻滞膝部经脉，发为膝痹，故选取鹤顶、内膝眼、犊鼻、梁丘、血海、膝中、阳陵泉、阴陵泉、太溪穴治疗，《针灸甲乙经》载"膝中痛，取犊鼻"；鹤顶、膝中针刺可疏通局部经络气血，通利关节；梁丘、阴陵泉以健脾养胃、补益气血、化浊利湿；血海乃脾经之穴，有养血化瘀之效；"膝为筋之府"，阳陵泉乃八会穴之筋会，针刺可舒筋利节。《灵枢 · 官针》载："关刺者，直刺左右尽筋上，以取筋痹，慎无出血，此肝之应也。"因肝主筋，故本法对应肝而用于治疗与肝有关的筋痹等疾患。在内膝眼、阳陵泉穴针刺得气后施以温通针法能更好地发挥温通经络，通络止痛之功；故收效满意。

【临床研究】

赵耀东等将 90 例膝骨关节炎患者随机分为：温通针法治疗组、普通针刺治疗组和玻璃酸钠治疗组，每组各 30 例，其中温通针法治疗组及普通针刺治疗组均选取血海、鹤顶、梁丘、内膝眼、犊鼻、膝中、阳陵泉、阴陵泉、足三里为主穴进行针刺治疗，每日针刺治疗 1 次，每次留针 30min，15min 行针 1 次；其中温通针法治疗组在鹤顶、内膝眼、犊鼻穴行温通针法治疗；普通针刺治疗组所有腧穴均行常规针刺治疗；玻璃酸钠治疗组选取内膝眼、犊鼻、膝中穴中任一穴，注射玻璃酸钠 2ml，5 天注射 1 次；3 组均以 10d 为 1 个疗程，疗程间休息 2d 后继续治疗，治疗 3 个疗程后评定疗效。结果显示：温通针法治疗膝骨关节炎的体征积分及临床疗效优于平补平泻针法和玻璃酸钠穴位注射组（$P<0.05$）；表明温通针法治疗膝骨关节炎的临床疗效优于平补平泻针法和玻璃酸钠穴位注射，且疗效肯定。

【出处】

赵耀东，韩豆瑛，刘强，等．“温通针法”治疗膝关节骨性关节炎：随机对照研究［J］. 中国针灸，2016，36（09）：919-922.

第八节　类风湿性关节炎

【概述】

类风湿性关节炎（rheumatoid arthritis，RA）是一种病因不明的自身免疫性疾病，多见于中年女性，我国的患病率约为 0.32%~0.36%。主要表现为对称性、慢性、进行性多关节炎。关节滑膜的慢性炎症、增生形成血管翳，侵犯关节软骨、软骨下骨、韧带和肌腱等，造成关节软骨、骨和关节囊破坏，最终导致关节畸形和功能丧失。病情和病程有个体差异，从短暂轻微的少关节炎到急剧进行性多关节炎均可出现。受累关节以近端指间关节、掌指关节、腕、肘、肩、膝和足趾关节最为多见；颈椎、颞颌关节、胸锁和肩锁关节也可受累，并伴活动受限；髋关节受累少见。关节炎常表现为对称性、持续性肿胀和压痛，常伴有晨僵。最为常见的关节畸形是腕和肘关节强直、掌指关节的半脱位、手指向尺侧偏斜和呈“天鹅颈”样及纽扣花样表现。重症患者关节呈纤维性或骨性强直，并因关节周围肌肉萎缩、痉挛失去关节功能，致使生活不能自理。除关节症状外，还可出现类风湿结节和心、肺、肾、周围神经及眼等内脏和器官病变。依据其主要临床表现本病应归属于中医学“痹证”等范畴，中医学诊断为“尪痹”。

【取穴】

依据郑氏家传配穴秘方：祛风化湿方与温通经络方（梁丘、膝眼、阳陵泉、足三里、肩髃、曲池、外关、合谷、阳陵泉、悬钟）选穴，并依据脏腑辨证与经络辨证等配穴。

主穴：阿是穴、局部经穴。

1. 肘关节疼痛：曲池、天井、手三里穴。
2. 腕关节疼痛：外关、阳池、阳溪、合谷、养老穴。
3. 指关节疼痛：外关、中渚、八邪、后溪穴。
4. 膝关节疼痛：梁丘、血海、犊鼻、内膝眼、阳陵泉、足三里穴。
5. 踝关节疼痛：悬钟、昆仑、解溪、丘墟穴。
6. 趾关节疼痛：悬钟、申脉、足临泣、公孙、八风穴。

辨证配穴：①行痹配膈俞、血海穴；②痛痹配肾俞、腰阳关穴；③着痹配阴陵泉、足三里穴。

【针刺方法】

肘关节疼痛者在手三里穴行温通针法，腕关节与指关节疼痛者在外关穴行温通针法，膝关节疼痛者在犊鼻、内膝眼、足三里穴行温通针法，踝关节与趾关节疼痛者在悬钟穴行温通针法。在针刺得气后，通过押手与刺手密切配合，使针感传至病所，守气 1min 后留针，按压针孔。余穴针刺得气后按照“虚则补之，实则泻之”的原则，施以相应手法，所有腧穴均留针 30min。

【疗程】

每日针刺治疗 1 次，每次留针 30min，6 次为 1 个疗程，疗程间休息 2 日后继续治疗。

【病案举例】

患者樊某，女，69 岁，主因“全身关节疼痛 3 年，加重 2 周”，于 2019 年 8 月 20 日初诊。3 年前秋天沐浴着凉后出现全身多个关节疼痛，未重视，逐渐出现双侧腕关节、掌指关节及膝关节肿胀、疼痛、晨僵症状，每遇气候变冷或着凉上述症状发作或加重，于当地医院风湿免疫科就诊，诊断为类风湿性关节炎，予以口服药物治疗（具体不详），症状好转；后患者间断服药治疗，关节肿胀、疼痛症状反复发作，且逐渐加重，掌指关节出现屈曲畸形。2周前吹空调着凉后关节疼痛症状再次发作，经介绍来我科就诊。刻下见：双侧腕关节、掌指关节及膝关节肿胀、疼痛，晨僵，受凉后疼痛加剧，时有汗出，乏力，纳少，大便不成形，夜寐欠安。查体：双侧近端指间关节屈曲畸形，关节肿胀，有压痛，双侧膝关节肿胀，压痛明显，右膝为甚。舌红，苔白腻，脉弦细。西医诊断：类风湿性关节炎；中医诊断：尪痹，脾胃亏虚、寒湿痹阻证。治疗以健脾益气、散寒祛湿、通络止痛为法。选穴：百会、中脘、风池、梁丘、血海、内膝眼、犊鼻、阳陵泉、足三里、外关、八邪、后溪穴。在内膝眼、犊鼻、足三里及外关穴行温通针法，百会、中脘、血海穴针刺得气后行补法，余穴针刺得气后行平补平泻法，每日针刺治疗1次，每次留针30min，治疗10次后双侧腕关节、掌指关节及膝关节肿胀、疼痛减轻；改为隔日治疗1次，治疗至20次时，上述关节肿胀消失，疼痛和晨僵明显缓解，纳食可，大便成形，夜寐可。因需返乡而停止治疗。

【按语】

尪痹的病因病机主要以正虚为本，即在《素问·评热病论》载："正气存内，邪不可干；邪之所凑，其气必虚。"以外感为标，即在《素问·痹论》中载："所谓痹者，各以其时，重感于风寒湿之气也。""风寒湿三气杂至，合而为痹，其风气盛者为行痹，寒气盛者为痛痹，湿气盛者为着痹也。"日久痰瘀阻络、邪毒内伏，痹阻筋骨关节肌肉而成。因此，本病多属本虚标实之证，虚则以禀赋、气血、肝肾、脾胃亏虚为主，是发病的内因和本质所在，并影响着病情的缓解和进展；实则以风、寒、湿、痰、瘀、毒为患，是发病的外因及起病因素或加重病情的诱因。

本案患者老年女性，脾胃亏虚，气血不足，感受风寒湿邪，痹阻筋骨关节肌肉发为尪痹。选取百会针刺以培补元气；风池、外关以祛风散寒；梁丘、中脘、足三里以健脾利湿，益气活血；血海以养血活血，通络止痛；内膝眼、犊鼻施以温通针法以温通经络，阳陵泉以舒筋活络；后溪穴为八脉交会穴，通督脉，针刺以振奋阳气；八邪穴针刺以活血止痛。诸穴合用，共奏健脾利湿、温经散寒、通络止痛之功，故疗效较好。

【临床研究】

刘秀芬等将 60 例类风湿性关节炎患者随机分为温通针法组和普通针刺组，均选取阿是穴、局部经穴，行痹加膈俞、血海；痛痹加肾俞、腰阳关；着痹加阴陵泉、足三里穴进行治疗，均每日针刺治疗 1 次，6 次为 1 个疗程，治疗 3 个疗程后评定疗效；2 组总有效率比较，差异有统计学意义（$P<0.05$）。治疗后温通针法组的 ESR、CRP 均降低，与对照组相比，差异有统计学意义（$P<0.05$）。表明温通针法对类风湿性关节炎所引起的疼痛的缓解速度与程度明显优于对照组，值得临床推广应用。

【出处】

刘秀芬，冶尕西，王顺吉．温通针法治疗类风湿性关节炎临床研究[J]．现代中医药，2016，36（2）：45-47.

第九节　强直性脊柱炎

【概述】

强直性脊柱炎（ankylosing spondylitis，AS）是一种慢性、炎症性、以脊柱关节为主的免疫性疾病。目前公认本病属结缔组织血清阴性疾病，其特征是从骶髂关节开始，逐渐上行蔓延至脊柱关节，造成骨性强直畸形；偶有从髋关节开始，但很少波及四肢小关节。从发病年龄、性别、患病部位、类风湿因子和组织相容抗原（$HLA\text{-}B_{27}$）以及对治疗的反应等各方面来分析，强直性脊柱炎与类风湿性关节炎不相同，是两个完全不同的疾病。它的发病率比类风湿性关节炎低，约占全人口的 0.1%~0.3%。多见于男性青年，男女之比大约为 10∶1。多发于 15~30 岁，其中又以 16~25 岁发病率最高。家族遗传的阳性率为 23.7%，比类风湿性关节炎家族遗传阳性率更高；10% 以下的患者类风湿因子阳性。除心脏合并症、肾淀粉样变性以及颈椎病变导致骨折、脱位外，本病对患者的寿命无明显影响。依据其主要临床表现本病应归属于中医学“痹证”范畴。

【取穴】

依据郑氏家传配穴秘方：温肾壮阳方（肾俞、关元俞、上髎、气海、关元、三阴交）选穴，并依据脏腑辨证与经络辨证等配穴。

主穴：大椎、肾俞、命门、腰阳关、关元俞、次髎、昆仑穴。

配穴：①肝肾亏虚、筋脉瘀滞证，加太溪、太冲、肝俞穴；②肝肾不足、痰瘀互阻证，加太溪、太冲、丰隆、膈俞穴；③脾肾亏虚、湿滞骨节证，加太溪、太白、阴陵泉穴。

【针刺方法】

在大椎、关元俞行温通针法。大椎穴行温通针法，即嘱患者正坐位或俯卧位，押手拇指或示指切按穴位，刺手持一次性无菌针灸针，使针尖朝向腰骶部方向快速刺入穴内，候气至，押手加重压力，刺手拇指用力将针体向前下方捻按 9 次，使针下沉紧，用针尖拉着有感应的部位连续小幅度重插轻提 9 次，刺手拇指再向前下方捻按 9 次，针尖顶着有感应的部位推弩守气，使针下继续沉紧，同时押手施以关闭法使针感向腰骶部方向传导，守气 1min 后留针。在关元俞行温通针法，操作方法同大椎穴，使针感向骶尾部传导。其余腧穴针刺得气后按照“虚则补之，实则泻之”的原则，施以相应手法，所有腧穴均留针 30min。

【疗程】

每日针刺治疗 1 次，每次留针 30min，10 次为 1 个疗程，疗程间休息 2 日后继续治疗。

【病案举例】

患者贾某，男，26 岁，主因“反复发作腰部及髋关节疼痛 3 年，加重 1 周”，于 2019 年 7 月 6 日初诊。患者 3 年前无明显诱因出现腰部及髋关节疼痛，于住地附近社区医院就诊，考虑腰椎病变（具体不详），予以洛索洛芬纳片口服治疗后疼痛缓解。此后每遇阴雨天或着凉后上述症状反复发作，逐渐出现腰部酸困、僵硬，晨起更为明显，于某西医医院风湿免疫科就诊，查 HLA-B27（+），髋关节 CT 提示骶髂关节边缘模糊，略有硬化和侵蚀改变，关节间隙变窄。诊断为强直性脊柱炎，给予口服药物治疗（具体不详），症状缓解。1 周前腰部着凉后腰部及髋关节疼痛症状再次发作，自觉症状较前加重，为求助针灸治疗来我科，刻下见：腰骶部酸困疼痛，晨起僵硬，弯腰及睡觉翻身困难，疲乏无力，汗出，纳食不香，二便可，夜寐欠安，舌质暗淡，苔白腻，脉缓。西医诊断：强直性脊柱炎，中医诊断：痹证，肾虚督寒证。治疗以补肾强腰，祛风散寒、通络止痛为法。选取大椎、肾俞、关元俞、次髎、昆仑、太溪、太冲、合谷穴治疗；其中大椎、关元俞行温通针法，肾俞、命门、悬钟、太溪穴针刺得气后行补法，余穴行平补平泻法，所有腧穴留针 30min。每日针刺治疗 1 次，治疗 5 次后休息 2 天，10 次为 1 个疗程。治疗 1 个疗程后患者腰骶部酸困疼痛明显好转。继续治疗 2 个疗程，患者晨起弯腰僵硬不适及睡觉翻身困难均改善，纳可，夜寐可。续治 1 个疗程巩固疗效。

【按语】

《素问·逆调论》载："肾者水也，而生于骨，肾不生则髓不能满，故寒甚至骨也……病名曰骨痹，是人当挛节也。"《素问·痹论》载："骨痹不已，复感于邪，内舍于肾。"肾主骨生髓，髓充骨，故肾与骨的关系尤为密切。而本病的发生与发展主要是机体正气虚衰，外邪侵袭所致；病变部位主要在脊柱，尤其是腰骶部。腰为肾之府，而正气虚主要以肾气虚损为主。因此，当正气不足时，卫外不固，风、寒、湿、热之邪乘虚而入，邪阻经络，气血瘀滞，不通则痛发为本病；或因气血虚弱，不能濡养筋骨，不荣则痛而发为本病。此外，正气虚弱，脏腑功能失调，痰浊、瘀血等阻滞腰背筋骨，日久伤筋败骨，终致脊柱强直弯曲变形亦可发为本病，或使症状加重。

本案患者青年男性，先天不足，正气虚弱，卫外不固，寒湿等邪侵袭，痹阻腰部筋骨发为本病。治疗选取大椎穴行温通针法，使针感向腰骶部传导，以振奋阳气，疏通经络；在关元俞行温通针法，以温通经络、祛瘀止痛；针刺太溪、肾俞穴以培补肾气；次髎活血祛瘀；《灵枢·五邪》载："邪在肾则病骨痛……取之涌泉、昆仑。"故针刺昆仑穴可舒筋利节、解表散寒；《标幽赋》载"寒热痹痛，开四关而已之”,合谷与太冲可祛风散寒、活血通络。以上腧穴配伍,再施以温通针法,可发挥温补肾阳、强筋壮骨、祛风散寒、活血止痛之功,故疗效显著。

【出处】

黄予巍,权海霞,任朝展.温通针法结合配穴治疗强直性脊柱炎验案2例[J].中医临床研究,2013,5(3):33-34.

第七章
妇产科病症

第一节　原发性痛经

【概述】

痛经（dysmenorrhea）是指妇女正值经期或行经前后，出现周期性小腹疼痛，或伴腰骶酸痛，甚至剧痛晕厥，影响正常工作及生活的疾病。原发性痛经是指生殖器官无器质性病变，占痛经90%以上。本病主要特点为：①原发性痛经在青春期多见，常在初潮后1~2年内发病；②疼痛多自月经来潮后开始，最早出现在经前12小时，以行经第1日疼痛最剧烈，持续2~3日后缓解，疼痛常呈痉挛性，通常位于下腹部，可放射至腰骶部和大腿内侧；③可伴有恶心、呕吐、腹泻、头晕、乏力等症状，严重时面色发白、出冷汗；④妇科检查无异常发现。是妇科最常见疾病之一，严重影响女性工作、生活及身心健康。本病依据其主要临床表现应归属于中医学"经行腹痛"范畴。

【取穴】

依据郑氏家传配穴秘方：活血通经方与温经祛寒方（合谷、天枢、关元、气穴、三阴交、大敦）选穴，并依据脏腑辨证与经络辨证等配穴。

主穴：合谷、三阴交、关元、气穴、十七椎、子宫、太冲、次髎穴。

配穴：①寒湿凝滞证，加中极、水道、地机穴；②肝郁气滞证，加气海、阳陵泉穴；③肝肾亏虚证，加肝俞、肾俞、足三里穴。

【针刺方法】

患者先取俯卧位：针刺次髎穴及十七椎，穴位皮肤常规消毒后，医者持0.25mm×60mm一次性无菌针灸针快速刺入穴内

40~50mm，得气后，通过推弩守气，使针感向小腹部及会阴部传导，守气 1min 后缓慢出针，按压针孔。患者再取仰卧位：针刺关元、子宫穴，得气后施以温通针法，可在其膝关节处垫软枕以助于充分放松腹部肌肉。关元穴针刺得气后行温通针法，即押手切按穴位，刺手持 0.25mm × 60mm 的一次性无菌针灸针快速刺入穴内，针尖向会阴部方向斜刺 40~50mm，候气至，押手加重压力，刺手拇指用力向前下方捻按 9 次，使针下沉紧，针尖拉着有感应的部位连续重插轻提 9 次，拇指再向前下方连续捻按 9 次，针尖顶着有感应的部位推弩守气，使针下继续沉紧，同时押手施以关闭法，使针感向小腹部及会阴部传导，守气 1min 后留针。子宫穴针刺得气后行温通针法，操作方法同关元穴。其余腧穴针刺得气后按照“虚则补之，实则泻之”的原则，施以相应手法，所有腧穴均留针 30min。

【疗程】

在痛经发作期每日针刺治疗 1 次，每次留针 30min；在痛经休止期隔日针刺治疗 1 次，7 次为 1 个疗程，疗程间休息 2 日后继续治疗。

【病案举例】

患者蔡某，女，32 岁，主因“经行小腹疼痛 10 余年，加重 2 年”于 2019 年 6 月 20 日就诊。患者自述 10 多年前行经期间着凉后出现小腹部及腰骶部疼痛症状，之后每次行经前均发作上述症状，且疼痛程度逐渐加重。严重时伴恶心呕吐、头晕，查妇科 B 超未见异常。2 年前行经时发作上述症状，休息或小腹部热敷后疼痛不能缓解。在来月经第 2 天开始服用布洛芬缓释胶囊 0.3g，2 次 /d，症状可缓解。但因劳累或情志不畅等原因，服药后仍发作小腹及腰骶部疼痛。为求诊治今来我科。刻下症：行经前 1~2 天小腹部胀痛不适，行经时小腹及腰骶部疼痛，严重时伴恶心呕吐，头晕，平素易急躁，乏力，纳食不香，怕冷，进食生冷食物后大便不成形，面部皮肤色红，瘙痒，夜寐欠安。既往史：有脂溢性皮炎病史 5 年余。月经史：$14\frac{6}{28-32}$，末次月经 2019 年 5 月 2 日，月经量适中，色暗，有血块；婚育史：孕 1 产 1 子。舌暗胖大，苔薄白，舌下络脉瘀紫，脉沉细。西医诊断：①原发性痛经；②脂溢性皮炎。中医诊断：经行腹痛，肝郁脾虚证。治疗以疏肝健脾、通络止痛为法。取穴：百会、合谷、三阴交、关元、气穴、十七椎、次髎、足三里、地机、太冲、子宫穴。其中次髎及十七椎穴，针刺得气后使针感向小腹部及会阴部传导，守气 1min 后缓慢出针，按压针孔。关元、子宫穴针刺得气后施以温通针法，使针感向小腹部及会阴部传导。当日针刺完毕时，患者即觉小腹及腰骶部疼痛大减。次日来诊，诉腰骶部疼痛已基本缓解，仍有小腹部隐痛；继续按原方案针刺治疗 1 次。嘱其月经前 1 周来针刺治疗，连续治疗 3 个疗程后，患者诉已无行经腹痛，月经周期及经量等基本正常，嘱其避风寒、调饮食、忌劳累以巩固疗效。

【按语】

原发性痛经中医学认为其病因复杂，多由外邪侵袭、脏腑功能失调及情志不畅等因素引起。病机主要为"不通则痛"或"不荣则痛"。风、寒等邪客于胞宫、冲任之脉，导致经脉不通，气血凝滞而发为痛经；经脉不通、气血运行不畅或气血亏虚均可使胞宫、冲任二脉失于濡养，则出现"不荣则痛"。

本案患者中年女性，平素饮食不节，损伤脾胃，脾胃亏虚，气血生化不足，加之行经期间气血虚弱，气虚卫外不固，寒邪侵袭胞宫、冲任之脉，导致经脉不通而发为本病。《素问・调经论》载："血气者，喜温而恶寒，寒则泣不能流，温则消而去之。"故治疗应以健脾益气、温经散寒、祛瘀止痛为法。治疗选取关元穴为任脉与足三阴经交会穴，通于胞宫，有温补冲任、行气活血的作用；子宫穴为经外奇穴，具有调经止带、理气和血的功效；十七椎为经外奇穴，位居督脉，可通调诸阳，理气散瘀，为治疗痛经的验穴；次髎穴功善活血祛瘀；三阴交穴为足三阴经的交会穴，可补益肝、脾、肾，调理气血，温经止痛；地机为足太阴脾经郄穴，足太阴经循行经过少腹部，阴经郄穴善治急性血证，可活血、调经、止痛；"四关穴"乃气血通行之要塞，"气为血之帅，血为气之母"，"气行则血行，气滞则血瘀"，合谷调气中之血，太冲理血中之气，两穴一阴一阳，一气一血，一升一降，合用则上疏下导、调畅气机、活血通络。上述穴位配伍能行气活血、散寒止痛、温经通络、调养冲任。温通针法能激发经气，并通过推努守气，推动气血运行，使气至病所。该手法突出“温”“通”“补”的作用，“温”可以振奋阳气，“通”以疏通经络，欲温先通，以通促温，温通结合能温通经络、祛瘀生新，“补”益气血，故疗效显著。

【临床研究】

孙润洁等将120例寒凝血瘀型原发性痛经患者随机分为温通针法组和对照组各60例。温通针法组选取关元、三阴交、十七椎、地机、次髎、合谷、太冲穴治疗，其中在关元、三阴交、十七椎、地机穴针刺得气后行温通针法，在次髎、合谷、太冲穴针刺得气后行平补平泻法；对照组选穴与温通针法组相同，所有穴位均行平补平泻法。2组均于月经来潮前5~7d开始治疗，每日针刺治疗1次，连续治疗7次，疗程均为3个月经周期。采用视觉模拟评分法（VAS）和COX痛经症状量表（CMSS）评价治疗第1、2、3个月经周期末的疼痛程度，治疗结束后3个月随访评价临床疗效。结果显示：2组患者治疗后VAS和CMSS评分均较治疗前明显下降（$P<0.01$），但温通针法组VAS和CMSS评分明显低于同周期对照组（$P<0.05$）。温通针法组总有效率与对照组相比，差异有统计学意义（$P<0.05$）。表明温通针法与常规针刺均能缓解寒凝血瘀型原发性痛经患者的临床症状，缩短疼痛时间；但温通针法优于常规针刺治疗。

【出处】

孙润洁，田亮，朱博雯，等．温通针法治疗寒凝血瘀型原发性痛经随机对照研究［J］. 中国中医药信息杂志，2016，23（1）：23-26.

第二节　继发性闭经

【概述】

继发性闭经（secondary amenorrhea）是指妇女已有规律月经来潮，但因某种原因而月经停止6个月以上，或按自身原有月经周期计算停止3个周期以上，是妇科的常见病、多发病、疑难病之一。

继发性闭经病因复杂，根据控制正常月经周期的5个主要环节，以下丘脑性最常见，依次为垂体、卵巢、子宫性及下生殖道发育异常闭经。因此，该病须根据临床症状及相应检查，明确病因后再进行治疗。依据其主要临床表现本病应归属于中医学“闭经”范畴。闭经首见于《黄帝内经》，《素问·阴阳别论》称“女子不月”。《素问·评热病论》谓“月事不来”等，《金匮要略》《诸病源候论》及《妇人大全良方》又称“经水断绝”“月水不通”“经闭”等。

【取穴】

依据郑氏家传配穴秘方：活血通经方与温经祛寒方（合谷、天枢、关元、气穴、三阴交、大敦）选穴，并依据脏腑辨证与经络辨证等配穴。

主穴：中脘、气海、关元、水道、归来、三阴交、次髎穴。

配穴：①血枯经闭证，加肝俞、脾俞、肾俞、足三里穴；②血滞经闭证，加合谷、太冲、地机穴。

【针刺方法】

次髎穴在针刺得气后，通过推弩守气使针感向小腹部及会阴部传导，守气1min后缓慢出针，按压针孔。关元穴针刺得气后行温通针法，即押手切按穴位，刺手持0.25mm×60mm的一次性无菌针灸针快速刺入穴内，针尖向会阴部方向斜刺40~60mm，候气至，通过押手与刺手密切配合，使针感向小腹部及会阴部传导，守气1min后留针。其余腧穴针刺得气后按照“虚则补之，实则泻之”的原则，施以相应手法，所有腧穴均留针30min。

【疗程】

每日针刺治疗1次，每次留针30min，10次为1个疗程，疗程间休息2日后继续治疗。

【病案举例】

患者梁某，女，22岁，主因“停经半年余”于2018年6月2日就诊，患者1年前因节食减肥后出现月经量减少，周期不定；半年前因学业压力大，出现情绪紧张，夜间入睡困难、眠浅、多梦症状，继而出现停经。于住地附近西医医院妇科就诊，行妇科B超及女性激素6项检查，均未见明显异常，经介绍遂来我科求助针灸治疗。刻下见：停经半年，平素易受情绪影响，多愁善感，乳房胀痛，体形偏瘦，食欲不佳，大便先干后稀，夜寐欠安。舌质暗，边有齿痕，苔薄白，脉弦细。月经史：15 $\frac{5}{26\text{-}32}$，末次月经 2017 年 10 月 18 日，行经期间无痛经史。查：hCG（－）。腹部 B 超：子宫黏膜增厚，余未见异常。西医诊断：①继发性闭经；②失眠。中医诊断：经闭，肝郁脾虚证。治宜疏肝健脾，益气养血为法，选取中脘、下脘、气海、关元、水道、归来及双侧肾俞、次髎穴、合谷、足三里、三阴交、太冲穴治疗。其中关元穴针刺得气后行温通针法，使针感向小腹部及会阴部传导；次髎穴在针刺得气后，通过推弩守气使针感向小腹部及会阴部传导，守气 1min 后缓慢出针，按压针孔；中脘、气海、肾俞、足三里、三阴交针刺得气后行捻转补法，余穴针刺得气后行平补平泻法；每日针刺治疗 1 次，每次留针 30min。连续治疗 7 次后患者月经来潮，量少，色暗，有少量血块，患者食欲增加，情绪平稳，大便正常。治疗至 20 次时诸症消失，体重增加。为巩固疗效续治 10 次，患者月经周期建立稳定，月经正常来潮，故停诊。

【按语】

月经是血海满而溢所成，其产生是脏腑、天癸、气血、冲任共同协调作用于胞宫的结果，其中任何一个环节发生功能失调都可导致血海不能满溢。因此，闭经的病因不外乎虚实。虚者，多因肾气不足，冲任虚弱；或肝肾亏损，精血不足；或脾胃虚弱，气血乏源；或阴虚血燥等；导致精亏血少，冲任血海空虚，血海不能满溢而闭经；实者，多为气血阻滞，或痰湿流注下焦，使血流不通，冲任受阻，血海阻隔，经血不得下行而成闭经。

本案患者青年女性，因节食损伤脾胃，脾胃虚弱，气血生化不足，血海不能如期满溢，故月经量减少，周期不定；半年前因学业压力大，出现情绪紧张，肝气郁结，气机不畅，气滞则血瘀，瘀血阻滞经络，冲任受阻，经血不得下行而闭经。故治疗选取肓之原穴气海穴针刺以通调任脉，补益气血；中脘为足阳明胃经之募穴，八会穴之一，腑之会穴，任脉与手太阳、足阳明经交会穴，有调升降，理中焦之功；与足阳明经之合穴足三里相配，以健脾养胃、化生气血；

三阴交为任脉与足三阴经之交会穴，能疏调足三阴经之经气而通调任脉；合谷、太冲为“开四关”，能调畅气机，水道与归来能温下焦、调冲任、通经脉；关元穴针刺得气后行温通针法，使针感向小腹部及会阴部传导以培补元气、温经通络、调养冲任。上述腧穴配伍，共奏滋补肝肾、疏肝健脾、益气养血之功。故疗效满意。

【临床研究】

权海霞等将60例肝郁脾虚型继发性闭经患者随机分为平补平泻组和温通针法组各30例，两组均选用气海、中脘、下脘、关元、天枢（双）、足三里（双）、三阴交（左）、复溜（右）、太冲（双）、外关、合谷穴治疗，其中温通针法组在气海穴针刺得气后行温通针法治疗；在足三里、三阴交穴针刺得气后行补法，太冲穴行泻法；余穴行平补平泻法；平补平泻组所有穴位均行平补平泻法；每天针刺治疗1次，治疗10次为1个疗程；治疗2个疗程后评定疗效，治疗期间宜调情志，合理饮食，忌生冷及油腻辛辣食物。结果显示：2组总有效率比较，差异有统计学意义（$P<0.05$）。表明温通针法治疗肝郁脾虚型继发性闭经疗效确切，且优于平补平泻法。

【出处】

权海霞，刘双萍，方晓丽．温通针法治疗肝郁脾虚型继发性闭经临床观察［J］．新中医，2017，49（4）：146-147.

第三节　产后风湿病

【概述】

产后风湿病是产妇在产褥期内出现的肢体、肌肉或关节酸楚、疼痛、重着、麻木或功能轻度受限的常见病证。诊断本病前，须首先排除其他风湿性疾病，如风湿性关节炎、类风湿性关节炎、骨关节炎及系统性红斑狼疮等。依据其主要临床表现本病应归属于中医学“产后身痛”范畴，亦称“产后关节痛”“产后遍身疼痛”“产后痹证”“产后痛风”，俗称“产后风”。

【取穴】

依据郑氏家传配穴秘方：祛风化湿方与温通经络方（梁丘、膝眼、阳陵泉、足三里、肩髃、曲池、外关、合谷、环跳、悬钟）选穴，并依据脏腑辨证与经络辨证等配穴。

主穴：关元、大椎、足三里、三阴交、血海、阴陵泉、太溪、太冲穴。

配穴：

①头项疼痛：加百会、风池、颈夹脊穴。

②肩关节疼痛：加天宗、肩髃、肩髎、曲池穴。

③肘关节疼痛：加曲池、天井、手三里穴。

④腕关节疼痛：加外关、阳池、阳溪、合谷穴。

⑤指关节疼痛：加外关、八邪、后溪穴。

⑥腰骶疼痛：加腰阳关、腰夹脊、次髎穴。

⑦膝关节疼痛：加梁丘、内膝眼、犊鼻、阳陵泉穴。

⑧踝关节疼痛：加解溪、昆仑、悬钟、申脉、丘墟穴。

⑨趾关节疼痛：加足临泣、公孙、八风穴。

⑩全身窜痛：加风池、大椎、肝俞、肾俞穴。

【针刺方法】

大椎、关元穴施以温通针法，即嘱患者先取坐位针刺大椎穴，押手拇指揣按穴位，刺手持 0.25mm × 40mm 一次性无菌针灸针，针尖向腰骶部方向刺入 20~35mm，候气至，通过押手与刺手的密切配合，使针感向腰骶部传导，守气 1min 后缓慢出针，按压针孔。再取仰卧位针刺关元穴，使针感向小腹部及会阴部方向传导，守气 1min 后留针，30min 后缓慢出针，按压针孔后；足三里、三阴交、血海、太溪穴针刺得气后行补法，阴陵泉、太冲穴针刺得气后行平补平泻法；其余穴位按照“虚则补之，实则泻之”的原则施以相应手法，所有腧穴均留针 30min。

【疗程】

隔日针刺治疗 1 次，每次留针 30min，10 次为 1 个疗程，疗程间休息 2 日后继续治疗。

【病案举例】

患者程某，女，30 岁，主因“产后周身疼痛半年余”于 2019 年 4 月 20 日就诊，患者半年前生产后在潮冷环境下坐月子后出现全身关节疼痛，严重时不能下床活动。曾于中医诊所就诊，口服中药治疗后症状有所缓解（具体不详），现仍觉全身关节疼痛、畏风、怕冷，情绪烦躁，故来我科就诊求助针灸治疗。刻下见：全身关节酸楚、疼痛，以胸椎、腰骶部、肩关节、肘关节、腕关节、指关节、膝关节疼痛为主，晨起或着凉后症状加重，活动后症状减轻，畏风寒，郁郁寡欢，饮食可，自汗、盗汗，眠浅、多梦，乳房胀痛，大便不调。舌淡胖大，边有齿痕，苔薄白，脉弦细。查：血沉（－）、类风湿因子（－）。西医诊断：①产后风湿病；②失眠。中医诊断：产后身痛，肝郁脾虚证。治以疏肝健脾，益气养血，活血止痛为治则，选取风池、大椎、关元、足三里、血海、三阴交、合谷、太冲为主穴，每次针对其疼痛的部位选取局部腧穴治疗。关元和大椎穴针刺得气后行温通针法，百会、足三里、血海、三阴交针刺得气后行捻转补法，余穴用平补平泻法，神阙穴行温灸器灸；隔日治疗 1 次，每周治疗 3 次，每次留针 30min。治疗 10 次后，患者全身关节酸楚、疼痛症状有明显减轻，情志不畅好转，夜寐可。按原方案继续治疗 4 个疗程，诸症消失，患者情绪稳定而停治。

【按语】

产后身痛的病机多属本虚标实，即以气血不足为本，气滞血瘀为标，风、寒、湿邪为外在致病因素，情志失调，气机不畅为内在因素。本病与一般痹证不同，因产后气血俱虚，虽夹外感，也应以调理气血为主。《沈氏女科辑要笺正》根据产后多虚多瘀的特点，指出本病的治疗应以“养血为主，稍参宣络，不可峻投风药”，故该病的治疗应内外兼治，以养血、益气、补肾为主，兼活血通络、祛风止痛为法。

本案患者为青年女性，产后气血亏虚，居处潮湿，寒湿之邪侵袭经脉，脉络痹阻不通发为本病。治疗选取关元穴，为任脉与足三阴经之交会穴，通于胞宫，针刺得气后施以温通针法可温补下元。大椎穴为督脉与手足三阳经交会穴，为诸阳之会，针刺得气后行温通针法可振奋阳气，温经驱寒；风池穴为祛风要穴，针刺可祛风散寒；足三里为足阳明经之合穴，针刺行捻转补法可健运脾胃，化生气血；血海可补血活血，疏通经络；太冲是肝经原穴，可疏肝解郁，与手阳明之原穴合谷相配，可活血止痛；三阴交穴针刺得气后行捻转补法可补益肝脾肾；诸穴合用可发挥健脾疏肝、散寒祛湿，益气养血、通络止痛之功，以达“通则不痛”“荣则不痛”的目的。

【临床研究】

仉会玉等将52例产后身痛患者按随机数字表法随机分为治疗组和对照组，每组各26例。两组均选取关元、足三里、三阴交、太溪、膈俞、阴陵泉、太冲为主穴；配穴：上肢痛者加肩髃、肘髎、合谷；下肢痛者加环跳、髀关、犊鼻；头项痛者加百会、风池、颈夹脊；肩背痛者加胸夹脊、天宗、肩井；腰骶痛者加腰阳关、腰夹脊、次髎。治疗组主穴在针刺得气后行温通针法，配穴采用平补平泻法治疗；对照组所有腧穴均行平补平泻法治疗。2组连续治疗7次为1个疗程；3个疗程后，比较2组临床疗效以及治疗前、治疗1、2、3个疗程和随访3个月后的视觉模拟评分法（VAS）评分，并观察2组治疗过程中不良反应发生情况。结果显示：治疗组总有效率与对照组比较差异有统计学意义（$P<0.05$）；2组治疗1、2、3个疗程及随访3个月后VAS评分均明显降低，与同组治疗前比较差异有统计学意义（$P<0.05$），且治疗组降低更明显（$P<0.05$）。表明温通针法治疗产后身痛疗效显著，可明显降低患者VAS评分，值得临床推广应用。

【出处】

仉会玉，秦晓光，雒明栋．温通针法治疗产后身痛26例临床观察［J］．甘肃中医药大学学报，2020，37（5）：72-75.

第四节　围绝经期综合征

【概述】

围绝经期综合征，是指女性在绝经前后由于卵巢功能逐渐衰退引起的一系列以自主神经系统功能紊乱为主，伴有神经心理症状的一组症候群。又称“更年期综合征”。本病常出现在年龄40岁以后的妇女，有手术、药物或放射线破坏卵巢病史者可能提前，也可在绝经之后。在月经紊乱或绝经的同时可出现以下症状：①血管舒缩功能不稳定：出现烘热汗出、眩晕、胸闷心悸或血压波动等症状；约70%的妇女可发生，但严重者仅10%~20%。②精神神经症状：出现烦躁易怒、情绪抑郁、失眠多梦、健忘多疑等症状。③泌尿生殖系统症状：绝经后期可出现尿频尿急或尿失禁，阴道干涩、烧灼感、性交疼痛、反复泌尿道感染等症状。④皮肤症状：皮肤干燥，瘙痒，感觉异常，或有蚁行感等症状。⑤骨、关节肌肉症状：绝经后期可出现肌肉、关节疼痛，腰背、足跟痛，易骨折等。依据其主要临床表现本病应归属于中医学"经断前后诸证""绝经前后诸证"等范畴。

【取穴】

依据郑氏家传配穴秘方：清心醒神方与活血通经方（内关、合谷、丰隆、人中、气海、关元、气穴、三阴交）选穴，并依据脏腑辨证与经络辨证等配穴。

主穴：关元、合谷、太冲、足三里穴。

配穴：①肾虚肝郁证，加肾俞、太溪穴；②心肾不交证，加心俞、内关、三阴交、太溪穴；③肝肾阴虚证，加三阴交、太溪、肝俞、肾俞穴；④肾阴阳两虚证，加太溪、三阴交、命门、气海穴。

【针刺方法】

关元穴针刺得气后行温通针法，即押手切按穴位，刺手持0.25mm×60mm的一次性无菌针灸针快速刺入穴内，针尖向会阴部方向斜刺40~50mm，候气至，通过押手与刺手密切配合，使针感向小腹部及会阴部传导，守气1min后留针。太冲穴针刺得气后行泻法；合谷穴针刺得气后行平补平泻法；辨证选穴按照"虚则补之，实则泻之"的原则，施以相应手法，所有腧穴均留针30min。

【疗程】

每日针刺治疗1次，每次留针30min，10次为1个疗程，疗程间休息2日后继续治疗。

【病案举例】

患者谢某，女，50岁，主因"月经紊乱、心烦潮热伴失眠2年余"于2018年4月10日就诊，患者2年前出现月经紊乱，伴心烦易怒、潮热、汗出、失眠等症状，于我院妇科门诊就诊，考虑：更年期综合征，间断服用坤宝丸治疗，症状时轻时重。为进一步治疗来我科就诊，刻下见：时有烘热汗出，心烦易怒，乏力，耳鸣，健忘，腰背部怕冷，食欲不振，二便可，入睡困难，眠浅，多梦，早醒。舌尖红，苔薄白，脉弦细。西医诊断：围绝经期综合征；中医诊断：绝经前后诸证，肾阴阳俱虚证。治疗应以阴阳双补，宁心安神为法。选穴：百会、关元、合谷、太冲、内关、神门、三阴交、太溪、肾俞穴。关元针刺得气后行温通针法，使针感向小腹部及会阴部传导；百会、三阴交、太溪、肾俞穴针刺得气后行捻转补法；余穴行平补平泻法。每日针刺治疗 1 次，每次留针 30min，治疗 10 次后，患者烘热汗出、腰背部怕冷症状减轻，睡眠较前改善；继续如上法治疗 10 次，患者诉失眠症状明显改善，每晚能睡 5~6 小时，腰背部怕冷症状已消失，烘热汗出症状也明显改善，食欲可；续治 10 次以巩固疗效。

【按语】

《素问·上古天真论》载："女子七岁，肾气盛，齿更发长；二七而天癸至，任脉通，太冲脉盛，月事以时下，故有子……七七任脉虚，太冲脉衰少，天癸竭，地道不通，故形坏而无子也。"指出女性的生殖功能是由肾中精气所维持，当肾中精气充盈时，天癸至而有月事，进入青春期。到了更年期因肾气衰，天癸将竭，冲任二脉亏损，精血不足，阴阳失调，不能濡养、温煦其他脏器而出现各种症状。此本应是妇女正常的生理衰退变化。但因个人体质因素，肾虚天癸竭的过程加剧，或工作和生活的不同境遇，以及来自外界的各种环境刺激等的影响，难以较迅速地适应这一阶段的过渡，使阴阳失去平衡，脏腑气血不相协调而发本病。故本病以肾虚为主，或偏于阴虚，或偏于阳虚，或阴阳两虚，并可累及心、肝、脾等脏腑的功能。该病治疗应以滋补肝肾，培元固本，兼疏肝健脾，补益气血为法。

本案患者中年女性，肾气亏虚，精血不足，不能滋养五官九窍，故见耳鸣、健忘等症；肾阴亏虚，水不涵木，致阴虚火旺，故时有烘热汗出；脏腑功能失调，气机不畅，致肝气不舒，可见烦躁易怒；肾阳亏虚，失于温煦，则见腰背部怕冷；阳虚不能入阴，故入睡困难，眠浅，多梦，早醒；治疗选取关元穴，位居任脉，通于胞宫，为元气封藏之处，针刺得气后施以温通针法可温补下元，以壮元阴、元阳；合谷为手阳明经原穴，阳明经为多气多血之经，偏于补气、活血；太冲为足厥阴经原穴，厥阴经为少气多血之经，偏于补血、调血，二穴相配，一阴一阳，一气一血，一脏一腑，一升一降，使气血、阴阳、脏腑同调；内关、神门穴针刺可宁心安神；百会穴针刺得气后行捻转补法可安神醒脑、补益元气；三阴交、太溪、肾俞穴针刺得气后行捻转补法可补益肝脾肾；以上腧穴配伍精当，故疗效满意。

【临床研究】

口锁堂将 60 例更年期烦躁患者用随机数字表法随机分为针刺组 31 例和药物组 29 例。针刺组选取合谷、太冲为主穴，针刺得气后施以温通针法治疗，每日针刺治疗 1 次，10 次为 1 个疗程，共治疗 2 个疗程；药物组予以地西泮片 2.5mg 口服，3 次 /d，治疗 23 天。观察 2 组患者总有效率及治疗前后改良 Kupperman 积分和心理状态测定 SRHMS 积分变化。结果显示：治疗组总有效率与对照组总有效率比较无显著差异（$P>0.05$）；2 组患者治疗后改良 Kupperman 积分及心理状态测定 SRHMS 积分与治疗前相比均有明显下降（$P<0.05$）；针刺组治疗后以上 2 项评分均较药物组降低更明显（$P<0.05$）。表明针刺与药物对更年期烦躁症都有治疗作用，但温通针法针刺四关穴为主的疗效优于地西泮片治疗。

【出处】

口锁堂．针刺与药物对比治疗更年期烦躁：随机对照研究［J］．中国针灸，2020，34（5）：455-458.

第八章
男科病症

慢性前列腺炎

【概述】

前列腺炎（prostatitis）是指前列腺受到致病菌感染和/或某些非感染因素刺激而出现的骨盆区域疼痛或不适、排尿异常、性功能障碍等临床表现。前列腺炎是成年男性的常见疾病，50岁以下的成年男性患病率较高，高发年龄为31~40岁。目前，本病的发病机制、病理生理改变尚不十分清楚。1995年美国国立卫生研究院提出将前列腺炎分为四型：Ⅰ型，急性细菌性前列腺炎；Ⅱ型，慢性细菌性前列腺炎；Ⅲ型，慢性前列腺炎/慢性骨盆疼痛综合征，该型又分为炎症性和非炎症性两种亚型；Ⅳ型，无症状性前列腺炎。在全部前列腺炎病例中，Ⅰ型所占比例不到1%，Ⅱ型约占10%，Ⅲ型约占90%。

（1）急性细菌性前列腺炎：大多由尿道上行感染所致，如经尿道器械操作。血行感染来源于疖、痈、扁桃体、龋齿及呼吸道感染灶。也可由急性膀胱炎、急性尿潴留及急性淋菌性后尿道炎等感染引起。大部分患者治疗后炎症可以消退，少数治疗不彻底者可变为慢性前列腺炎，严重者变为前列腺脓肿。临床典型症状为：突然发病，出现尿频、尿急、排尿痛，排尿犹豫、尿线间断，甚至急性尿潴留，会阴部及耻骨上疼痛伴随外生殖器不适或疼痛，全身症状有寒战和高热，恶心呕吐，甚至败血症；临床上往往伴发急性膀胱炎。

（2）慢性前列腺炎：分为细菌性和非细菌性。①慢性细菌性前列腺炎：大多数患者没有急性炎症过程。其致病菌，如大肠埃希菌、变形杆菌、葡萄球菌等经尿道逆行感染所致。临床表现主要为尿频、尿急、尿痛，排尿后常有白色分泌物自尿道口流出，合并精囊炎时，可有血精。会阴部、下腹隐痛不适。可有勃起功能障碍、早泄、遗精或射精痛等性功能减退症状。可出现头昏、头胀、乏力、疲惫、失眠、情绪低落、焦虑等精神神经症状。可有虹膜炎、关节炎、神经炎、肌炎、不育等并发症。②慢性非细菌性前列腺炎：大多数慢性前列腺炎属此类，由除细菌外的其他病原体，如沙眼衣原体、支原体等所致。在性生活无规律、勃起而不射精、性交中断或长途骑车、长时间坐位工作等诱因下致盆腔及前列腺充血。过量饮酒及辛辣食物常可加重前列腺炎症状。发病机制可能与前列腺宿主防御减弱、尿液反流、免疫因素、化学性刺激、心理因素等有关。临床表现类似慢性细菌性前列腺炎，主要表现为长期、反复的会阴、下腹部等区域疼痛或不适，或表现为尿频、尿不尽，可伴有不同程度的性功能障碍、生育能力下降，精神、心理症状等一系列综合征，不同的是没有反复尿路感染发作。依其主要临床表现前列腺炎应归属于中医学“白浊”“劳淋”“精浊”等范畴。

【取穴】

依据郑氏家传配穴秘方：温肾壮阳方与温经祛寒方（肾俞、关元俞、上髎、气海、关元、三阴交、天枢、气穴、大敦）选穴，并依据脏腑辨证与经络辨证等配穴。

主穴：气海、关元、中极、大横、气冲穴。

配穴：①湿热盛者，加三阴交、阴陵泉穴；②寒湿盛者，加肾俞、志室穴；③体虚者加，足三里穴；④肝郁气滞者，加太冲、阳陵泉穴；⑤肾虚者，加太溪、肾俞穴；腰骶部酸困疼痛者，加肾俞、次髎穴。

【针刺方法】

关元穴行温通针法，嘱患者取仰卧位，押手切按穴位，刺手持0.25mm × 40mm 的一次性无菌针灸针向会阴部方向快速刺入穴内，候气至，通过押手与刺手密切配合，使针感向会阴部及阴囊方向传导，守气 1min 后留针，按压针孔。气海、中极穴针刺得气后行补法。余穴按照“虚则补之，实则泻之”的原则，施以相应手法，所有腧穴均留针 30min。

【疗程】

每日针刺治疗 1 次，每次留针 30min，10 次为 1 个疗程，疗程间休息 2 日后继续治疗。

【病案举例】

患者黄某，男，30 岁，主因“阴囊冰冷潮湿伴阳痿 2 年，加重 10 天”于 2012 年 8 月 16 日就诊。患者自述平素畏寒喜暖，2 年前结婚后，上述症状逐渐加重，继之出现阴囊冰冷潮湿，性功能下降，甚至阳痿症状。于某西医院男科就诊，诊断为慢性前列腺炎，予以中、西药等治疗（具体不详），症状时轻时重，迁延不愈。10 天前在游泳过程中着凉后上述症状加重，经介绍前来我科就诊。刻下见：阴囊及会阴部冰冷潮湿，腰部困重，性功能减退伴阳痿，小便清长，面色苍白，形寒肢冷，舌淡苔白，脉沉细。查前列腺液示：白细胞 26 个 /HP，卵磷脂小体 ++。西医诊断：慢性前列腺炎；中医诊断：精浊，脾肾阳虚、寒湿下注证。治疗以温肾健脾、散寒祛湿为法。选取中极、关元、气海、大横、气冲、肾俞、志室、足三里穴治疗，其中关元穴施以温通针法，使针感向会阴部传导；中极、气海、肾俞、足三里穴针刺得气后行补法，余穴行平补平泻法；每日针刺治疗 1 次，每次留针 30min，10 次为 1 个疗程。治疗 2 个疗程后患者自述阴囊以及会阴部冰冷潮湿症状基本消失，阳痿症状明显好转，性功能明显恢复。继续按上述方案治疗 2 个疗程以巩固疗效，患者阴囊冰冷潮湿及阳痿症状均消失，复查前列腺液未见异常，半年后随访患者一般状况良好，未再复发。

【按语】

中医学认为相火妄动，所愿不遂，或忍精不泄，肾火郁而不散，离位之精化成白浊；或房事不洁，精室空虚，湿热从精道内侵，湿热壅滞，气血瘀阻而成；病久伤阴，肾阴暗耗，可出现阴虚火旺证候；亦有体质偏阳虚者，久则火势衰微，易见肾阳不足之象。

本案患者青年男性，平素嗜食醇酒厚味，损伤脾胃，脾失健运，湿浊内生，外感寒湿之邪，“伤于湿者，下先受之”，寒湿相合，困于下焦，加之患者素体阳虚，气化功能受阻，精室湿浊不化，郁滞不畅，寒、湿、瘀相互搏结而发为本病。故选取中极、关元、气海、大横、气冲、肾俞、志室、足三里穴治疗，《针灸资生经》载：“阳气虚惫，失精绝子，宜灸中极。”《医宗金鉴》载：“诸虚，肾积及虚，老人泄泻、遗精、白浊关元主之。”针刺足三里、中极、气海、肾俞穴施以补法可补肾健脾，散寒祛湿；在关元穴行温通针法有助于温肾壮阳、疏通经络；诸穴共奏温肾健脾、散寒祛湿之功，故疗效较好。

【临床研究】

赵耀东等将90例慢性前列腺炎患者随机分为温通针法靶向透刺治疗组（温透组）、常规针刺组（针刺组）和药物对照组（药物组）各30例。温透组取中极、关元、气海、大横、气冲为主穴，行温通针法治疗，使针感靶向透达到前列腺局部；针刺组主穴与温透组相同，采用常规针刺治疗；针刺治疗均每日治疗1次，每次留针30min，15min行针1次；药物组常规予以前列康2.28g口服，3次/d治疗。3组患者均治疗10天为1个疗程，间隔3天后进行下1个疗程，3个疗程后进行疗效评定。结果显示：3种治疗方法对慢性前列腺炎均有效，温通组的总有效率与针刺组相比，差异有统计学意义（$P<0.05$），与药物组相比，差异有显著性意义（$P<0.01$）。温通组的治愈率明显优于针刺组和药物组（$P<0.001$）。表明温通针法靶向透刺疗法、常规针刺疗法与前列康对慢性前列腺炎均有效，但温通针法靶向透刺疗法优于常规针刺疗法与口服前列康治疗。

【出处】

赵耀东，韩豆瑛．温通针法靶向透刺治疗慢性前列腺炎临床观察［J］．中国针灸，2013，33（10）：897-899.

第九章
儿科病症

儿童脑性瘫痪

【概述】

儿童脑性瘫痪（children with cerebral palsy），简称小儿脑瘫，是一组因发育中的胎儿或婴幼儿脑部非进行性损伤所致的持续存在的运动和姿势发育障碍症候群，导致活动受限，常伴有感觉、知觉、认知、沟通和行为障碍以及癫痫和继发性肌肉骨骼问题，常伴发继发性肌肉、骨骼畸形。脑瘫的病因学高度复杂，涉及非遗传学和遗传学因素，特别是产前、产时和产后的单个或多个危险因素的相互作用。依据其主要临床表现本病应归属于中医学“五软”“五迟”范畴。

【取穴】

依据郑氏家传配穴秘方：温肾壮阳方与温通经络方（肾俞、关元、上髎、气海、关元、三阴交、肩髃、曲池、外关、合谷、环跳、阳陵泉、足三里）选穴，并依据脏腑辨证与经络辨证等配穴。

主穴：风池、百会、四神聪、悬钟、肾俞、三阴交穴。

配穴：①言语不清者，加哑门、上廉泉穴；②上肢运动无力者，加曲池、外关、合谷穴；③下肢运动无力者，加髀关、伏兔、阴市、梁丘、阳陵泉穴；④足内、外翻者加照海、申脉穴。

【针刺方法】

风池穴行温通针法，即嘱患者取坐位，押手切按穴位，刺手持 0.25mm × 40mm 的一次性无菌针灸针快速刺入穴内，候气至，通过押手与刺手密切配合，使针感向头部传导，守气 1min 后缓慢出针，余穴按照“虚则补之，实则泻之”的原则，施以相应手法，除风池穴外其余腧穴均留针 30min。

【疗程】

每日针刺治疗 1 次，每次留针 30min，10 次为 1 个疗程，疗程间休息 2 日后继续治疗。

【病案举例】

患儿女性，5 岁，主因“言语不利，不能独立行走，伴癫痫小发作 3 年”于 2006 年 5 月就诊。患儿顺产，8 个月时因输液反应，出现抽搐，当时给予对症处理后缓解。患儿 1 岁半时，有两次在夜间睡眠中从床上跌落，当时伴有呕吐，家长未予重视。至 2 岁时家长发现患儿较同龄儿童发育迟缓，动作协调性差，且不能言语，不会叫“爸爸、妈妈”。时有双手不自主拍打，睡眠时消失；遂前往某西医院儿科就诊，诊断为脑性瘫痪，给予抗癫痫等对症治疗（具体不详），后患者癫痫发作明显减少。为进一步治疗，故来针灸科就诊。刻下见：患儿表情淡漠，精神不能集中，唤之不应，口角流涎，时有癫痫小发作，双手不停拍打，不能控制，言语不清，不能控制二便，双下肢无力，不能行走。舌淡，苔薄白，脉细。西医诊断：脑性瘫痪，中医诊断：五迟五软，肝肾亏虚、髓海不足；治疗以补肾填精、开窍醒神为法。取穴：风池、百会、四神聪、神庭、承浆、哑门、大椎、水沟、合谷、肾俞、足三里、三阴交穴。风池穴针刺得气后行温通针法，使针感向头部传导；哑门、大椎穴针刺得气后行平补平泻法，肾俞穴针刺得气后行补法，哑门、大椎、肾俞穴操作手法后出针，均不留针；百会、足三里、三阴交穴针刺得气后行补法；每日针刺治疗 1 次，10 次为 1 个疗程。治疗 1 个疗程后，患儿双眼可追物，抽搐较前减少，睡眠中仍有癫痫小发作，抽搐后遗尿。治疗 3 个疗程后，患儿抽搐较前减少，有遗尿，醒后精神明显改善。继续按原方案治疗至 50 次时，患儿对针刺有恐惧感，针刺时知躲闪，双手可抬高至肩；双手拍打频率减少。改为每周治疗 3 次；治疗 7 个疗程后患儿唤之有反应，排大小便时知道提前唤人，可在单手扶持下行走，癫痫偶有发作，但发作次数明显减少。

【按语】

五迟五软的病因病机主要为先天禀赋不足，后天失养，或感受邪毒，髓海受损，致肝肾亏损，心脾不足，气血亏虚，精乏髓涸，脑窍蒙蔽，筋脉失养所致。病变涉及心、脾、肝、肾及脑、髓、骨、脉等多个脏腑器官，故治疗以补肾填精、醒脑开窍、疏经通络、强筋壮骨为基本治疗法则。

本案患儿，先天不足，后天失养，髓海空虚，脑窍蒙蔽，表情淡漠，精神不能集中，唤之不应，言语不清，口角流涎；筋脉失养，可见双下肢无力，不能行走。选取风池、百会、四神聪、神庭、承浆、哑门、大椎、水沟、合谷、肾俞、足三里、三阴交穴以补肾填精、醒脑开窍、疏经通络，其中风池、百会、四神聪、绝骨、肾俞、三阴交是郑魁山教授治疗小儿脑瘫的经验穴。百会、四神聪位居头部，脑为元神之府，头为诸阳之会，而督脉能总督一身之阳气，故针刺可激发人体阳气，达到通调督脉、充实髓海、健脑益智之效；因风为百病之长，常夹杂其他病邪致病，而风池穴为祛风之要穴，故在风池穴行温通针法，以祛风通络；悬钟为八会穴之髓会，配以肾俞和三阴交穴，可补肾益髓、强筋壮骨；足三里以健脾益气；诸穴合用，故能获得较好的临床疗效。

【临床研究】

赵耀东将60例小儿脑瘫患者采用随机数字表法分为温通针法治疗组和药物对照组，2组各30例；其中药物组予以吡硫醇0.1~0.2g口服，3次/d，同时予以脑活素5ml肌内注射，1次/d。温通针法治疗组选取风池、百会、四神聪、绝骨、肾俞、三阴交为主穴，并根据症状配穴，如说话不清加哑门、上廉泉；上肢运动无力加曲池、外关、合谷；下肢运动无力加髀关、伏兔、阴市、梁丘、阳陵泉；足内外翻加照海、申脉。2组均治疗10天为1个疗程，连续治疗6个疗程后评定疗效。温通针法治疗组的总有效率与药物对照组的总有效率相比，差异有统计学意义（$P<0.01$）。表明温通针法治疗小儿脑瘫的疗效优于药物治疗，且疗效肯定，值得在临床上推广应用。

【出处】

赵耀东.温通针法治疗小儿脑瘫30例临床观察[J].中医儿科杂志，2005，(2)：45-47.

第十章
五官科病症

第一节　过敏性鼻炎

过敏性鼻炎，即变应性鼻炎（allergic rhinitis，AR），是特应性个体暴露于过敏原（变应原）后，主要由免疫球蛋白 E（immunoglobulin E，IgE）介导的鼻黏膜非感染性慢性炎性疾病。严重影响着全世界 10%~20% 人口的健康，是全球范围内高发慢性疾病。本病以阵发性喷嚏、清水样涕、鼻痒和鼻塞为主症；可伴眼痒、流泪、眼红和灼热感等眼部症状，常伴有变应性结膜炎，迁延不愈还可导致鼻窦炎、鼻息肉、支气管哮喘、中耳炎等并发症。过敏性鼻炎分类有以下几种。

（1）按过敏原种类可分为：①季节性 AR。其症状发作呈季节性，常见过敏原为花粉、真菌等季节性吸入过敏原。②常年性 AR。症状发作呈常年性，常见过敏原为尘螨、蟑螂、动物皮屑等室内常年性吸入过敏原，以及某些职业性过敏原。

（2）按症状发作时间分类：①间歇性 AR。症状发作 <4d/ 周，或 < 连续 4 周。②持续性 AR。症状发作≥4d/ 周，且≥连续 4 周。

（3）按疾病严重程度分类：①轻度 AR。症状轻微，对生活质量（包括睡眠、日常生活、工作和学习，下同）未产生明显影响。②中 - 重度 AR。症状较重或严重，对生活质量产生明显影响。目前西医学主要采用避免接触变应原，使用 H_1 受体拮抗剂，如氯雷他定等；糖皮质激素，如泼尼松、布地奈德等；白三烯受体拮抗剂，如孟鲁司特纳等；免疫治疗以及外科手术治疗等方法。本病依其主要临床表现应归属于中医学“鼻鼽”“鼽嚏”等范畴。

【取穴】

依据郑氏家传配穴秘方：透表肃肺方与通鼻开窍方（大椎、陶道、肺俞、合谷、列缺、风门、上星、上迎香、风池）选穴，并依据脏腑辨证与经络辨证等配穴。

主穴：取风池、百会、上星、印堂、迎香、上迎香穴。

辨证配穴：①风寒外袭证，加外关、合谷穴；②脾气虚弱证，加足三里、脾俞、中脘穴；③肾阳不足证，加肾俞、关元穴；④兼有头痛者，加太阳、头维穴；⑤兼有咽痒者，加天突穴；⑥兼有肝郁者，加肝俞、太冲穴。

【针刺方法】

在风池穴行温通针法，即医者押手拇指或示指切按穴位，刺手持 0.25mm × 40mm 一次性无菌针灸针向鼻尖方向快速刺入穴内，候气至，通过押手与刺手密切配合，使针感向鼻尖方向传导，患者鼻腔有温热感或通利感，守气 1min 后留针。合谷穴、外关穴针刺得气后行温通针法，操作方法同风池穴，使针感沿上肢向鼻部方向传导；针刺印堂穴进针后向鼻根方向透刺，使针感向鼻尖方向传导；迎香穴向上迎香透刺，以出现明显酸胀感、流泪为度；针刺其余腧穴，按照“虚则补之、实则虚之”的原则施以相应手法；留针 30min。

【疗程】

每日针刺治疗 1 次，每次留针 30min，10 次为 1 个疗程，疗程间休息 2 日后继续治疗。

【病案举例】

患者霍某，女，45 岁，IT 职员。于 2021 年 9 月 17 日就诊。主诉：反复发作鼻塞、流清涕、喷嚏 7 年余，再发伴加重 1 周。现病史：患者既往有过敏性鼻炎病史 7 年余，每遇季节变换出现鼻塞、流清涕、打喷嚏、双眼干涩瘙痒、头痛等症状；发作时口服抗过敏药物及外用鼻喷雾剂治疗（具体不详），症状可缓解。1 年前上述症状再次发作，继予以抗过敏治疗后症状缓解不理想，求助针刺治疗后疗效满意。1 周前患者鼻塞、流清涕、咽痒症状再次发作，自觉较前加重，故再来就诊以求助针灸治疗。刻下见：鼻塞，流清涕，双眼干涩瘙痒，咽痒，耳内有胀闷感，喷嚏时作，头胀痛，平卧位时气喘，纳可，二便可，夜寐欠安。舌淡暗，苔白，脉沉细。既往有过敏性鼻炎病史 7 年余。西医诊断：过敏性鼻炎，中医诊断：鼻鼽，脾气虚弱证，针刺治疗以健脾益气为法，选穴：双侧风池、迎香、上迎香、合谷、内关、足三里、太冲、肺俞、脾俞及百会、印堂、中脘穴。针刺方法：①取仰卧位，针刺百会穴，使针体与头皮呈 15° 刺入，再沿帽状腱膜刺入 10~20mm 后施以补法；针刺印堂穴进针后向鼻根方向透刺，使针感向鼻尖方向传导；双侧迎香穴进针后向上迎香穴透刺，以出现明显酸胀感、流泪为度；再依次针刺中脘、内关、合谷、足三里、太冲穴，其中中脘、足三里穴针刺得气后施以补法，太冲穴针刺得气后行泻法，余穴针刺得气后行平补平泻法；所有腧穴留针 30min 后出针。②取俯卧位，针刺双侧风池、肺俞、脾俞穴；针刺风池穴使针尖朝向鼻尖方向进针 10~20mm，得气后行温通针法，使针感传导至鼻部，守气 1min 后留针；再针刺肺俞、脾俞穴，进针后向脊柱方向斜刺 10~20mm，得气后均施以补法，所有腧穴留针 20min 后出针。隔日针刺治疗 1 次，每周治疗 3 次，治疗 6 次后患者鼻塞、流涕、喷嚏症状较前改善，平卧位时气喘症状消失，双眼干涩瘙痒、咽痒症状好转，患者失眠明显改善。继按上述方案治疗 8 次，患者鼻塞、流涕、喷嚏症状基本缓解，已无双眼干涩瘙痒及咽痒症状，夜寐安。治疗结束 1 个月后随访患者未发作鼻塞、流涕症状，无双眼瘙痒、头痛等症状。

【按语】

鼻鼽多由脏腑虚损，正气不足，腠理疏松，卫表不固，风邪、寒邪或异气侵袭，寒邪束于皮毛，阳气无从泄越，故喷而上出为嚏；具有突然发作和反复发作的特点。

本案患者中年女性，IT 职员，平素工作压力大，肝气不舒，气机不畅，致中焦气机失调，脾胃亏虚，津液输布异常，鼻窍失养，风邪侵袭而发为本病，故治疗应以健脾益气为法。选取风池穴，施以温通针法，以疏风解表、宣通鼻窍；迎香穴透刺上迎香穴以疏调局部经络、通利鼻窍；百会以培补元气，配印堂共调脑神；内关穴为手厥阴心包经之络穴、八脉交会穴通阴维脉，针刺以宁心安神而调心神；足三里为足阳明胃经合穴与胃之募穴中脘相配，并施以捻转补法以促进脾胃运化，健脾益气；合谷配太冲具有疏肝理气，调畅气机、调和气血之功；肺俞与脾俞相配以补肺脾之气；诸穴合用，共奏健脾益气、宣通鼻窍之功；故疗效显著。

【临床研究】

田永萍等将100例肺虚感寒型过敏性鼻炎患者采用随机数字表法，随机分为治疗组和对照组，每组各50例；治疗组以风池、印堂、迎香、肺俞、脾俞、手三里、足三里穴为主穴。伴眼痒者配太阳穴，伴咽痒者配利咽穴。其中风池、手三里、足三里穴采用温通针法；脾俞、肺俞穴用捻转补法，不留针；利咽穴向咽喉方向斜刺，得气后用平补平泻法；余穴用平补平泻法，每日针刺治疗1次，每次留针30min。对照组予以鼻炎康4片口服，3次/d。2组均治疗10天为1个疗程，治疗1个疗程后评价疗效。结果显示：治疗组总有效率98%与对照组总有效率70%比较，差异有统计学差异（$P<0.05$）。表明温通针法治疗肺虚感寒型过敏性鼻炎临床疗效确切。

【出处】

田永萍，赵耀东，毕爱平，等．温通针法治疗肺虚感寒型过敏性鼻炎疗效观察［J］．西部中医药，2012，25（5）：82-84.

第二节　嗅觉障碍

【概述】

嗅觉障碍是指在气味感受、传导及信息分析整合过程中，嗅觉通路各环节发生器质性和/或功能性病变，导致气味感知异常。嗅觉障碍包括嗅觉定量障碍及定性障碍，前者包括嗅觉减退、嗅觉丧失（失嗅）和嗅觉过敏，后者包括嗅觉倒错和幻嗅。

嗅觉减退是指对气味感受、识别、辨别能力下降；嗅觉丧失是指不能感知任何性质的气味；嗅觉过敏是指对一种或多种气味异常敏感；嗅觉倒错是指对气味性质感知的扭曲；幻嗅是指在没有气味刺激时产生的虚幻的气味感知。研究显示：嗅觉障碍的自报患病率为1.4%~40.0%，而用嗅觉心理物理测试获得的嗅觉障碍患病率为4.7%~27.0%；国内60岁及以上居民自报嗅觉障碍患病率为8.49%，且随年龄增加而升高。国内外研究显示：上呼吸道感染、炎症和外伤是临床上引起嗅觉障碍的常见病因。嗅觉障碍依据其主要临床表现应归属于中医学“失嗅”“不闻香臭症”等范畴。

【取穴】

依据郑氏家传配穴秘方：透表肃肺方与通鼻开窍方（大椎、陶道、肺俞、合谷、列缺、风门、上星、上迎香、风池）选穴，并依据脏腑辨证与经络辨证等配穴。

主穴：风池、印堂、迎香、上迎香、下关、水沟穴。

配穴：①风寒型者，加合谷、列缺穴；②风热型者，加曲池、合谷穴；③脾虚型者，加足三里、中脘穴；④肝郁型者，加太冲穴。

【针刺方法】

针刺印堂穴进针后向鼻根方向透刺，使针感向鼻尖方向传导；迎香穴向上迎香穴透刺，以出现明显酸胀感、流泪为度；水沟穴向上斜刺，用雀啄手法，以流泪为度；风池穴行温通针法，即在针刺得气后通过押手与刺手密切配合，使针感向鼻尖方向传导，患者感到鼻腔有温热感或通利感，守气1min后留针。其余腧穴针刺得气后，按照“虚则补之、实则虚之”的原则施以相应手法；留针30min。

【疗程】

每日针刺治疗1次，每次留针30min，10次为1个疗程，疗程间休息2日后继续治疗。

【病案举例】

患者何某，女，58岁，退休工人，主因“鼻塞、不闻香臭2月余”于1994年3月5日就诊。患者自述2个多月前风寒感冒后出现鼻塞，不闻香臭，曾于甘肃省人民医院神经内科、五官科诊治，行头颅CT、脑电图检查均未见异常，予以口服药物治疗（具体不详），疗效不显，经介绍求助郑魁山教授行针灸治疗。查体：神志清楚，言语流利，舌淡，苔薄白，脉弦。西医诊断：嗅、味觉障碍。中医诊断为失嗅证，辨证为风寒滞留，闭阻清窍证。以祛风散寒，通络开窍为法。取迎香、上迎香、印堂、下关、颧髎、足三里穴治疗。嘱患者取俯伏位，风池穴针刺得气后施以温通针法，即左手拇指揣按穴位后，置于风池穴下方，右手持针快速刺入穴内，进针 0.8 寸左右，针尖朝向鼻尖方向，使针感沿针侧向上传导达鼻部时，患者即感鼻腔、口腔内有清润感，捻转守气 1min 后出针，两侧风池穴操作相同。针刺迎香、上迎香穴时患者亦感到鼻腔、口腔内有清润感，且感觉更强；留针 15min。患者次日复诊时，自述昨日治疗回家后即能品尝出辛辣味，嗅觉基本恢复正常，按上法继续针刺治疗 2 次以巩固疗效，再以上法治疗 3 次后痊愈。

【按语】

患者感冒后嗅觉功能障碍，不分香臭，多为外邪壅塞鼻窍所致。《诸病源候论 · 卷二十九》载："若肺脏调和，则鼻气通利而知香臭；若风冷伤于肺腑，而邪气乘于太阴之经，其气蕴积于鼻者，则津液壅塞，鼻气不宣调，故不知香臭，而为齆也。"

本案患者中年女性，气血渐亏，气虚卫外不固，感受风寒之邪，壅塞鼻窍发为本病，治疗应以温经驱寒、行气通窍为法。所选风池穴是驱风要穴，亦是治疗头面五官疾病的验穴，在风池穴行温通针法，以激发少阳、阳维、阳跷之经气，通过推弩守气使针感直达病所以驱寒通络，从而起到了"开窍"的功效。配以迎香、印堂穴针刺可通鼻开窍，增强嗅觉功能。下关、颧髎穴的深部为蝶腭神经节，向特定角度针刺，能使针感传导至鼻腔，具有修复嗅黏膜，宣通鼻窍的功效。足三里穴针刺得气后行捻转补法以补脾益肺，取其培土生金之意。诸穴配伍，共奏祛邪通窍之功，故可起到立竿见影的疗效。

【临床研究】

陈跃来治疗感冒后嗅觉功能障碍患者，选取风池、印堂、迎香、下关、颧髎、足三里穴治疗，其中风池穴针刺得气后行温通针法，双侧迎香穴向内上方呈 30° 进针，出现鼻腔酸楚感后，行捻转平补平泻；印堂穴向鼻柱方向平刺，使针感持续向前传导至鼻腔为度，下关穴向对侧目外眦方向，颧髎穴向对侧顶骨后部方向进针，使针感持续传导至鼻腔；足三里穴针刺得气后行捻转补法；针刺治疗期间行针 1 次。当日针刺治疗后，患者可辨别艾条、酒精等刺激性气味。4 天后复诊，患者自述可辨别葱、姜、蒜等刺激性气味，效不更方，继续针刺治疗 2 次以巩固疗效，患者自觉两侧鼻腔嗅觉基本恢复正常。治疗结束 1 个月后随访，患者诉嗅觉正常。

【出处】

王茜，陈跃来．运用温通针法治疗感冒后失嗅证 1 例[J]. 中医文献杂志，2017，3(5)：50-51.

第三节　突发性耳聋

【概述】

突发性耳聋(sudden hearing loss，SHL)又称“突发性聋或突聋”，指突然在数分钟、数小时或 3 天以内发生的原因不明的感音神经性听力损失，且至少在相连的 2 个频率听力下降 20dB 以上，或伴有眩晕、耳鸣、呕吐等症状。除第 8 脑神经外，无其他脑神经受损的症状或体征。突发性耳聋是临床常见病、多发病、疑难病。大多为单耳发病，双耳发病者占 7%~10%，约 90% 的突发性耳聋伴有耳鸣，50% 伴有耳闷胀感，30% 伴有眩晕或头晕，全聋者多有耳周感觉异常的症状。突发性耳聋依据其临床表现应归属中医学“暴聋”范畴，也称作卒聋或卒耳聋，耳鸣、耳聋都是听觉异常的症状，耳鸣是指自觉耳内鸣响，如闻潮声或蝉声，妨碍听觉；耳聋是指不同程度的听觉减退，妨碍交谈，甚至听觉丧失，不闻外声，影响日常生活；耳聋、耳鸣可单独发病，亦常相互兼见；耳聋也可由耳鸣发展而来，如《医学入门》载：“耳鸣乃是聋之渐也。”耳鸣、耳聋二者的临床表现与伴随症状虽有不同，但其病因病机基本一致，故治疗方法亦类似。

【取穴】

依据郑氏家传配穴秘方：开窍聪耳方（风池、百会、翳风、头窍阴、听宫、支沟）选穴，并依据脏腑辨证与经络辨证等配穴。

主穴：患侧风池、百会、翳风、头窍阴、听宫、支沟穴。

配穴：①风邪外犯证，加外关、合谷穴；②肝火上炎证，加太冲、阳陵泉穴；③痰火郁结证，加曲池、丰隆穴；④血瘀耳窍证，加膈俞、血海穴；⑤气血亏虚证，加中脘、气海、足三里穴。

【针刺方法】

患侧风池穴行温通针法，针刺得气后通过押手与刺手密切配合，使针感向患侧耳部方向传导，守气 1min 后缓慢出针，按压针孔。其余腧穴针刺得气后，按照“虚则补之、实则虚之”的原则施以相应手法；留针 30min。

【疗程】

隔日针刺治疗 1 次，每次留针 30min，1 周治疗 3 次，休息 2 天后继续治疗，10 次为 1 个疗程。

【病案举例】

患者蔡某，女，33 岁，2006 年 12 月 2 日就诊。20 天前生气后突然出现两耳胀闷、听力下降，次日左耳完全听不见声音，右耳出现持续性耳鸣，呈“嗡嗡”声，且伴有头晕、头胀，时有恶心欲吐。即至北京市某三甲西医院耳鼻喉科就诊，经电测听等检查后确诊为“突发性耳聋”。予以口服氟桂利嗪、静脉滴注复方丹参注射液等药物（具体不详），并配合高压氧连续治疗 20 天，症状未见好转，经介绍前来求助针灸治疗。刻下见：患者左耳听力全无，右耳持续性耳鸣，呈“嗡嗡”声，头晕、头胀，烦躁易怒，口干，纳差，大便干；舌红，苔黄，脉弦数。中医诊断：暴聋，肝胆火盛证，应以清肝利胆，活血通窍为治法。选取百会，患侧风池、听宫、率谷及双侧支沟、中渚、阳陵泉，三阴交、太溪及太冲穴治疗。患侧风池穴针刺得气后行温通针法，使针感传导至耳中，守气 1min 后出针。太冲穴用捻转泻法，余穴用捻转平补平泻法，留针 30min，治疗期间不行针。治疗 10 次后，患者自觉左耳听力有所改善，右耳耳鸣较前明显减轻。继续治疗 10 次后，患者右耳耳鸣消失，左耳听力基本恢复,但仍头晕、头胀,继续按照上法治疗 5 次后诸症悉除而获愈。

【按语】

中医学对耳聋耳鸣的认识较早,《古今医统 · 耳证门》载:“耳聋证,乃气道不通,痰火郁结,壅塞而成聋也。”《黄帝内经》:“一阳独啸,少阳厥也。”啸是指耳鸣,一阳指的是胆与三焦,肝胆互为表里,可见,突发性耳鸣耳聋主要是由于肝胆三焦火盛、循经上扰导致的。本病病性多属实或本虚标实。因此,治疗主要是清泻少阳经之火、活血通络、宣通耳窍。

本案患者中年女性,素体阴虚,阴虚则阳亢,此次因情绪激动,肝火循经上扰,壅塞耳窍发为本病。治疗应以清肝利胆,活血通窍为法;治疗所选的主穴风池穴是历代医家治疗耳鸣耳聋的要穴和验穴,如《铜人》:“风池,治……气发耳塞。”风池穴归属于足少阳胆经,是足少阳、手少阳、阳维脉之会穴,距耳部近,属于近端取穴,同时亦属于循经取穴,“经脉所过,主治所及”;因此,在风池穴操作温通针法,易使针感传至耳中,气至病所,从而能提高临床疗效。依据辨证配以中渚、支沟、阳陵泉等少阳经腧穴以疏导少阳经气,清泄少阳之火;配以三阴交、太溪穴以滋阴泻火;配肝经原穴太冲以清泄肝经郁热,乃取“病在上,取之下”和“盛则泻之”之意;听宫、率谷疏通耳部经脉。近部取穴与远部取穴相结合,通上达下;温通针法与辨证配穴相结合,能起到扶正祛邪、补泻兼施、气血同调、标本兼治的功效,故对突发性耳聋耳鸣能起到较好的疗效。

【临床研究】

季杰等将 62 例突发性耳聋患者随机分为温通针法组 32 例、常规针刺组 30 例;温通针法组在风池穴行温通针法,在耳局部及远端取穴运用捻转平补平泻法治疗;常规针刺组在风池穴、耳局部及远端所取的腧穴均运用捻转平补平泻法治疗。2 组均治疗 3 个疗程后,比较 2 组疗效及随访结果。结果显示:温通针法组的愈显率为 90.6% 与常规针刺组的愈显率 60.0% 相比,差异有非常显著性意义($P<0.01$);温通针法组的有效率和复发率分别

为 96.9% 和 3.4% 与常规针刺组的有效率 80.0% 和复发率 22.2% 分别相比，差异有统计学意义（$P<0.05$）；表明温通针法治疗突发性耳聋的疗效明显优于常规针刺治疗，且治愈后的病例复发率更低。

【出处】

季杰，方晓丽. 温通针法治疗突发性耳鸣耳聋疗效观察[J]. 中国针灸，2008，28（5）：353-355.

第四节　眼干燥症

【概述】

眼干燥症（dry eye syndrome），又称角结膜干燥症（keratoconjunctivitis sicca，KCS），是指任何原因造成的泪液质或量的异常或动力学异常，导致泪膜稳定性下降，并伴有眼部不适症状，最终导致以眼表组织病变为特征的疾病总称。最常见的症状为眼部干涩和异物感，并伴有如烧灼感、痒感、畏光、红痛、视疲劳、视物模糊、黏丝状分泌物等症状。眼干燥症导致患者对外界刺激的敏感性增强，严重时造成眼睛红肿、充血，长期患病者甚至出现角膜干燥、溶解、穿孔，导致视功能严重受损，给患者的工作和生活质量带来极大的困扰。随着人们居住环境、生活方式、工作强度等的改变以及电子设备的普及，我国眼干燥症的发病率已达 21%~30%，且眼干燥症的治疗需求也逐年增加。中医学从整体观念出发，认为眼表泪液匮乏是眼干燥症发病的重要因素，因此，依据其主要临床表现眼干燥症应归属于中医学“白涩症”“干涩昏花症”“神水将枯症”等范畴。

【取穴】

依据郑氏家传配穴秘方：活血明目方（风池、内睛明、球后、攒竹、瞳子髎、肝俞、肾俞）选穴，并依据脏腑辨证与经络辨证等配穴。

主穴：风池、上睛明、球后、攒竹、瞳子髎、光明穴、双侧枕上旁线、枕上正中线。

配穴：①肝肾亏虚证，加肝俞、肾俞穴；②阴虚火旺证，加三阴交、照海穴；③气血亏虚证，加血海、足三里穴。

【针刺方法】

患侧风池穴行温通针法，针刺得气后通过押手与刺手密切配合，使针感向患侧眼区传导，守气 1min 后缓慢出针，按压针孔。头针针刺时，选用 0.25mm × 40mm 的一次性无菌针灸针，使针体与头皮呈 15° 角刺入，再沿帽状腱膜刺入 10~20mm，行捻转平补平泻法。上睛明穴针刺时，押手拇指或示指将眼球轻轻推向目外眦，并固定，刺手持 0.25mm × 25mm 的一次性无菌针灸针，缓慢垂直刺入穴内，得气后行小幅度捻转平补平泻法；其余腧穴针刺得气后，按照“虚则补之、实则虚之”的原则施以相应手法；留针 30min。

【疗程】

每日针刺治疗 1 次，每次留针 30min，10 次为 1 个疗程，疗程间休息 2 日后继续治疗。

【病案举例】

患者张某，女，53 岁，公司职员，因“双眼干涩、异物感、畏光、疼痛半年余，加重 2 周”，于 2008 年 12 月 2 日就诊。自述半年前出现双眼干涩、异物感、畏光、疼痛、眼分泌物增多，于兰州市某三甲西医院眼科就诊，诊断为“眼干燥症”。予右旋糖酐羟丙甲纤维素滴眼液滴眼，每日 3~4 次，2 周前熬夜加班后出现双眼干涩、异物感、畏光、疼痛症状较前加重，经介绍来针灸科门诊求方晓丽教授诊治。眼科检查：泪液流量（Schirmer 法）右眼 3mm/5min，左眼 3mm/5min；泪膜破裂时间右眼 6s，左眼 5s；患者双眼球结膜充血；舌淡红、苔薄白，脉沉涩。西医诊断：眼干燥症。中医诊断：白涩症，肝郁肾虚证，治疗：疏肝解郁，滋肾明目。取穴：风池、攒竹下、外关、光明、太冲、复溜、三阴交；头针：双侧枕上旁线、枕上正中线。患侧风池穴用温通针法，得气后押手拇指向同侧眼部推弩，使针感传至眼区，守气时即感到眼部干涩症状明显好转，视其泪液盈眶，守气 1min 后出针。余穴施以捻转平补平泻法，留针 30min，不行针。治疗 3 次后，患者即觉双眼干涩感、异物感明显缓解，疼痛偶作。继续治疗3次后，眼分泌物较前减少，遵上法继续治疗4次后，复查泪液流量，右眼9mm/5min，左眼10mm/5min；泪膜破裂时间右眼13s，左眼14s，患者因工作原因而停治。

【按语】

中医学认为目与脏腑经络关系密切，如《灵枢·大惑论》载："五脏六腑之精气皆上注于目而为之精。"《灵枢·邪气脏腑病形》载："十二经脉，三百六十五络，其血气皆上于面而走空窍，其精阳气上走于目而为睛。"而眼干燥症发病主要是外邪侵袭，脏腑经络闭塞不通，津不上承，目失濡润；或脏腑功能失调，气血亏虚，津血同源，无以化生，导致眼表泪液匮乏使目失所养而出现干涩不适等症状。目为先天之精所成，受后天之精所养。《兰室秘藏·眼耳鼻门》载："夫五脏六腑之精气，皆禀受于脾，上贯于目……脾虚则五脏之精气皆失所司，不能归明于目矣。"隋代巢元方《诸病源候论》载："目者，肝之候也，脏腑之精华，宗脉之所聚，上液之道，其液竭者，则目涩。"故眼干燥症发病与肝、肾、脾关系最为密切。

本案患者中年女性，肝肾亏虚，津液不足，加之经常熬夜，耗伤津液；另工作压力大，情志不畅，肝气郁结，阻滞经络；终致津液亏虚，不能上承于目，目失濡润发为本病。故治疗应以疏肝解郁，滋肾明目为法。治疗所选风池穴属足少阳胆经，因"胆足少阳之脉，起于目锐眦……，其支者，从耳后入耳中……至目锐眦后。"故风池穴是治疗目系病之要穴，在风池穴行温通针法具有疏通眼周经络，调和眼部气血的作用；攒竹下能宣泄眼部郁滞而散结、通络明目；光明是治疗眼病的验穴，与太冲合用为原络配穴法，清泻肝胆，化瘀通络；太冲疏导厥阴经气，泻肝火而明目；三阴交补脾益肾，养血荣筋，调和气血；复溜培补肾气，通调水道，调理下焦；外关通调三焦，宣上导下。诸穴合用，使津液敷布正常，目得濡润而自愈。

【临床研究】

徐兴华等将30例眼干燥症患者随机分为温通针法组15例

和常规针刺组 15 例。温通针法组采用风池穴运用温通针法，并配合眼局部、远端取穴（攒竹下、内关、光明、太冲、复溜、三阴交）和头针（双侧枕上旁线、枕上正中线）针刺，运用捻转平补平泻法治疗；常规针刺组取穴与温通针法组相同，均运用捻转平补平泻法。2 组均治疗 2 个疗程后，比较两组疗效、泪液分泌量与症状总评分。结果显示：温通针法组的总有效率为 86.7%（13/15），优于常规针刺组的 66.7%（10/15）（$P<0.05$）两组治疗后基础泪液分泌量、症状总评分均明显改善（$P<0.05$），其中温通针法组改善更明显（$P<0.05$）。表明温通针法治疗眼干燥症疗效明显优于常规针刺。

【出处】

徐兴华，方晓丽．温通针法治疗干眼症疗效观察［J］．中国针灸，2012，32（3）：233-236.

第五节　视网膜色素变性

【概述】

视网膜色素变性（retinitis pigmentosa，RP）是由基因突变引起的一类具有临床和遗传异质性、以进行性夜盲、视野缩小和视力下降为特征的视网膜变性疾病。多发生于儿童或青少年期，依据其临床表现应归属于中医学“高风雀目”“高风内障”“阴风障”等范畴。

【取穴】

依据郑氏家传配穴秘方：活血明目方（风池、内睛明、球后、攒竹、瞳子髎、肝俞、肾俞）选穴，并依据脏腑辨证与经络辨证等配穴。

主穴：风池、上睛明、瞳子髎、外关、光明穴、双侧枕上旁线、枕上正中线。

配穴：①肾精亏虚证，加太溪、肾俞穴；②肝肾亏虚证，加肝俞、肾俞穴；③脾胃亏虚证，加足三里、中脘穴；④气虚血瘀证，加血海、膈俞穴。

【针刺方法】

患侧风池穴用温通针法，针刺得气后通过押手与刺手密切配合，使针感向患侧眼区传导，守气 1min 后缓慢出针，按压针孔。头针均平刺，即针体与头皮呈 15° 角刺入，再沿帽状腱膜刺入 10~20mm，行捻转平补平泻法。瞳子髎穴采用“压针缓进法”［即刺手持针，不捻不转缓慢将针压入穴内的针刺方法（图 10-1）］以增强针感，使针感能持续；上睛明穴针刺时，押手拇指或示指将眼球轻轻推向外侧并固定，缓慢垂直进针，得气后行小幅度捻转平补平泻法；其余腧穴针刺得气后按照“虚则补之、实则虚之”的原则施以相应手法；留针 30min。

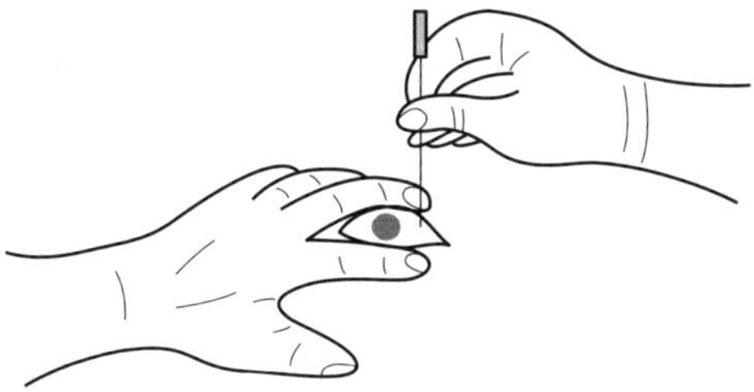

图 10-1 压针缓进法

【疗程】

每日针刺治疗 1 次，每次留针 30min，10 次为 1 个疗程，疗程间休息 2 日后继续进行治疗。

【病案举例】

患者高某，女，31 岁，以“视力下降、视野缩小 4 年余，加重 3 个月”于 2014 年 5 月 20 日就诊。患者自述于 4 年多前无明显诱因逐渐出现视力下降和视野缩小，在夜间或光线暗处时视物模糊不清，伴双眼干涩不适。于医院眼科就诊，诊断：双眼原发性视网膜色素变性。予以对症治疗后症状未见缓解。3 个月前患者视力下降、视野缩小症状较前加重。经介绍至方晓丽教授门诊求助针灸治疗。刻下见：视物模糊不清，自觉眼前有黄色网状物动荡，双眼干涩不适，舌暗，苔薄白，脉弦。专科检查：

视力：右眼 0.15，左眼 0.1。眼底见视盘边界清，弥漫性视网膜色素上皮细胞萎缩。视野：MD 右眼 –25.42dB，左眼 –28.06dB；MS 右眼 13.46dB，左眼 12.4dB，双眼中心暗点、旁中心暗点，双眼普遍敏感度降低。光学相干断层扫描（OCT）：双眼黄斑中心凹变薄（右眼 77μm，左眼 83μm）。ERG：视杆反应及最大混合反应 b 波振幅明显降低（视杆反应 b 波振幅，右眼 15.5μV，左眼 30.1μV；最大混合反应 b 波振幅，右眼 87.9μV，左眼 90.5μV）；振荡电位（OPs）双眼未引出波形；明适应 30Hz 闪烁光 P_1 波振幅，右眼 2.85μV，左眼 986nV。FFA：视网膜呈弥漫性透见荧光，晚期视网膜广泛荧光染色，脉络膜毛细血管灌注减少。西医诊断：双眼原发性视网膜色素变性；中医诊断：高风雀目，气虚血瘀证。治疗以益气活血明目为法。选穴：风池、攒竹、瞳子髎、合谷、外关（左）、神门（右）、足三里（右）、光明（右）、三阴交（左）、照海（左）、太冲穴及头针的双侧枕上旁线、枕上正中线。风池穴针刺得气后行温通针法，押手施以关闭法，向同侧眼球方向推弩，促使针感向上传导，直达眼底，使整个眼球产生热胀感，眼睛湿润。余穴针刺得气后行捻转平补平泻法；治疗 1 次后，患者述视物模糊及双眼眼睛干涩症状均较前好转。在治疗 1 个疗程结束时，患者述双眼干涩不适症状完全消失，双眼视物模糊症状明显好转，复测视力较前无下降，视野无缩小。继续治疗 2 个疗程后患者述视力较前改善，能独自外出。在治疗 3 个疗程结束时，患者视力较前又有改善，自觉视野扩大，眼前黄色网状物遮挡症状消失。专科就诊复查显示：视力：右眼 0.4，左眼 0.25。视野：MD 右眼 –18.33dB，左眼 –19.76dB；MS 右眼 15.28dB，左眼 15.01dB。OCT：双眼黄斑中心凹厚度，右眼 93μm，左眼 101μm。ERG：视杆反应及最大混合反应 b 波振幅较前提高（视杆反应 b 波振幅，右眼 38.3μV，左眼 67.2μV；最大混合反应 b 波振幅，右眼 131.9μV，左眼 120.7μV）；OPs 未引出波形，同前；明适应 30Hz 闪烁光 P_1 波振幅增加，右眼 5.95μV，左眼 2.01μV。FFA 复查基本同前。6 个月后随访，患者双眼视力无下降，视野无缩小。

【按语】

原发性视网膜色素变性是一种慢性进行性损害视网膜色素上皮和光感受器细胞的眼部遗传病，是一种在临床上致盲率较高的、疑难性、难治性眼病。目前西医多采用对症治疗，而中医学对本病的认识较早，认为本病是因先天禀赋不足，后天失养，导致精血亏虚，目失濡润，目络枯涩，玄府渐闭而成。病性应属本虚标实，其中本虚为脾肾亏虚，标实为肝郁、血瘀。《审视瑶函》载："夫目者，五脏六腑之精华，百骸九窍之至宝，洞观万物，朗视四方。"《素问·五脏生成》载："诸脉者皆属于目。"由此可见，双眼之所以能明视万物，分辨五色，离不开经络所输送的五脏六腑之气血津液的濡养。故本病的治疗应在整体观念的指导下，依据辨证配穴以调整脏腑虚实、疏通经络、标本兼治。

本案患者青年女性，因先天不足，不能滋养后天；加之平素饮食不节，损伤脾胃，致脾胃亏虚，气血生化不足，气虚无以行血，久之导致血瘀，瘀血阻滞经络，目失濡养发为本病；治疗应以益气活血明目为法。因肝开窍于目，手阳明大肠经别系目系，故选取手阳明大肠经原穴合谷穴及足厥阴肝经原穴太冲穴以疏利肝胆，化瘀通络；光明穴为足少阳胆经络穴是治疗眼病之经验效穴，配合手少阳三焦经络穴外关以调和气血，养肝明目；手少阴心经循行"上夹咽，系目系"，五轮学说中瞳仁属肾，"阴跷脉者，少阴之别……属目内眦，合于太阳，阳跷而上行"。肾经与阴跷脉交会于照海穴，故取照海穴配合心经原穴神门以交通心肾，养血明目；三阴交穴针刺可补益肝脾肾；脾胃为后天之本，足三里穴为足阳明胃经之合穴针刺可化生气血，补后天之本以益先天之本；头针取双侧枕上旁线及枕上正中线，其深部对应枕叶内侧面纹状区的皮层，针刺可调节视神经以治疗眼疾；风池穴行温通针法能使"气至病所"，可提高疗效。诸穴合用，可补益脾肾、疏肝解郁、活血通络，使目睛能得五脏六腑之精气濡养而明视万物，分辨五色。

【临床研究】

张延菊等将 13 例原发性视网膜色素变性患者采用风池穴温通针法配合远端配穴及头皮针治疗，隔日 1 次，10 次为 1 个疗程，治疗 3 个疗程后通过行视力、视野检查以进行疗效评价；结果显示：治疗 3 个疗程后患者视力较治疗前普遍提高，其中显效 12 只眼（46.15%），有效 8 只眼（30.77%），无效 6 只眼（23.08%），总有效率达 76.92%。同期视野平均光敏感度（MS）及平均缺损（MD）均较治疗前明显改善（$P<0.05$），模式标准差（PSD）未见明显变化（$P>0.05$）。治疗后随访至 6 个月时，视力下降 4 只眼，视力构成及视野 MS、MD、PSD 均较治疗结束时无明显变化（$P>0.05$）。表明温通针法治疗原发性视网膜色素变性可提高视力，扩大视野，对延缓或控制病情发展有一定疗效。

【出处】

张延菊，方晓丽 . 温通针法治疗原发性视网膜色素变性的临床观察［J］. 中国中医眼科杂志，2015，25（4）：259-262.

第六节　视神经萎缩

【概述】

视神经萎缩（optic atrophy，OA）是指外侧膝状体以前的视神经纤维、视网膜神经节细胞（retinal ganglion cell，RGC）及其轴索因各种疾病所致传导功能障碍的一类疾病，根据病因及视盘的形态，视神经萎缩可分为原发性视神经萎缩和继发性视神经萎缩两大类。原发性者病变位于球后，萎缩过程是下行性的，如外伤、球后视神经炎、眶内压迫及遗传性等。继发性者其原发病变在视盘、视网膜或脉络膜，萎缩过程是上行性的，如视神经乳头炎，视神经盘水肿、脉络膜视网膜炎、视网膜色素变性等。临床主要表现为视力显著减退，可进展至完全失明。视野多呈向心性收缩，也可出现中心暗点，扇形缺损和偏盲等。色觉减退，先红后绿。视野改变与视力减退同时进行，瞳孔对光反射迟缓或消失。检眼镜下原发性者视神经乳头颜色苍白，边缘清晰，筛板清楚可见，视网膜血管晚期稍细。继发性者视神经乳头颜色青灰、污秽、边缘模糊、筛板不清，视神经乳头附近血管常伴白鞘。OA 是严重威胁人类健康的致盲性眼病，其病因多样，病机复杂，缺血、青光眼、外伤、炎症、视网膜色素变性、遗传、肿瘤及中毒均能导致视神经损伤进而发生OA。依据其主要临床表现视神经萎缩应归属于中医学“青盲”范畴。

【取穴】

依据郑氏家传配穴秘方：活血明目方（风池、内睛明、球后、攒竹、瞳子髎、肝俞、肾俞）选穴，并依据脏腑辨证与经络辨证等配穴。

主穴：取双侧风池、太阳、瞳子髎、丝竹空穴。

配穴：①气滞血瘀证，加血海、膈俞穴；②肝肾亏虚证，加肝俞、肾俞穴。

【针刺方法】

双侧风池穴行温通针法，在针刺得气后，通过押手与刺手密切配合，使针感向眼区传导，守气1min后缓慢出针，按压针孔。膈俞、肝俞、肾俞穴均向脊柱方向斜刺，得气后肝俞、肾俞穴行补法，膈俞穴行平补平泻法。瞳子髎、丝竹空穴采用“压针缓进法”以增强针感，使针感能持续；其余腧穴针刺得气后按照“虚则补之、实则虚之”的原则施以相应手法；留针30min。

【疗程】

每日针刺治疗1次，每次留针30min，连续治疗5次，休息2日后继续治疗，10次为1个疗程。

【病案举例】

王某，男，30岁，于1993年3月16日就诊。患者自述10天前自觉双眼视力开始下降，呈渐进性，于某西医院眼科就诊，确诊为：视神经萎缩，予以中、西药物治疗（具体不详），疗效欠佳，辗转求助郑魁山教授行针灸治疗。刻下见：双眼视物模糊，且易疲乏；头目疼痛，纳可，二便调，夜寐欠安。查体：神志清楚，言语流利，四肢肌力、肌张力正常。查视力：右眼0.4，左眼0.3；眼底检查：双眼视盘颞侧呈淡黄色，边缘清楚，生理凹陷及视网膜血管正常；双眼视野检查：均有中心暗点；舌淡，苔白，脉缓，尺脉弱。西医诊断：视神经萎缩，中医诊断：青盲，肝肾不足、目失濡养证。治疗予以滋养肝肾，活血明目。治疗选穴：主穴：风池穴；配穴：肝俞、肾俞穴。风池穴针刺得气后行温通针法，押手通过推弩使热胀感传至眼区，守气 1min 后出针，按压针孔。肝俞、肾俞穴用热补法，留针 30min；每日针刺治疗 1 次；治疗 14 次后，复测视力：右眼 0.6，左眼 0.5。治疗 56 次后，患者诉双眼视物模糊、易疲乏及头目疼痛等症状基本消失，测视力：右眼 0.9，左眼 0.9，眼底及视野复查均属正常。

【按语】

OA 既是一个独立的疾病，亦是多种眼病或全身疾病的最终结果；是眼科临床上的疑难病。目前针对 OA 仍没有明确的治疗方案。西医多采用神经营养类药物、扩血管药物、大剂量激素、干细胞移植与神经移植等疗法，但费用高，临床疗效难以持久。中医学认为“青盲”的发生多因邪毒外袭、七情所伤、头目撞击、重物压迫后所致，或因先天禀赋不足、胎受风邪毒侵、饮食不当、失血过多、脉络中风闭塞、酒色过度、目力过劳后导致。高风内障、青风内障或绿风内障、暴盲等也可演变或发展成为本病。中医学多采用脏腑辨证与经络辨证等多种辨证方法相结合的方法，通过辨证选穴进行治疗。《针灸甲乙经》载：“青盲，商阳主之”“青盲，远视不明，承光主之”“青盲无所见……瞳子髎、巨髎主之”。《千金要方》载：“商阳、巨髎、上关、承光、瞳子髎、络却，主青盲无所见。”郑魁山教授认为本病多因失血过多，外感风邪，饮食劳倦，忧思郁结，气血不能上荣于目所致。

本案患者中年男性，先天不足；后天过度劳累，损伤脾胃，脾胃虚弱，气虚生化不足，故后天失养，无以滋养先天，久之导致肝肾亏虚，目失所养而发为本病。治疗选取风池穴施以温通针法，使针感传导至眼区以疏通经络；并依据辨证配肝俞、肾俞穴以滋补肝肾，使精气上承，目有所养，故获良效。

【临床研究】

田小刚将 60 例气滞血瘀型视神经萎缩患者按 1∶1 的随机原则分为观察组 30 例（52 眼）和对照组 30 例（57 眼），对照组予以复明片 4~6 片口服，3 次 /d；灯盏花素 50mg 静脉滴注，1 次 /d 治疗。观察组采用郑氏“温通针法”进行治疗，每日针刺治疗

1次。2组均治疗7天为1个疗程，在治疗4个疗程后进行疗效评定。结果显示：观察组治疗前后视力比较，差异有统计学意义（$P<0.05$），治疗后观察组与对照组视力比较，差异亦有统计学意义（$P<0.05$）。观察组视野显效27眼，好转16眼，无效9眼，有效率为82.69%；对组视野显效17眼，好转5眼，无效25眼，有效率56.14%。2组总有效率比较差异有统计学意义（$P<0.05$）。P_{100}波潜伏期、振幅观察组治疗前后比较，差异有统计学意义（$P<0.05$）；治疗后观察组与对照组比较，差异亦有统计学意义（$P<0.05$）。表明郑氏"温通针法"能显著提高气滞血瘀型视神经萎缩患者的视力，能拓宽其视野，改善其视觉功能。

【出处】

田小刚.郑氏"温通针法"治疗气滞血瘀型视神经萎缩疗效观察[J].西部中医药，2018，31（4）：99-101.

第七节　糖尿病眼底出血

【概述】

糖尿病眼底出血属于糖尿病视网膜病变（diabetic retinopathy，DR），是糖尿病常见的慢性并发症之一。其临床表现是视网膜血管破裂出血，以微血管瘤出血、棉絮斑、硬性渗出、黄斑水肿、毛细血管闭塞、最终新生血管形成为特征。随着病变发展而有不同程度的视力障碍，甚至失明，严重影响患者的生活质量。依据其主要临床表现糖尿病眼底出血应归属于中医学"消渴内障"范畴。

【取穴】

依据郑氏家传配穴秘方：活血明目方（风池、内睛明、球后、攒竹、瞳子髎、肝俞、肾俞）选穴，并依据脏腑辨证与经络辨证等配穴。

主穴：风池、太阳、睛明、攒竹、瞳子髎、球后、合谷穴。

配穴：①气虚血瘀证，加足三里、膈俞穴；②阴虚血瘀证，加三阴交、血海穴；③阴虚火旺证，加照海、三阴交穴。

【针刺方法】

风池穴行温通针法，即嘱患者取坐位，押手拇指切按穴位，刺手持 0.25mm × 40mm 的一次性无菌针灸针向同侧目内眦方向快速刺入穴内，候气至，通过押手与刺手密切配合，使针感向患侧眼区传导，守气 1min 后缓慢出针，按压针孔。内睛明穴施以“压针缓进法”，用押手的示指及中指相互配合使得上、下眼睑分开，在靠近眼球鼻侧泪阜边缘半月形皱襞处，刺手缓慢进针 15~20mm，不做任何捻转或提插手法，不留针。攒竹穴施以“喜鹊登梅法”，术者押手紧按患者上眼眶下缘，刺手缓慢向下刺入 15~20mm，待患者产生得气感时，刺手拇、示二指持针柄，中指推垫针体，促使针柄、针体、针尖上下摆动，使得针感连续传到眼内后，然后缓慢出针，按压针孔。其余腧穴针刺得气后按照“虚则补之、实则虚之”的原则施以相应手法；留针 30min。

【疗程】

每日针刺治疗 1 次，每次留针 30min，连续治疗 5 次，休息 2 日后继续治疗，10 次为 1 个疗程。

【病案举例】

王某，女，54 岁，职员，既往有 2 型糖尿病病史 16 年，血糖控制欠佳。此次主因“左眼视物模糊、视力下降 3 天”于 2016 年 5 月 21 日于某医院眼科就诊，诊断为：糖尿病眼底出血（左），先后予以中、西药物治疗（具体不详），患者左眼视物模糊、视力下降好转，为进一步康复求助针灸治疗。刻下见：左眼视物模糊，伴疼痛不适，自觉有条状物影响视力和视野，烦躁，全身倦怠无力，纳少，大便略干，夜寐欠安。查体：神志清楚，言语流利，四肢肌力、肌张力正常。舌紫暗、苔薄白，脉弦细。辅助检查：视力：右眼 1.2，左眼 0.7；眼底：玻璃体轻度混浊。血常规：RBC 4.2×10^{12}/L，HGB 120g/L，WBC 8.1×10^{9}/L，N 79%；PLT 215×10^{9}/L；查凝血四项：出血时间 90s，凝血时间 1min。查餐后随机血糖：17mmol/L。西医诊断：糖尿病眼底出血（左），中医诊断：视瞻昏渺，气虚血瘀证。治疗以益气健脾，活血化瘀为法。取穴：主穴取左侧风池、颅息、角孙穴，配穴取左侧睛明、太阳、攒竹、四白、合谷穴及双侧足三里、三阴交、太冲穴；风池、颅息、角孙穴施以郑氏温通针法，针刺得气后，押手拇指通过推努使针感向眼底传导；针刺睛明穴采用“压针缓进法”，得气后缓慢出针；太阳、攒竹、四白、合谷穴针刺得气后行捻转平补平泻法；足三里、三阴交穴用捻转补法；太冲穴用捻转泻法。风池穴及睛明穴均不留针，其余穴位留针 30min，每日针刺治疗 1 次，每周治疗 5 次，休息 2 日后继续治疗。在治疗 10 次后。患者诉左眼视物模糊较前明显好转，视力有所恢复；继续按原方案针刺治疗 20 次时，患者自述左眼视物清楚，视力较前又有改善，于眼科复查：视力：右眼 1.2，左眼 1.0；眼底：玻璃体混浊明显改善，患者自觉乏力等症状亦明显改善。故停止治疗而恢复工作，3 个月后随访患者状况良好。

【按语】

糖尿病眼底出血西医学认为其主要病因为糖尿病自身发展中视网膜毛细血管发生改变致血管扩张，管壁结构发生改变，血管内液体从管壁渗出，进入视网膜而发生出血现象。中医学认为本病的发生原因主要为疾病发展过程中津液亏虚，燥热内生，导致气阴两虚，气虚无力推动使血行不畅，瘀血内停，致血不循经溢于脉外而发生眼底出血。其病性多属本虚标实，即气阴两虚为本，瘀血内停为标。治疗应以益气养阴、化瘀活血为法。

本案患者中年女性，患消渴病多年，耗伤气阴，气虚统摄无权则血溢脉外，瘀血内停，精血不能上荣于目所致。治疗选取风池、颅息、角孙穴施以温通针法，使针感向眼底方向传导以祛瘀通络；太阳穴针刺以通络明目，改善患者的视力及视神经功能；睛明穴是治疗眼病验穴，具有疏风清热、通络明目的作用，因该穴位于眼球附近，血管丰富，郑魁山教授结合自身多年临床经验，自创“压针缓进法”针刺睛明穴，操作时须押手与刺手相互配合，该方法具有能使医者进针准确，使患者感觉相对舒适，使针刺时针下得气较快等优点，可疏通眼部气血，有助于眼底瘀血消散；攒竹穴位于眶上动、静脉的分支处，具有清热明目、祛风通络的功效；手阳明大肠经之原穴合谷配以足太阴脾经之三阴交以益气养阴、活血化瘀；足三里穴为足阳明胃经之合穴，针刺可健运中焦，促进气血化生；因肝开窍于目，故选取足厥阴经之原穴太冲穴，针刺施以捻转泻法以解郁泻热；诸穴相配，共奏活血祛瘀、通络明目之功。

【临床研究】

乔翔等将34例糖尿病眼底出血患者给予口服降糖药或者注射胰岛素等基础治疗以确保血糖控制在正常范围内，在此基础上选取风池、太阳、睛明、攒竹、三阴交、合谷穴行针刺治疗，其中风池穴用“过眼热”针法，太阳穴行“热补法”针法，睛明穴采用“压针缓进法”，攒竹穴采用“喜鹊登梅”针法，余穴用平补平泻法，每天治疗1次，6次为1个疗程，疗程间休息1d。均治疗4个疗程后观察治疗前后中医症状积分、眼底病理检查结果及视力改善情况以评定疗效。结果显示：治疗后34例（68只患眼）患者视力、中医症状积分、眼底微血管瘤和出血点数均较治疗前明显改善（$P<0.05$）；治疗后总有效率为88.2%；随访时患者视力、中医症状积分、眼底病理改变均较治疗前明显改善（$P<0.05$），且都稳定在治疗结束时的水平（$P>0.05$）。表明“过眼热”针法治疗糖尿病眼底出血能够改善症状，促进眼底出血的吸收、提高视力。

【出处】

乔翔，杜小正，刘雪，等．郑氏“过眼热”针法治疗糖尿病眼底出血临床观察［J］．中国针灸，2019，39（8）：849-852.

第八节　动眼神经麻痹

【概述】

动眼神经麻痹（oculomotor palsy，OP）是由多种病因导致以上睑下垂、眼球运动功能受限及可能伴有瞳孔功能受损的一类疾病。动眼神经即第Ⅲ对脑神经，含躯体运动及内脏运动纤维，支配同侧的内直肌、上直肌、下直肌、下斜肌、提上睑肌及瞳孔括约肌。损伤后可出现相应的功能障碍，如上睑下垂，眼球内收、上转、下转障碍及患侧瞳孔散大等。患者主诉双眼水平及垂直复视、眼睑下垂及患侧眼视近物模糊(瞳孔散大)。动眼神经麻痹的主要病因包括颅内动脉瘤、外伤、微血管功能障碍、炎症、海绵窦病变、脑干病变等。有研究显示本病发病率约占眼神经麻痹的28%。西医在治疗OP上采用手术或大剂量激素冲击疗法、营养神经、改善循环、扩张血管等方法,但药物靶向治疗效果欠佳,难以解决根本问题。

本病属中医学“上胞下垂”“目偏视”等范畴。上胞下垂亦称上睑下垂、睑废、睢目、睑皮重缓等。临床上主要表现为上睑不能上举或力量不足,常单眼或双眼受累,在自然平视时,上睑覆盖角膜上缘2mm以上,更甚者遮盖部分或全部瞳仁而影响视力,患眼上睑沟消失,睁眼时抬眉、皱额,双侧上睑下垂有仰视现象。中医学认为本病多为风邪外袭筋脉,筋脉弛缓,或脾虚气弱,气血不足,血不荣筋,筋肉失养,弛缓不用所致。

【取穴】

依据郑氏家传配穴秘方:活血明目方(风池、内睛明、球后、攒竹、瞳子髎、肝俞、肾俞)选穴,并依据脏腑辨证与经络辨证等配穴。

主穴:双侧风池、百会、阳白、攒竹、鱼腰、太阳穴。

配穴:①脾虚气弱证,加足三里、脾俞、胃俞、气海穴;②肾精亏虚证,加关元、肾俞、三阴交穴;③风痰阻络证,加丰隆、太冲、申脉穴。

【针刺方法】

风池穴行温通针法,针刺得气后,通过押手与刺手密切配合使针感向眼区传导,守气1min后缓慢出针,按压针孔。头针针刺时,选用0.25mm×40mm的一次性无菌针灸针,使针体与头皮呈15°角刺入,再沿帽状腱膜刺入10~20mm,行捻转平补平泻法。阳白穴透刺鱼腰穴与攒竹穴透刺鱼腰穴交替选用,得气后行捻转平补平泻法,其余腧穴针刺得气后,按照“虚则补之、实则虚之”的原则施以相应手法。

【疗程】

每日针刺治疗1次,每次留针30min,连续治疗5次,休息

2 日后进行治疗，10 次为 1 个疗程。

【病案举例】

1. 朱某，女，25 岁，干部，因“双上眼睑抬起无力 1 年余”于 1995 年 11 月 8 日就诊。患者于 1994 年 7 月在工作中出现头昏、多汗、烦躁症状，休息后上述症状缓解。于当晚出现双眼睑沉重，次日晨起出现双眼睑抬起困难，于当地职工医院眼科就诊，考虑：结膜炎，予以抗生素口服及抗生素眼药外用治疗数日（具体不详），逐渐出现双眼上睑完全松弛妨碍视物，遂至另一医院眼科就诊，诊断：动眼神经麻痹，予以口服药物治疗（具体不详），双眼上睑下垂症状改善，但停药后症状再次出现。故找郑魁山教授寻求针灸治疗。查体：神志清楚，精神弱，言语流利，双眼上睑下垂，舌淡，苔白，脉缓。西医诊断：动眼神经麻痹，中医诊断：胞睑无力，辨证为气虚湿阻证，治疗以益气健脾、利湿化浊、通络开窍为法。取穴：主穴取双侧风池、阳白、攒竹、鱼腰、太阳穴，配穴取双侧足三里、脾俞、肝俞、申脉穴。双侧风池穴均用温通针法；阳白穴透鱼腰穴与攒竹穴透鱼腰穴交替选用，阳白、攒竹、鱼腰、太阳穴针刺得气后用捻转平补平泻法，脾俞、肝俞针刺得气后均行捻转补法，守气 1min 后出针，不留针。每日针刺治疗 1 次，每次留针 30min，在针治 1 次后，患者诉头脑清爽，双眼能睁开，嘱患者停服所有药物。继续按此法治疗 4 次后，患者双上眼睑能轻微抬起；在治疗至第 15 次时，患者双上眼睑能完全抬起；但仍觉双上眼睑不能随意控制；继续治疗 10 次后患者双上眼睑下垂症状完全恢复正常。2 个月后随访，患者未诉不适。

2. 患者秦某，女，42 岁，2019 年 4 月 2 日初诊。左侧上眼睑浮肿下垂，掩盖全部瞳仁，不能自行提起，无力睁眼，影响视物已 2 年，于当地医院眼科、神经内科就诊，经行相关检查（具体不详），诊断为：动眼神经麻痹，予以口服药物（具体不详）治疗后，上述症状未见改善，建议行针灸治疗；故来诊。刻下见：左眼上睑下垂，轻度浮肿，无力提举，平素乏力，纳可，大便排下费力，1~2 次 /d，夜寐欠安。舌暗淡，苔薄白，脉缓。西医诊断：动眼神经麻痹，中医诊断：上胞下垂，脾虚气弱证。采用补脾升阳益气之法治之。

选穴：风池、阳白、丝竹空、攒竹、合谷、足三里、三阴交、太冲、申脉穴，其中风池穴行温通针法，使针感传导至眼区，足三里、三阴交穴行捻转补法；余穴行捻转平补平泻法，每日针刺治疗 1 次，每次留针 30min，针刺治疗 4 次后，眼睑浮肿渐消；针刺治疗 10 次时，眼能睁开；针刺治疗 22 次即愈。3 个月后随访，患者状况良好，无不适。

【按语】

动眼神经麻痹是眼科临床常见病之一，早在《灵枢·经筋》载："太阳为目上网，阳明为目下网。"《类经》又云："网，网维也，所以约束目睫，司开合者也。"依据经络辨证，上、下眼睑分别归属太阳、阳明经，且与足少阳之经筋关系密切。太阳、阳明、少阳之筋结聚于眼及其四周，共同支配着眼睑的开合。眼睑在五轮学说中统属于脾，脾主肌肉，如脾虚肌肉弛纵或脾胃虚弱，气虚不足，卫外不固，外邪侵袭，筋脉失和，均可致上胞下垂而发为本病。《诸病源候论·目病诸候》指出本病因"血气虚，则肤腠开而受风，客于睑肤之间"所致。因此，本病治疗应采用脏腑辨证与经络辨证相结合，整体与局部相结合。以上 2 例患者均为外邪侵袭，筋脉失和而发病，治疗当以健脾益气，祛风通络为法；应选取眼周腧穴，如阳白、丝竹空、攒竹、太阳、睛明等以疏通眼部经气；依据辨证选取足三里、三阴交穴进行针刺，并施以捻转补法以培补后天之本，鼓动卫气，升提眼肌；所选风池穴归属于足少阳胆经，依据经脉循行，"胆足少阳之脉起于目锐眦……，其支者……至目锐眦后"。且眼睑与足少阳之经筋关系密切；故风池穴是治疗眼疾之要穴，在风池穴施以温通针法，使针感传导至眼部，可增强眼睑肌肉的兴奋性以提高疗效；同时，可激发少阳、阳维、阳跷脉之经气，使其主司眼睑开合之功能恢复正常，从而能起到较好的疗效。

【临床研究】

王建文等对 38 例单侧动眼神经麻痹的患者采用温通针法进行治疗，选取风池、光明、太冲、合谷穴针刺得气后行温通针法，风池穴不留针，余穴留针 30min；睛明、球后穴针刺得气后留针，但不操作手法；太阳、头临泣、申脉、照海穴针刺得气后行平补平泻法，均留针 30min；每天治疗 1 次，每周治疗 6 次，休息 1 天后继续治疗，7 天为 1 个疗程，均治疗 5 个疗程。通过在治疗前、后分别测量患者健侧、患侧睑裂大小，眼球水平运动距离，瞳孔直径评定其疗效，数据测量使用游标卡尺（精确到 0.1mm）。结果显示：在治疗 5 个疗程后总有效率为 86.8%。表明温通针法治疗动眼神经麻痹疗效肯定，能显著增大其眼裂、恢复其眼球水平运动距离、缩小其扩大的瞳孔直径。

【出处】

王建文，张爱霞，黄生辉，等．温通针法治疗单侧动眼神经麻痹 38 例疗效观察［J］．云南中医中药杂志，2019，40（3）：60-61.

第十一章 精神科病症

抑郁障碍

【概述】

抑郁障碍（depressive disorder）是指各种原因引起的以显著而持久的心境低落为主要临床特征的一类心境障碍疾病。临床上主要表现为心境低落，与其处境不相称，可以从闷闷不乐到悲痛欲绝，甚至发生木僵，部分患者会出现明显的焦虑和运动性激越，严重者可以出现幻觉、妄想等精神病性症状。依据其主要临床表现本病应归属于中医学“郁证”范畴。

【取穴】

依据郑氏家传配穴秘方：顺气降逆方与清心安神方（巨阙、内关、丰隆、公孙、膻中、天突、冲门）选穴，并依据脏腑辨证与经络辨证等配穴。

主穴：风池、百会、上星、膻中、内关、太冲穴。

配穴：①肝郁气滞证，加肝俞、合谷穴；②气郁化火证，加阳陵泉、行间穴；③心脾两虚证，加心俞、脾俞、足三里穴；④阴虚火旺证，加太溪、照海穴。

【针刺方法】

风池穴行温通针法，针刺得气后，通过押手与刺手密切配合，使针感向头顶及同侧太阳穴方向传导，守气 1min 后缓慢出针，按压针孔。上星穴透刺百会穴，得气后行捻转补法；太冲穴针刺得气后行泻法；其余穴位按照“虚则补之，实则泻之”的原则施以相应手法；除风池穴外，所有腧穴均留针 30min。

【疗程】

每日针刺治疗1次，每次留针30min，连续治疗5次，休息2日后继续治疗，10次为1个疗程。

【病案举例】

患儿付某，男，8岁。主因“表情淡漠、沉默寡言4年，加重2年余”于2006年3月6日初诊。患儿于4年前因惊恐过度后出现寡言少语，表情淡漠，对周围事物漠不关心；上述症状逐渐加重，并出现烦躁易怒。遂由家长带领至某西医医院精神卫生科就诊，诊断为抑郁症，予以西药治疗（具体不详），患儿家长考虑副作用多，未给患儿服用。后经介绍来我科求助针灸治疗。刻下见：表情淡漠、沉默寡言，对周围事物漠不关心，乏力，烦躁易怒，纳少，大便先干后稀，1~2次/d，小便黄，入睡困难，夜间常有惊醒。舌暗，苔白腻，脉弦细。西医诊断：抑郁症。中医诊断：郁证，心胆气虚兼肝郁型。治以健脾益气、疏肝安神为法，选穴：风池、百会、四神聪、神庭、内关、合谷、足三里、太冲。风池穴针刺得气后行温通针法，使针感向头顶部传导，守气1min后缓慢出针，按压针孔；百会、足三里针刺得气后行补法；太冲针刺得气后行泻法；余穴行平补平泻法；每日治疗1次，每次留针30min，每周治疗5次。治疗1个疗程后，患儿烦躁、夜间惊醒及乏力症状明显好转。继续治疗2个疗程后患儿能主动与人交流，夜间熟睡后未再惊醒，可阅读画本；改为每周针治3次继续治疗，续治2个疗程后患者正常上学学习。

【按语】

郁证是由于情志不舒，气机郁滞所引起的一类病证。主要表现为心情抑郁，情绪不宁，胁肋胀痛，或易怒善哭，以及咽中如有异物梗阻，失眠等各种复杂症状。本病发生主要是由于情志所伤，肝气郁结，逐渐引起五脏气机不和所致。但主要是肝、脾、心三脏受累以及气血失调而成。

本案患儿，因惊恐过度发病，惊则气乱，气机逆乱，肝气郁结，故见烦躁易怒；惊恐伤神，心神不安，则表情淡漠、沉默寡言；治疗选取风池穴属足少阳胆经，针刺得气后施以温通针法可镇静安神、清利头目；百会、四神聪、神庭健脑宁神；足三里健运中焦，以促进气血化生；太冲为肝经原穴，原穴是脏腑元气输注之处，“五脏有疾，当取之十二原”，针刺得气后行泻法以疏肝解郁；内关穴为八脉交会穴，通于阴维脉，针刺可宁心安神。以上腧穴合用，可健脾益气，疏肝安神，故疗效显著。

【临床研究】

赵耀东等将90例甘肃岷县、漳县地震后抑郁症患者随机分为3组，温通针法组、常规针刺组和护理组，每组各30例。护理组采用心理护理；温通针法组与常规针刺组在针刺治疗时，主穴都取百会、四神聪、风池、神门、阳陵泉、太冲、三阴交穴，常规针刺组所有腧穴均采用常规针刺治疗，温通针法主穴行温通针治疗，配穴行常规针刺治疗。2组均每日针刺治疗1次，每次留针30min，其间15min行针1次，10次为1个疗程，疗程间休息2天；2组均治疗3个疗程后进行疗效评定。结果显示：温通针法组治愈率与常规针刺组相比，差异有统计学意义（$P<0.01$），与护理组相比，差异有显著性意义（$P<0.001$）；3组汉密尔顿抑郁量表（HAMD）评分，治疗后均较治疗前降低，但温通针法组明显优于常规针刺组（$P<0.05$）和护理组（$P<0.01$）。表明温通针法治疗地震后抑郁症的疗效优于常规针刺治疗及基础护理。

【出处】

赵耀东，韩豆瑛，郭霞．温通针法治疗地震后抑郁症：随机对照研究[J]．中国针灸，2014，34(8)：755-758.

第十二章
皮肤科病症

第一节　带状疱疹

【概述】

带状疱疹（herpes zoster，HZ）是由长期潜伏在脊髓后根神经节或脑神经节内的水痘-带状疱疹病毒（varicella-zoster virus，VZV），经再激活引起的一种在皮肤上突然出现簇集成群的水疱，并伴有剧烈疼痛的急性疱疹性皮肤病。是皮肤科常见病，以沿单侧周围神经分布的红斑、水疱，并常伴明显的神经痛为特征。本病好发于胸胁部、腰肋部，也见于颜面部、颈项部与腿部，多沿一侧周围神经分布区域出现，呈带状分布。多见于年龄较大、免疫抑制或免疫缺陷等人群，严重影响患者生活质量。依据其主要临床表现本病应归属于中医学“蛇串疮”“缠腰火丹”“火带疮”等范畴。

【取穴】

依据郑氏家传配穴秘方：泻热祛毒方（大椎、身柱、灵台、筋缩、脊中、命门、腰阳关、腰俞、膻中、玉堂）选穴，并依据脏腑辨证与经络辨证配穴。

主穴：双侧夹脊穴、病变局部、百会、大椎、内关、合谷、太冲穴，龙眼穴（经外奇穴，握拳时，在手小指尺侧第2、3骨节之间，横纹尽头取穴）。

（1）辨证配穴：①脾虚湿蕴证，加中脘、足三里、阴陵泉穴；②肝经郁热证，加行间穴、阳陵泉穴；③气滞血瘀证，加血海、膈俞穴。

（2）依据疱疹出现部位配穴：①颜面部疱疹，加太阳、风池穴；②胸胁部疱疹，加支沟；③腰腹部疱疹，加委中、三阴交。

【针刺方法】

如疱疹出现在胸胁部或腰部可在大椎穴行温通针法，即嘱患者取正坐位或俯卧位，押手拇指或示指切压穴位，刺手持0.25mm×40mm的一次性无菌针灸针，针尖朝向腰骶部，快速刺入穴内，候气至，通过押手与刺手密切配合，使针感沿脊柱向腰骶部方向传导，守气1min后缓慢出针，按压针孔。如疱疹出现在颜面部，则在患侧风池穴行温通针法，操作方法同大椎穴，刺手与押手配合使针感向病变部位传导。如疱疹出现在上肢部位，则在患侧天宗穴行温通针法，使针感沿上肢传导。龙眼穴采用点刺放血。其余穴位按照“虚则补之，实则泻之”的原则，针刺得气后施以相应手法；留针30min。

【疗程】

每日针刺治疗1次，每次留针30min，连续治疗5次，休息2日后继续治疗，10次为1个疗程。

【病案举例】

沈某某，女，63岁，职员，主因“左侧胸胁部疼痛伴疱疹3天”于2018年8月20日初诊。患者自述发病前1周因过度劳累，出现睡眠差、纳食不香、乏力等症状。3天前出现左侧胸胁部皮肤瘙痒、疼痛，次日晨起出现大小不等的疱疹，最大的如黄豆大小，疱内浆液透明，疱壁松弛，簇集成群，呈带状分布，口淡不渴，纳食不香，乏力，大便不成形，夜寐欠安。舌质暗淡，苔白腻，脉滑。西医诊断：带状疱疹，中医诊断：蛇串疮，脾虚湿蕴。治疗以健脾利湿、活血祛瘀为法；取穴：双侧夹脊穴、病变局部、百会、大椎、内关、合谷、太冲、中脘、足三里、阴陵泉；其中大椎、足三里针刺得气后行温通针法，即在大椎穴行温通针法，使针感沿脊柱向腰骶部方向传导；在足三里穴行温通针法，使针感向腹部方向传导；中脘穴针刺得气后行捻转补法；余穴针刺得气后行捻转平补平泻法；在疱疹部位采用围刺法；在疱疹皮损上可用丛针扬刺法出血，不留针，先刺疱疹开始部位，后刺疱疹的尾端，俗称“掐头断尾”。针刺治疗每日1次，每次留针30min；龙眼穴点刺放血2~3滴，每周2次。治疗4次后。疼痛明显减轻，疱疹部分已干燥结痂。如法续治10次后，疼痛基本消失，大部分疱疹已结痂。改为每周治疗3次，再治疗2周后，疼痛完全消失，疱疹痂均脱落，皮损完好，疾病痊愈，故停治。

【按语】

本病多因情志内伤，肝气郁结，郁久化火，肝经火毒蕴积，夹风邪上窜头面而发；或夹湿邪下注，发于阴部及下肢；火毒炽盛者多发于躯干。年老体弱者，常因血虚肝旺，湿热毒蕴，导致气血凝滞，经络阻塞不通，以致疼痛剧烈，病程迁延。总之，本病初期以湿热火毒为主，后期则以正虚血瘀兼夹湿邪为患。临床主要辨证为：肝经郁热型、脾虚湿蕴型、气滞血瘀型。治疗应以清热利湿、行气止痛为主要治法。初期以清热利湿为主，后期以活血、通络、止痛为主，虚者以扶正祛邪与通络止痛并用。

本案患者老年女性，脾胃亏虚，脾虚运化无力，久之则致水湿停聚，发病前过度劳累，耗伤气血，气虚则血瘀，湿邪夹杂瘀血阻滞经络发为本病。治疗在大椎穴行温通针法以振奋阳气，祛瘀通络；足三里穴行温通针法，并配中脘穴以健运中焦；针刺阴陵泉以健脾利湿；手阳明大肠经之原穴合谷配足厥阴肝经之原穴太冲以调畅气机、调和气血；针刺百会、内关调神以镇痛。疱疹皮损上行丛针扬刺法出血则给邪以出路，以泻其邪；疱疹周围围刺法在于疏通局部经络，活血止痛；龙眼穴点刺放血法为治疗带状疱疹的验穴。诸穴合用、诸法配合，共奏健脾利湿、活血祛瘀，通络止痛，故疗效显著。

【临床研究】

黄继升等将80例脾虚湿蕴型带状疱疹患者随机分为温通组和药物组，每组各40例。温通组选取双侧中脘、天枢、阴陵泉、足三里、后溪及皮损局部为主穴，双侧三阴交、地机、阳陵泉、血海、合谷、夹脊穴为辅穴。采用温通针法治疗，每日针刺治疗1次，每次留针30min。药物组予以盐酸伐昔洛韦片0.3g口服，2次/d，及甲钴胺胶囊0.5mg口服，3次/d治疗，2组均以1周为1个疗程，疗程间休息1日后继续治疗，均治疗2个疗程后，采用VAS疼痛评分量表、带状疱疹综合疗效评分以及后遗神经痛的发生率进行疗效判定；结果显示：温通组的总有效率、VAS评分、后遗神经痛的发生率以及带状疱疹综合疗效评分与药物组相比，差异均有统计学意义（$P<0.05$）。表明温通针法在改善带状疱疹疼痛、预防后遗神经痛的发生等方面均优于口服药物。

【出处】

黄继升，谢小强．郑氏“温通针法”治疗脾虚湿蕴型带状疱疹 40 例[J]．中医外治杂志，2019，28（1）：46-48.

第二节　带状疱疹后遗神经痛

【概述】

带状疱疹后神经痛（postherpetic neuralgia，PHN）是指带状疱疹（herpes zoster，HZ）皮疹愈合后持续 1 个月及以上的疼痛，是带状疱疹最常见的并发症。PHN 是最常见的一种神经病理性疼痛，可表现为持续性疼痛，也可缓解一段时间后再次出现。疼痛性质呈多样，可为烧灼样、电击样、刀割样、针刺样或撕裂样。可以是一种疼痛为主，也可以多样疼痛并存。疼痛特征主要表现为：①在没有任何刺激情况下，在皮疹分布区及附近区域出现疼痛，即自发痛。②对疼痛反应增强或延长，即痛觉过敏。③在接触衣服或床单等轻微触碰或温度的微小变化可诱发疼痛，即痛觉超敏。④疼痛部位常伴有一些感觉异常，如紧束样感觉、麻木、蚁行感或瘙痒感，也可出现客观感觉异常，如温度觉和振动觉异常，感觉迟钝或减退；即感觉异常。依据其主要临床表现本病应归属于中医学“蛇丹愈后痛”范畴。

【取穴】

依据郑氏家传配穴秘方，疏经镇痛秘方（风池、百会、头维、太阳、合谷）选穴，并依据脏腑辨证与经络辨证配穴。

主穴：百会、夹脊穴、内关、合谷、阳陵泉、丘墟、阿是穴。

（1）辨证配穴：①气滞血瘀证，加膻中、太冲、膈俞穴；②气虚血瘀证，加气海、血海、足三里穴；③瘀血阻络证，加血海、膈俞穴。

（2）依据疱疹遗留神经痛的部位配穴：①颜面部疱疹，加太阳、风池穴；②胸胁部疱疹，加支沟穴；③腰腹部疱疹，加委中、三阴交穴。

【针刺方法】

如疱疹出现在上肢部位，则在患侧天宗穴行温通针法，即嘱患者取正坐位，押手拇指或示指切压穴位，刺手持 0.25mm × 40mm 的一次性无菌针灸针，快速刺入穴内，候气至，通过押手与刺手密切配合，使针感沿上肢方向传导，守气 1min 后缓慢出针，按压针孔。如疱疹出现在颜面部，则在患侧风池穴行温通针法，操作方法同天宗穴，使针感传导至颜面部。如疱疹出现在胸胁部或腰部可在大椎穴行温通针法，操作方法同天宗穴，使针感沿脊柱向腰骶部方向传导。其余穴位按照“虚则补之，实则泻之”的原则，针刺得气后施以相应手法；留针 30min。

【疗程】

每日针刺治疗 1 次，每次留针 30min，连续治疗 5 次，休息 2 日后继续治疗，10 次为 1 个疗程。

【病案举例】

患者陈某，男，67 岁。主因“左胁部疼痛 4 月余”于 2018 年 3 月 12 日就诊。患者自述 4 个月前无明显诱因出现左胁部疼痛，并伴有簇集成群的水疱，于某西医院皮肤科就诊，诊断为“带状疱疹”，予以伐昔洛韦及甲钴胺片口服治疗后，局部皮肤疼痛好转，疱疹逐渐结痂，约 20 天后疱疹结痂消退，局部皮肤完好，遗留色素沉着，但左胁部仍疼痛，且夜间为甚。为进一步治疗来我科。刻下见：左胁部局部皮肤可见疱疹愈合后色素沉着，伴灼热、抽痛，夜间尤甚，大便干，2~3 日一行，小便可，夜寐欠安。查体：疼痛部位分布在左乳下，沿 T_4~T_7 神经分布斜形放射至季胁部。舌红，苔薄白，脉弦细。西医诊断：①带状疱疹后遗神经痛；②失眠。中医诊断：胁痛病，气阴两虚，瘀血阻络。治疗以益气养阴，通络止痛为法。主穴：大椎、膈俞、血海、足三里、三阴交，配穴：百会、内关、合谷、太冲、取 T_4~T_7 相应节段的夹脊穴，局部皮肤围刺。大椎穴行温通针法，使针感沿脊柱向腰骶部方向传导，足三里、三阴交、血海穴针刺得气后行捻转补法，余穴针刺得气后行捻转平补平泻法，针刺治疗每日 1 次，每次留针 30min；治疗 5 次后皮肤热感消失，夜间疼痛减轻，睡眠明显改善。守上法继续治疗 10 次,局部皮肤日间疼痛基本消失,夜间疼痛明显减轻,续治 5 次后疼痛消失而停止治疗。

【按语】

带状疱疹后神经痛或带状疱疹,其病位均在皮部,即经络系统之孙络和浮络;带状疱疹后神经痛的基本病机为病邪郁滞于孙络及浮络,而孙络及浮络为卫气营血外达之通路,气血欲行而邪阻之,正邪相争致疼痛发作,故多属血瘀证。本病亦与流连未尽的火热之邪关系密切,因营行脉中,卫行脉外;因此,皮部孙络既有卫阳,也有营阴,入夜阳气入于营阴,阳气与营中的热邪相合,则热邪益盛,故本病多表现为夜间痛甚。此外,若热邪耗伤营血,致血虚生风,故本病常表现为皮肤瘙痒。

本案患者为老年男性,疱疹消退后局部皮肤色素沉着、疼痛,夜间为甚,结合其舌红、大便干,是为热邪未尽,滞留于孙络,伤及营阴,热灼津液,营血运行不畅,阻滞络脉而生痛。治疗以益气养阴,通络止痛为法,选取足三里、三阴交、血海穴针刺得气后用捻转补法以益气养阴;大椎穴行温通针法旨在振奋阳气,合谷、太冲调畅气机,膈俞活血祛瘀,百会、内关安神,局部围刺以通络止痛。

【临床研究】

李民兰等将门诊、住院确诊为带状疱疹后遗神经痛的患者 84 例,选取患处经穴为主,采用温通针法治疗;针刺治疗每日 1 次,7 日为 1 个疗程,治疗 2 个疗程后进行疗效评定。结果显示:84 例 PHN 患者中,痊愈 50 例,好转 18 例,无效 16 例,总有效率为 80.9%。

【出处】

李民兰,刘建玉.郑氏温通针法治疗带状疱疹后遗神经痛 84 例[C]//. 2017 世界针灸学术大会暨 2017 中国针灸学会年会论文集,2017:631.

第三节 慢性荨麻疹

【概述】

荨麻疹是由于皮肤、黏膜小血管扩张及渗透性增加出现的一种局限性水肿反应,临床表现以皮肤、黏膜反复出现瘙痒性风团为特征的过敏性皮肤病，约20%的患者伴有血管性水肿。慢性荨麻疹是指风团每天发作或间歇发作，持续时间大于6周。荨麻疹是常见皮肤病，在我国荨麻疹的患病率约为0.75%，女性患病率高于男性。其病因或诱因较为复杂，依据来源不同，通常分为外源性和内源性。外源性如物理因素（摩擦、压力、温度、日晒等）、食物（鱼虾和禽蛋等动物蛋白类、蔬果类以及酒、饮料等）及食品添加剂、吸入物（植物花粉、尘螨、动物皮毛等）、药物（免疫介导的如青霉素、磺胺类、血清制剂、各种疫苗等，非免疫介导的如吗啡、可待因、阿司匹林等）、植入物（人工关节、吻合器、心脏瓣膜、骨科用钢板或钢钉及节育器等）；内源性因素包括慢性隐匿性感染（细菌、真菌、病毒、寄生虫等感染）等引起的自身炎症反应、劳累或精神紧张、自身免疫反应等。与急性荨麻疹相比，慢性荨麻疹的病因或诱因通常更难以明确。依据其主要临床表现本病应归属于中医学"瘾疹"范畴。

【取穴】

依据郑氏家传配穴秘方：发散风寒方（风池、大椎、风门、后溪）选穴，并依据脏腑辨证与经络辨证等选穴、配穴。

主穴：风池、大椎、风门、肺俞、膈俞、曲池、合谷、血海、足三里、三阴交穴。

配穴：①伴眼痒者，加太阳穴；②伴咽痒者，加利咽穴（位于大迎直下和廉泉穴相平）；③伴腹泻、腹痛者，加天枢穴。

【针刺方法】

风门、肺俞、膈俞穴针刺得气后，行捻转平补平泻法，不留针；在足三里穴行温通针法，针刺得气后，通过押手与刺手密切配合，使针感向腹部方向传导，守气1min后缓慢出针，按压针孔。在风池穴行温通针法，操作方法同足三里穴，使针感向头面部传导。大椎穴施以温通针法，使针感向腰骶部方向传导。其余穴位按照"虚则补之，实则泻之"的原则，针刺得气后施以相应手法；留针30min。

【疗程】

每日针刺治疗1次，每次留针30min，连续治疗5次，休息2日后继续治疗，10次为1个疗程。

【病案举例】

患者,女,54岁,干部。主因“全身皮肤瘙痒、起风团2年,加重1周”于2017年11月8日就诊。患者自述3年前因汗出受风后出现全身皮肤瘙痒,继之出现圆形或不规则形状风团,遂就诊于某西医院皮肤科,考虑:荨麻疹,予以氯雷他定等药物口服治疗(具体不详),上述症状好转,则停药。后上述症状每遇受风或着凉而发作或加重,反复发作,症状时轻时重。1周前再次因运动后出汗、着凉,上述症状再次发作。瘙痒难忍,坐卧不安,夜间难以入睡,搔抓后皮肤发红,起风团。为求针灸治疗来我科。刻下见:全身皮肤瘙痒,躯干及四肢均可见形状不规则风团块,搔抓后皮肤发红,平素畏风、怕凉,时有咽痒,疲乏,夜寐欠安。查体:四肢及背部可见形状不规则、大小不等的淡红色风团,舌红胖大,边有齿痕,苔薄白,脉沉细。西医诊断:荨麻疹。中医诊断:瘾疹,肺脾气虚,风寒束表证。治疗以补脾益肺、祛风散寒为法;先取风池穴行温通针法,使针感向头面部传导,守气1min后缓慢出针,按压针孔。风门、肺俞、膈俞穴针刺得气后行捻转平补平泻法,不留针;再取足三里穴行温通针法,使针感向腹部方向传导,守气1min后留针;大椎穴施以温通针法,使针感向腰骶部方向传导。利咽穴、合谷、后溪穴针刺得气后留针;血海、三阴交穴针刺得气后行捻转补法,留针30min;次日复诊,患者自述瘙痒及风团明显好转;按照上述方案继续治疗1周后,患者诉瘙痒及风团消退,如法续治2周以巩固疗效。治疗结束3月后随访患者一般状况良好,上述症状未再复发。

【按语】

本病多因腠理不密,卫气不固,风寒湿等病邪乘虚侵袭肌肤,邪阻肌肤,内不得通,外不得泻,致营卫不和,气血失常,肌肤失于濡养而发病;故可见皮肤、黏膜反复出现瘙痒、风团等症。因此,卫气虚弱,不能固表,是本病的根本病机,正如《黄帝内经》载“正气存内,邪不可干”“邪之所凑,其气必虚”,故本病治疗应以扶正为主,兼以祛邪。《医宗金鉴·外科心法》载:“此证俗名鬼饭疙瘩,因汗出受风,或露卧乘凉,风邪多中表虚之人。初起皮肤作痒,次发扁疙瘩,形如豆瓣,堆累成片。”

本案患者中年女性，平素体虚，卫表不固，汗出当风，感受风寒之邪，郁于肌肤而发病；因阳明经为多气多血之经，故选取足阳明之足三里穴施以“温通针法”使针感沿经脉传导以健脾益气，温通阳明经气；后溪为八脉交会穴，通于督脉，“督脉者，阳脉之海”，故针刺后溪有助振奋阳气；大椎穴居督脉之上，针刺施以温通针法，使针感沿脊柱向腰骶部方向传导，旨在疏通督脉经气，振奋全身阳气，进而疏通诸阳之脉；本病多由风邪夹杂其他病邪而致病，遵“治风先治血，血行风自灭”之义，故选取膈俞、血海、三阴交以滋阴养血、活血；风池穴为足少阳胆经与阳维脉的交会穴，是历代医家善用的祛风要穴，而阳维主一身之表，故在风池穴行温通针法，可祛风散寒、温经通脉以治标；配合风门、肺俞、合谷等穴增强祛风散邪之功。诸穴共用，共奏补脾益肺、益气养血，祛风散邪之功，故收效满意。

【临床研究】

田永萍针刺治疗42例慢性荨麻疹患者，其中男18例，女24例；年龄最小6岁，最大71岁；病程最短8个月，最长15年；所有患者均有皮肤科诊治史，均经中、西药等治疗后，仍反复发作、瘙痒难忍者。采用体针与耳穴配合的方法进行治疗，其中耳穴治疗在一侧耳郭选取神门、心、肺、肾上腺、耳迷根穴采用王不留行籽贴压；体穴选取风池、风门、肺俞、膈俞、手三里、合谷、后溪、血海、足三里、三阴交，伴眼痒者配太阳穴，伴咽痒者配利咽穴（位于大迎直下和廉泉穴相平），伴腹泻、腹痛者配天枢穴；其中风池穴、手三里、足三里穴施以温通针法，余穴用捻转平补平泻法，每日针刺治疗1次，每次留针30min，每周治疗5次，2周后采用治疗前后患者瘙痒程度、风团数目和大小评分以评定疗效；结果显示：治疗后总积分较治疗前相比明显下降（$P<0.05$），表明体针采用温通针法联合耳穴贴压疗法在改善慢性荨麻疹患者临床症状、减少复发等方面具有较好疗效。

【出处】

田永萍．耳针与体针结合治疗慢性荨麻疹42例［J］．中国针灸，2013，33（8）：719-720.

第十三章
温通针法临证发挥与创新

郑魁山教授曾立言：为针者必守神导气，主张针刺双手并用，强调“知为针者信其左，不知为针者信其右”，重左手揣穴导气，右手施术，双手配合，力若伏虎，势若擒龙，凉透碧落，热烧清峰，针由气导，气由神赋，气至病所，人针合一，此乃针法之秘诀。温通针法操作过程中就是强调要“善用押手”，押手“犹如侦察兵”高度警惕以感知气至，刺手犹如“突击队”在气至之时即刻施以手法，刺手与押手密切配合以激发经气，推动气血运行，并通过推弩守气，使气至病所，从而达到温经通络、行气活血、扶正祛邪目的。郑魁山教授及郑氏针法传承人在临床将温通针法广泛运用于治疗疑难杂症，屡获奇效；并通过大量基础研究与临床试验对其作用机理进行了深入阐释，使该针法不断被推广应用。郑魁山教授及郑氏针法传承人在对温通针法进行应用与研究过程中不断发挥与创新，分述如下：

一、过眼热

针刺风池穴，使针尖朝向目内眦方向进针，得气后施以温通针法，押手与刺手密切配合，通过推弩守气，使针感传导至眼区，眼区可感到温热感，郑魁山教授称之为“过眼热”针法。风池穴归属于足少阳胆经，位于枕骨之下，胸锁乳突肌与斜方肌上端之间的凹陷处，犹如人之“后眼”，故治疗眼睛疾患多用；因此，在风池穴操作“过眼热”针法，常用于治疗“眼干燥症、飞蚊症、近视、弱视、视神经萎缩、眼底出血、视网膜色素变性、动眼神经麻痹等眼病，可获得满意疗效。”

郑氏针法传承人郭义教授等通过反复临床观察与实验研究证

实：在风池穴施以“过眼热”针法，因风池穴为足少阳与阳维脉、阳跷脉之交会穴，针刺得当可使针感传导至眼、耳、鼻、额、颞部等颜面部，患者不仅感到眼睛周围有热感，甚则可感到整个颜面部亦有热感。故又称之为“过脸热”针法。

二、穿胛热

针刺天宗穴，使针尖朝向肩峰方向进针，得气后施以温通针法，押手与刺手密切配合，通过推弩守气，使针感传导至肩、臂部，甚至传导至手指部，起到温经活血、通络止痛的作用，郑魁山教授称之为“穿胛热”针法。天宗穴归属于手太阳小肠经，位居肩胛部，当冈下窝中央凹陷处，与第 4 胸椎相平。《针灸甲乙经》载：“肩重，肘臂痛不可举，天宗主之。”在天宗穴操作“穿胛热”针法，常用于治疗肩关节周围炎、肩臂综合征、中风后上肢麻木无力、肌肉萎缩等病症。

郑氏针法代表性传承人方晓丽教授及郭义教授等通过临床反复观察、验证：在天宗穴往外一横指的肩胛骨肌肉缝隙间凹陷处，往往有压痛点，在此处较天宗穴处操作“穿胛热”针法，更容易使针感传导至肩部与上肢部。

三、通督热

针刺大椎穴，使针尖朝向腰骶部方向进针，得气后施以温通针法，押手与刺手密切配合，通过推弩守气，使针感沿督脉传导至背腰部，称为“通督热”（图 13-1）。大椎穴位居督脉，别号百劳，为手足三阳经与督脉相交会之处。《针灸甲乙经》言大椎为“三阳督脉之会”，既可调节督脉经气，又可调节六阳经经气。为阳中之阳穴，具有统领一身阳气，联络一身阴气的作用。在大椎穴操作“通督热”针法，具有温阳通督、散寒通痹、振奋阳气、益气补虚之功，常用于治疗强直性脊柱炎、腰背肌筋膜炎、肩背腰部寒冷不适、腰椎间盘突出症等腰背部疾病；心肌缺血、冠心病等心系疾病。

“通督热”针法在郑魁山教授著作中未论及，是郑氏针法传承人方晓丽教授经过临床反复实践、研究，所创新的针法。

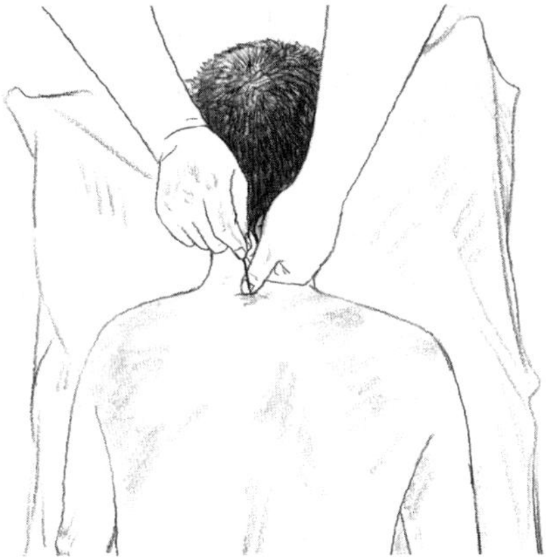

图 13-1　通督热

四、透腹热

针刺胃俞穴，使针尖朝向胃脘部方向进针，得气后施以温通针法，押手与刺手密切配合，通过推弩守气，使针感向腹部传导至胃脘部，称为“透腹热”（图 13-2）。胃俞穴归属于足太阳膀胱经，为

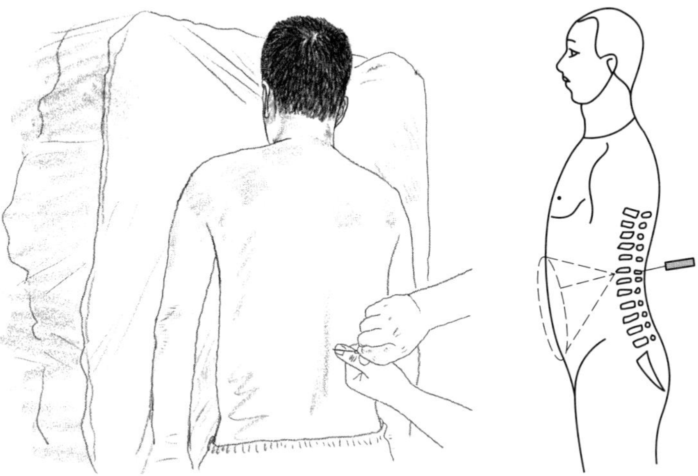

图 13-2　透腹热

六腑胃之背腧穴，在背部，当第十二胸椎棘突下旁开 1.5 寸处取穴；此处分布有第十二胸神经后支的内侧皮支，深层有外侧支，并有肋下动、静脉后支的内侧支，针刺具有温阳散寒、和胃降逆之功。常用于治疗胃痛、胃下垂、消化不良、腹胀、呕吐、泄泻等胃脘部病症。

“透腹热”针法在郑魁山教授著作中未论及，是郑氏针法传承人郭义教授经过临床反复实践、研究，所创新的针法。

郑魁山教授精研《黄帝内经》《难经》《针灸甲乙经》等经典医籍著作，秉承家学，在继承家族四代传承下来宝贵的针灸医疗经验的同时，勤求古训，师古而不泥古，不断精研针法，博采众长，汲取精髓，创新针法，效于临床，造福患者。郑氏针法传承人深受鼓舞和感染，在传承针法的同时，深入开展温通针法治疗常见病、多发病以及疑难杂症的基础研究以阐释其作用机制，为温通针法的推广应用提供依据；在将温通针法广泛运用于临床的同时，不断创新，拓展其适应证。

下篇　温通针法实验研究

第十四章 温通针法改善脑缺血作用机制研究

第一节 温通针法对脑缺血再灌注大鼠血浆中血栓素 B_2 和前列腺素 F_{1a} 影响

因 TXB_2、6-K-PGF_{1a} 的检测可以反映血液中 TXA_2、PGI_2 的变化情况，与脑缺血的损伤程度相一致。因此，研究者针对 TXB_2、6-K-PGF_{1a} 进行了相关研究，将 48 只体重（250 ± 20）g，雌雄各半的 Wistar 大鼠，随机分为假手术组、缺血再灌流组（简称再灌组）、捻转补法组（简称捻转组）、温通针法组（简称温通组）并制备大鼠模型。用 20% 乌拉坦［7ml/（kg · bw）］对大鼠腹腔注射进行麻醉，使其仰卧位固定，颈正中切口，仔细分离左右颈总动脉，假手术组只分离不阻断血流；再灌组、捻转组和温通组均以蛙心夹夹闭双侧颈总动脉，阻断血流 30min 后，除去蛙心夹，再灌注 30min。针刺组均选择水沟穴和双侧足三里穴，温通组针刺得气后行温通针法，每穴操作 90s；捻转组针刺得气后，以拇指和示指末节的指腹部持针，拇指向前示指向后捻补为主，指力均匀，角度适当（180° ~360° ），每穴操作 90s。捻转组于再灌注即刻各行捻转补法 1 次；温通组于再灌注即刻各行温通针法 1 次；假手术组、再灌组不予处理。

各组大鼠于治疗后即刻割颈取血，经规范处理并使用放免分析法测定 TXB_2 和 6-KETO-PGF_{1a} 含量。数据统计分析显示：造模后再灌组血浆 TXB_2 较假手术组显著升高，6-K-PGF_{1a} 较假手术组显著降低；而捻转组和温通组治疗后血浆 TXB_2 较再灌组显著下降，6-K-PGF_{1a} 较再灌组显著升高，且温通组与捻转组相比，差异有非常显著性意义（$P<0.05$）；另发现模型组 TXB_2、6-KETO-PGF_{1a}

值较假手术组显著升高，而治疗后捻转组和温通组 TXB_2、6-KETO-PGF_{1a} 均较模型组显著降低，且温通组与捻转组相比，差异有显著性意义（$P<0.05$）。

本试验腧穴首选督脉之水沟穴针刺得气后，施以温通针法以醒神开窍；配以足阳明胃经之合穴、回阳九针穴之一的足三里穴。施以温通针法，以疏通经络、祛瘀化浊，从而达到血脉和利，精神乃居的效果。本实验结果表明：温通针法在改善血管的异常舒缩与血小板异常聚集方面优于捻转针法。其作用机制可能是不同针法的刺激性质和强度不同，引起穴下感受器兴奋的强度和类别存在差异，经中枢相同和不同核团整合后，传出信号影响中枢神经递质系统释放出多种神经递质或激素，在不同水平上同时对多个系统、器官产生影响，才得以使不同的针法产生不同的针刺效果。

【出处】

严兴科，逄紫千，郑魁山．温通针法对脑缺血再灌注大鼠 TXB_2、6-K-PGF_{1a} 及形态学的影响［J］．长春中医学院学报，2005，21（3）：43-44.

第二节　温通针法对脑缺血再灌注大鼠 EAA 及形态学的影响

为观察温通针法对防治大鼠脑缺血再灌注损伤的作用及其机制；研究者选取雌雄各半的 Wistar 大鼠 48 只，随机分为假手术组、缺血再灌注组（简称再灌组）、捻转针法组（简称捻转组）和温通针刺组（简称温通组），并进行脑缺血再灌注模型的制作。将大鼠以 20% 乌拉坦［7ml/（kg·bw）］腹腔注射麻醉，仰卧位固定，颈正中切口，仔细分离左右颈总动脉，假手术组只分离不阻断血流；再灌组、捻转组和温通组均以蛙心夹夹闭双侧颈总动脉，阻断血流 30min 后，除去蛙心夹，再灌注 30min。针刺穴位选取水沟穴和双侧足三里穴，捻转组于再灌注即刻各行捻转针法 1 次；温通组于再灌注即刻各行温通针法 1 次；假手术组、再灌组不予处理。大鼠取血后开颅取脑，用高效液相色谱法检测脑组织谷氨酸（Glu）、天冬氨酸（Asp），并在光镜下观察脑组织细胞形态学变化。

实验结果显示：造模后再灌组脑组织兴奋性递质 Glu、Asp 含量升高，而治疗后捻转组和温通组的大鼠脑组织 Glu、Asp 含量均显著降低，且温通组与捻转组相比，其对 Glu 含量的降低有显著差异，但对 Asp 含量的降低无显著差异。观察脑组织细胞形态学变化后发现假手术组大脑皮质神经细胞形态正常；再灌组大量神经元变性坏死，出现脑水肿表现，看到细胞周围间隙显著增宽，空泡形成，胞质及核膜形态不规则，边界不清，核周体浓缩呈三角形，着色过深，胞体缩小呈三角形，胞质嗜伊红；捻转组和温通组大鼠脑组织正常形态细胞较多，变性坏死细胞较少，细胞周围间隙明显缩小。

本实验证明针刺能够抑制并显著减轻有毒神经递质的释放和积累。特别是在抑制 Glu 方面，温通针法优于捻转针法。

【出处】

严兴科，杜小正，秦晓光，等．温通针法对脑缺血再灌注大鼠 EAA 及形态学的影响［J］．甘肃中医学院学报，2003，20（1）：17-20.

第三节　温通针法对脑缺血再灌注大鼠 NSE 的影响

NSE 是神经元特异性烯醇化酶，为脑糖元酵解途径中的关键酶，因特异的定位与神经元和神经内分泌细胞而得名，是一种易测定、高特异性的神经元损伤标志。

为观察温通针法对脑缺血所致神经细胞损伤的作用及其机制；研究者将 32 只 Wistar 大鼠随机分为 4 组，每组 8 只，分别为假手术组、缺血再灌注组（再灌注组）、捻转补法组（捻转组）、温通针法组（温通组）。将大鼠以 20% 乌拉坦（7ml/kg·bw）腹腔注射麻醉，仰卧位固定，颈正中切口，仔细分离左右颈总动脉；假手术组只分离不阻断血流；再灌注组、捻转组和温通组均以蛙心夹夹闭双侧颈总动脉，阻断血流 30min 后，除去蛙心夹，再灌注 30min。选取水沟穴和双侧足三里穴进行针刺，温通组针刺得气后行温通针法，捻转组针刺得气后行捻转补法，即以拇指和示指末节的指腹部持针，拇指向前示指向后捻转为主，指力均匀，角度适当，每穴操作 90s。温通组与捻转组即刻各行操作手法 1 次；假手术组、再灌注组不予处理。将动物割颈取血，用固相免疫分析法测定血清 NSE 含量。实验结果显示：造模后缺血再灌注组血清中 NSE 较假手术组明显升高；而治疗后温通组与捻转组血清中 NES 较模型组显著降低，且温通组与捻转组相比差异有显著意义（$P<0.05$）。

实验结果表明：脑缺血再灌注后中枢神经系统损伤严重，而针刺能减轻这种损害，且温通针法优于捻转补法。其机制可能为：脑缺血及再灌注后，由于缺血区血管痉挛导致绝对或相对缺血，通过无氧酵解来代偿能量供应，使 NES 含量骤升，反过来又促进无氧代谢，加剧自由基的产生及乳酸堆积。而针刺能够使 NES 含量降低，可能就是通过对神经自身调节，减少 NES 的释放，抑制脑组织的无氧酵解，并加强对再灌注后血氧的利用，减少自由基的产生及乳酸堆积，从而减轻再灌注损伤。因本试验研究模型相当于中风之中脏腑，而瘀血痰浊蒙闭清窍是其主要病机。本试验选取督脉之水沟穴以醒神开窍；足阳明胃经合穴足三里，均施以温通针法以"祛瘀化浊，疏通经络"，故能发挥更好的疗效。

【出处】

梁永林，严兴科，纪彤，等．温通针法对脑缺血再灌注大鼠 NSE 的影响［J］. 甘肃科技，2002，1（2）：92.

第四节　温通针法对急性脑缺血大鼠血浆 ET-1 和 CGRP 的影响

ET-1 是缩血管活性肽，具有收缩脑血管、调节脑血流量等作用；CGRP 为降钙素基因相关肽，属于舒血管神经肽，具有对全身血管不同程度扩张的作用，对脑、心血管的扩张作用更为明显。

为观察温通针法对急性脑缺血模型大鼠治疗 10 天后血浆

ET-1、CGRP 含量的影响，探讨温通针法治疗急性缺血性中风的作用机制。研究者将 48 只 SPF 级 Wistar 大鼠依体重编号，按随机数字表法随机分为 4 组，即假手术对照组、模型对照组、电针治疗组和温通针法治疗组，每组各 12 只。采用结扎大鼠双侧颈总动脉的方法，造成急性脑缺血模型，即用 2% 的戊巴比妥钠 45mg/kg 腹腔内注射麻醉大鼠，将麻醉后的大鼠仰卧固定，颈部备皮、消毒，沿颈正中线做约 2cm 皮肤切口，从两侧颌下腺之间剪开浅筋膜，显露双侧胸锁乳突肌，钝性分离胸锁乳突肌与胸骨锁骨肌之间的间隙，暴露颈总动脉，并用 4 号手术线结扎双侧颈总动脉，造成急性脑缺血模型，缝合皮肤切口，手术完毕，伤口涂抹青霉素以防感染。假手术对照组除不结扎双侧颈总动脉外，其余手术步骤相同。

在造模的 4 组大鼠中，每组取 8 只进行治疗，假手术对照组与模型对照组仅进行正常喂养，而不给予任何治疗；电针治疗组选取百会穴和足三里穴进行治疗，即穴位精准定位，并进行常规消毒后，将毫针刺入穴内 2~3mm，接通电针仪采用疏密波，频率为 4Hz，强度 2.0~3.0mV，每穴操作 60s，每日治疗 1 次，连续治疗 10 天。温通针法治疗组与电针治疗组选穴相同，但在百会穴和足三里穴分别行温通针法，每穴操作 60s，每日治疗 1 次，连续治疗 10 天。4 组大鼠分别按实验预定时间，采集股动脉血作为实验标本，用放免法检测 ET-1 和 CGRP 含量。结果显示：模型对照组大鼠血浆中 ET-1 的含量明显高于假手术对照组（$P<0.01$），血浆中 CGRP 的含量明显低于假手术对照组（$P<0.01$）；电针治疗组及温通针法治疗组与假手术对照组及模型对照组相比，血浆中 ET-1 含量降低（$P<0.05$），血浆中 CGRP 含量升高（$P<0.05$）；与电针治疗组相比，温通针法治疗组 ET-1 含量降低（$P<0.05$），血浆中 CGRP 含量升高（$P<0.05$）。

急性脑缺血后大鼠血浆中 ET-1 的含量明显升高，CGRP 的含量明显降低；温通针法与电针治疗均能降低急性脑缺血后大鼠血浆中 ET-1 的含量，同时能升高 CGRP 的含量，即二者均具有改善脑血流的作用，这可能是针刺改善急性脑缺血的作用机制之一。

因脑缺血急性期多因正气不足、痰瘀互结，阻滞脑部经络，脑窍闭塞所致，而治疗所选百会穴，为三阳五会，归属于督脉，针刺可益气活血、醒神开窍，又因其位居颠顶，针刺可直接影响颅内血液循环，改善脑部供血。足三里穴为足阳明胃经的合穴，双侧颈总动脉闭阻，辨其位当属人迎脉不通，依“经脉所过，主治所及”及“胃者五脏之本”的原则，选取足三里穴针刺以调节气血，疏通经络。二穴合用可起到疏通经络、醒神开窍的作用，而温通针法具有“温”和“通”的作用，因此在百会穴、足三里穴操作温通针法可增强疏经通络、祛瘀化痰的作用，故温通针法改善急性脑缺血的作用优于电针治疗。

【出处】

户玫琳，吴华，王世彪，等．温通针法对急性脑缺血大鼠血浆 ET-1 和 CGRP 影响的实验研究［J］．针灸临床杂志，2011，27（9）：54-56.

第五节　温通针法对脑梗死大鼠血小板膜糖蛋白 CD62P 和 CD63 的影响

为观察温通针法对脑梗死大鼠血小板膜糖蛋白 CD62P 和 CD63 的影响，进一步探讨传统针法防治脑梗死的作用机制；研究者选取雌雄各半的 Wistar 大鼠 48 只，随机分为假手术组、中动脉梗死组（简称梗死组）、捻转补法组（简称捻转组）、温通针刺组（简称温通组），每组各 12 只大鼠。对大鼠进行脑梗死造模，操作方法：将大鼠以 20% 乌拉坦［7ml/（kg·bw）］腹腔注射麻醉，仰卧位固定，颈正中切口，仔细分离并结扎右颈总动脉、颈外动脉及其分支，分离右侧颈内动脉（intemal carotid artery，ICA），近段备线，远端放置动脉夹。于颈总动脉上距分叉处 0.5cm 处切口。插入 1.5 号尼龙线（头端涂以硅胶，使其成为直径 0.25mm 左右，具备一定弹性和硬度）18~20mm，使线栓进入 ICA，穿过大脑中动脉（middle cerebral artery，MCA），起始段至大脑前动脉近端，阻断 MCA 的所有血液来源，结扎备线，减去多余线头，缝合皮肤。在手术结束，麻醉清醒后，观察神经症状，按照 Kuluz 神经缺陷三级评分表，选择符合条件者，即行走时身体向偏瘫侧转圈者作为观察对象。假手术组只分离 ICA 而不用线栓阻塞 MCA 血流。选取水沟穴和双侧足三里穴针刺，温通针法按照郑氏温通法操作标准操作；捻转补法参照《刺法灸法学》教材中标准操作。捻转组于造模即刻、造模后 3h 各行捻转补法 1 次，温通组于造模即刻、造模后 3h 各行温通针法 1 次，以上每穴均操作 90s；假手术组、脑梗死模型组不予处理。各组大鼠于治疗结束后空腹采取静脉血进行检测。结果显示：造模后脑梗死组血浆 CD62P，CD63 均较假手术组显著升高；而温通组与捻转组治疗后血浆 CD62P，CD63 较脑梗死组显著下降；而且温通组与捻转组相比，其治疗作用更为明显，特别是 CD62P 差异有非常显著意义（$P<0.01$）。脑梗死的基本病机是脑脉瘀阻，以致窍闭神匿，肢体不用。故治疗选穴则首选督脉之水沟穴进行针刺，并施以温通针法以醒神开窍，升阳通气；而大脑中动脉闭阻，依据“胃者五脏之本”“凡欲治病者，必须顾护胃气”的原则配以足阳明胃经合穴，施以温通针法以“祛瘀化浊，疏通经脉”。疗效显著。

本实验结果显示：造模后脑梗死组血浆 CD62P，CD63 均较假手术组显著升高（$P<0.01$）；而两治疗组治疗后血浆 CD62P，CD63 较脑梗死组显著下降（$P<0.01$）；而温通组与捻转组相比，治疗效果更为明显（$P<0.01$，$P<0.05$）。提示针刺是通过改善血管异常收缩，缓解痉挛，抑制血小板的异常聚集，特别是减轻了血小板的活化程度，阻止或减轻血小板和粒细胞的黏附作用，使缺血区及时有效得到更多血流，从而防止了血栓的继续加重，缩小梗死灶，起到减轻脑损伤的作用。

温通针法在抑制血小板异常聚集或血栓形成方面优于捻转针法。其作用机制可能是不同针法的刺激性质和强度不同引起穴下感受器兴奋的强度和类别存在差异，经中枢相同和不同核团整合后，传出信号影响中枢神经递质系统，释放出多种神经递质或激素，在不同水平上同时对多个系统、器官产生影响，才得以使不同的针法产生不同的针刺效果。这也在某种程度上体现了在治疗缺血性中风方面针刺治疗较药物治疗更具有优势。因为针刺发挥作用可以不须依靠血液做载体，它可以刺激神经而通过反射作用直接到达靶器官和靶细胞发挥快速、即时的效应。而组化和电镜研究已证实不仅较大的血管受神经支配，就是终末微动脉、毛细血管及小静脉亦均受神经支配，这为针刺通过神经途径发挥直接快速效应提供了有力的佐证。

【出处】

杨波，高洋，严兴科，等．温通针法对脑梗塞大鼠血小板膜糖蛋白 CD62P 和 CD63 的影响[J]．时珍国医国药，2008，19(11)：2770-2771.

第十五章
温通针法治疗脑出血作用机制研究

第一节　温通针法对大鼠实验性脑出血急性期 Ca^{2+}、Na^{+}、K^{+} 的影响

为观察温通针法对大鼠实验性脑出血急性期 Ca^{2+}、Na^{+}、K^{+} 的影响，探讨温通针法治疗脑出血急性期的作用机制；研究者将 40 只 Wistar 雄性大鼠随机分为四组，每组 10 只，4 组分别为空白组、模型组、捻转针刺组和温通针法组。将大鼠用 Nath 法进行造模，具体步骤为使用戊巴比妥钠腹腔注射麻醉（30mg/kg），大鼠俯卧位固定于立体定位仪上，头顶剪毛并常规消毒，切开头皮，暴露颅骨，找到前囟前 1mm 中线旁开 3mm 处，用牙科钻钻直径为 1.5mm 的圆孔，深度达硬脑膜表面。微量注射器沿钻孔进针约 6mm，将注射器内肝素化的大鼠动脉血用自动推进器以 40μl 速度推注入脑尾壳核，缓慢出针。以大鼠头皮压住针孔，稍等片刻缝合，并常规消毒且以无菌纱布覆盖固定。空白组操作过程与上述步骤相同，仅脑内注入生理盐水。针刺治疗组选取大鼠水沟穴、双侧的内关穴和足三里穴，分别在造完模后 2 小时及处死前 1 小时各针刺 1 次，期间每天针刺 2 次，共 6 次。其中温通针法组在常规消毒后，押手示指或拇指紧按针穴，刺手持毫针刺入穴内深 3mm，候气至，押手加重力量，刺手拇指向前连续捻按 9 次，针下沉紧后针尖拉着感应的部位连续重插轻提 9 次，拇指再向前连续捻按 9 次，针尖顶着有感应的部位推弩守气，使针下继续沉紧，此时押手可明显感觉到经气冲动，每穴操作 60s，然后出针，按压针孔。而捻转针法组操作穴位及时间与温通组相同，仅在得气后施以捻转手法，指力均匀，角度适当（180°~360°），不单向捻动。在造模后第 3 天处

死大鼠，取病灶侧脑组织进行处理，使用原子吸收分光光度计测定 Ca^{2+}、N^{a+}、K^{+} 的含量。

实验结果显示：造模后病灶侧脑组织 Ca^{2+} 比空白组明显升高（$P<0.01$），而治疗后温通组与捻转针刺组大鼠的病灶侧脑组织 Ca^{2+} 较模型组都显著降低（$P<0.01$），但温通组与捻转针刺组相比较无显著性差异（$P>0.05$）。造模后病灶侧脑组织 Na^{+} 比空白组显著升高（$P<0.01$）；而治疗后温通组与捻转针刺组大鼠病灶侧脑组织 Na^{+} 含量均降低，与模型组相比温通组明显减低（$P<0.01$）；而捻转针法组与模型组相比无显著性差异（$P>0.05$）；温通组与捻转组相比差异有显著意义（$P<0.05$）；造模后病灶侧脑组织 K^{+} 含量比空白组明显降低（$P<0.01$），治疗后温通组与捻转针刺组大鼠病灶侧脑组织 K^{+} 较模型组显著升高，与模型组相比温通针法组升高显著（$P<0.01$）；而捻转针法组与模型组相比无显著性差异（$P>0.05$）；温通组与捻转针刺组相比，其对 K^{+} 含量的升高有显著性差异（$P<0.05$）。

实验结果表明：针刺有助于恢复 Na^{+}、K^{+} 泵功能，从而恢复了细胞膜的机能，通过阻止 Na^{+} 大量内流，达到使胶质细胞功能的恢复。同时恢复 K^{+} 机能正常，使得 K^{+} 以正常内流，进而最终降低了脑出血急性期的脑水肿。

本研究模型相当于中风之中脏腑，其病理基础为瘀阻脑络，由此导致的痰浊蒙闭清窍则是急性期的标急之所在。因此针对此病的治法为活血化瘀，祛痰开窍。取督脉之水沟穴行温通针法以醒神开窍，启闭开蒙，升阳通气；选足三里行温通针法以顾护胃气，并起到健脾胃、化痰浊的作用，同样有协助水沟穴醒神开闭等作用。选择心包经的内关穴，一是能协助水沟穴醒神升阳，二是能协助足三里穴理气宽胸，和胃化痰降逆。三穴合用，功效相得益彰。

【出处】

赵耀东，郑魁山，郑俊江．温通针法对大鼠实验性脑出血急性期 Ca^{2+}、Na^{+}、K^{+} 的影响[C]// 甘肃省中医药学会，甘肃省针灸学会．甘肃省针灸学会第三次会员代表大会暨学术研讨会论文汇编，2006：222-226.

第二节　温通针法对急性期脑出血大鼠脑组织病理形态的影响

为观察温通针法对急性期脑出血大鼠脑组织病理形态的影响，以期为临床治疗急性期脑出血提供实验依据；研究者选取4~5个月龄，体质量为（250±20）g的雌雄各半的Wistar大鼠共50只，按体质量分为：正常组、假手术组、模型组、捻转针刺组和温通针法组，每组各10只。除正常组外，其他各组均进行脑出血造模。具体操作方法为用1%（10g/L）戊巴比妥钠30mg/kg腹腔注射麻醉大鼠，然后将其俯卧位固定于脑立体定向仪上。取头皮正中切口，用骨膜剥离器剥离骨膜，暴露颅骨前囟，选择右侧尾壳核（前囟后0.2mm中线向右旁开3mm处）为注射点，用牙科钻钻一直径1.5mm的圆孔，深达硬脑膜表面。用微量注射器沿钻孔进针约6mm，将未肝素化的大鼠自体血（目内眦血）40μl，以20μl/min的速度推注入脑尾壳核，假手术组注射等量生理盐水，注射后留针5min，退针缝合头皮，术后观察神经症状及体征。造模前5组大鼠均禁食12h，可自由饮水；造模完成后2h、24h、48h和72h，温通针法组与捻转针刺组各治疗1次，正常组、假手术组和模型组不予治疗，但在相应时间点给予相同的抓取刺激。末次治疗1h后，按实验分组断头处死大鼠。针刺穴位全部选择水沟穴、左侧内关和足三里穴。温通针法组行温通针法治疗，每穴操作60s；捻转针刺组则将针刺入穴内，得气后，施以捻转手法，指力均匀，角度适当（180°），不单向捻动，每穴操作60s。将大鼠处死后取出脑组织，在显微镜下观察脑组织形态。

结果显示：正常组：脑组织基本正常，神经元形态正常，结构清晰，血管形态正常，无充血，神经细胞轻度水肿，脑组织无出血。假手术组：神经细胞结构欠清楚，神经细胞及血管高度水肿，脑组织无出血，有胶质细胞吞噬变性的神经细胞现象（噬神经现象）。模型组：脑实质大量出血，大量红细胞漏出，散在有中性粒细胞浸润，神经细胞水肿、变性，脑组织高度水肿。捻转针刺组：脑实质大量出血，部分血凝块出现纤维素，神经细胞水肿，脑组织高度水肿。温通针法组：红细胞溶解，血凝块机化，有大量成纤维细胞分布，有大量巨噬细胞和中性粒细胞浸润，脑组织轻度水肿。

督脉为阳脉之海，总督诸阳，其循行入络脑，故腧穴首选督脉之水沟穴施以温通针法以醒神开窍，启闭升阳；选足阳明胃经合穴足三里施以温通针法以健脾胃、化痰浊，且足三里是回阳九针穴之一，有协助水沟醒神开闭的作用；手厥阴心包经之络穴内关，也是八脉交会穴之一，通阴维脉，针刺施以温通针法以协助水沟穴醒神，还能协助足三里理气宽胸，调畅气血，和胃化痰降逆。三穴合用，以醒神开窍、健脾化痰、行气化瘀。

本实验结果表明：捻转针刺组脑实质大量出血，部分血凝块出现纤维素，脑组织高度水肿未减轻，较模型组有显著改善。温通针法组红细胞溶解，血凝块机化，有大量成纤维细胞分布及以大量巨噬细胞和中性粒细胞为主的炎性细胞浸润，血肿大量吸收、消散，出血灶明显变小，脑组织轻度水肿。表明针刺能有效清除脑出血急性期血肿，并有利于出血后的水肿吸收，但温通针法效果优于捻转针法。

【出处】

张彩华，郑俊江，郑魁山．温通针法对急性期脑出血大鼠脑组织病理形态的影响［J］. 现代中西医结合杂志，2004，13（6）：714-715.

第十六章
温通针法治疗血管性痴呆作用机制研究

第一节 温通针法对血管性痴呆模型大鼠脑 ATP、LD 和 LDH 的影响

为探讨温通针法治疗血管性痴呆的作用机理;研究者选用 40 只成年 Wistar 大鼠随机分为 5 组(每组 8 只),分别为正常组,模型组,捻转针法组,温通针法组,药物组。正常组为正常动物,模型组、捻转针法组、温通针法组、药物组为造模动物。造模方法为将大鼠双侧颈总动脉阻断并硝普钠注射,即用 2% 戊巴比妥钠(2.5~3ml/kg)大鼠腹腔注射麻醉后,仰卧固定在手术台上,常规消毒后,作颈正中切口,分离双侧颈总动脉(CCA),在夹闭双侧 CCA 之前,腹腔注射硝普钠 2.5mg/kg,用无菌蒸馏水溶解,随即用无创动脉夹夹闭双侧 CCA,10min 后,再通 10min,再夹闭 10min(I10-R10-I10),复夹闭 3 次,再通后缝合伤口,在刀口处滴数滴抗生素以防感染。将造模完成的大鼠于术后第 3d 进行避暗试验训练,训练标准为 5min 内留在明室而不进入暗室,24h 后重复上述试验,从明室到暗室的时间小于 3min 者为记忆受损明显而纳入本实验。其中正常组、模型组不做治疗。温通针法组取水沟、百会、足三里穴,分别施以温通针法。捻转针法组选穴同温通针法组,刺入穴位后只作捻转手法,指力均匀,角度适当(180°),不单向捻动;两组均每穴每次操作 1min 后出针,按压针孔。均每日治疗 1 次,10d 为 1 个疗程,休息 2d 后进行第 2 个疗程,共治疗 2 个疗程。药物组予以尼莫地平片灌胃 1 次 /d,2mg/kg。疗程同捻转针法组与温通针法组。将大鼠按预定时间断颈取脑,将处理过的脑组织液进行测定,检测 ATP、LDH 酶活力以及 LD

含量。

实验结果显示：大鼠脑组织LDH活性、LD含量：与正常组相比，模型组的LD含量高于正常组（P<0.01），LDH活性、Ca^{2+}-ATP、Mg^{2+}-ATP、Na^{+}-K^{+}-ATP含量均低于正常组（P<0.01）。温通针法组与药物组一样，可使LDH活性增加（P<0.05）及ATP活性升高（P<0.01）。相较于捻转针法组，温通针法组对于LD含量低于捻转针法组（P<0.05），而对于LDH活性和Ca^{2+}-ATP、Mg^{2+}-ATP、Na^{+}-K^{+}-ATP活性则均高于捻转针法组（P>0.05）。

研究表明：VD脑组织存在葡萄糖和能量代谢障碍、脑乳酸酸中毒等现象，温通针法对VD的治疗作用可能是通过提高葡萄糖向ATP的转化、增强ATP的活性、保护脑细胞内环境的稳定等而发挥更好的作用。

【出处】

口锁堂，陈跃来，口维敏，等.温通针法对VD模型大鼠脑ATP、LD和LDH的影响［J］.江苏中医药，2007，39（3）：58-59.

第二节　温通针法对血管性痴呆大鼠血浆中血栓素B_2和前列腺素F_{1a}的影响

探讨温通针法治疗血管性痴呆的作用机理，为进一步推广本疗法奠定基础；研究者通过分析血栓素B_2（TXB_2）、6-酮-前列腺素$F_{1\alpha}$（6-Keto-$PGF_{1\alpha}$）这两项指标来反映温通针法对VD模型大鼠血浆中血栓素和前列腺素的影响。将60只体重为（250±30）g的Wistar大鼠随机分成假手术组、模型组、捻转针法组、温通针法组以及药物组。将所有大鼠均于术前12h禁食水。假手术组只进行分离双侧颈总动脉后缝合操作，其他各组大鼠均以2%戊巴比妥钠（2.5ml/kg）进行腹腔注射麻醉，在备皮消毒后从颈正中切口钝性分离双侧颈总动脉及神经。腹腔注射硝普钠（2.5mg/kg），再用无创动脉夹夹闭双侧颈总动脉10min、再灌注10min、再夹闭10min后恢复灌注，缝合伤口及每只大鼠连续5d每只肌内注射青霉素20万U防止感染，其余生存条件相同。对于假手术组、模型组将蒸馏水按照 10.8mg/(kg·d)的剂量灌胃；药物组则将尼莫地平片与蒸馏水调制成浓度 1mg/ml 的混悬液灌胃，剂量为 10.8mg/(kg·d)，连续治疗 14d。捻转针法组和温通针法组均选取水沟、照海、太溪穴，其中温通针法组行温通针法治疗。捻转针法组将针刺入穴位施以捻转手法，指力均匀，角度适当(180°)，不单向捻动；两组均每穴每次操作 1min 后出针，按压针孔。均每日治疗 1 次，连续治疗 14d，各组大鼠治疗期满后进行跳台实验。跳台装置为一长宽高分为 15cm×30cm×30cm 的被动条件反射箱，四周为黑色塑料板，底面为通电的铜栅。箱正中央放置一高和直径为 4.5cm 的橡皮垫作为动物回避电击的安全区。先将动物放在反应箱内的橡皮台上适应 3min 然后立即通以 40V 交流电。动物受到电击后逃避反应为跳上橡皮台。分别记录各组大鼠在通电后从箱底到达安全区所需时间(潜伏期)和 5min 内大鼠受到电击的次数(错误次数)作为判断大鼠学习记忆成绩的指标。试验结束后将大鼠断颈后取血进行相关处理，使用放射免疫法检测血浆中 TXB_2 和 6-Keto-$PGF_{1\alpha}$。

实验结果显示：模型组与假手术组比较，跳台实验潜伏期明显延长($P<0.01$)、错误次数明显增多($P<0.01$)，说明模型大鼠具有明显的学习记忆再现障碍，表明造模成功。各治疗组错误次数均较模型组有明显减少、潜伏期有所缩短($P<0.05$ 或 $P<0.01$)，温通组、药物组的潜伏期、错误次数、TXB_2 与捻转组比较均有显著差异($P<0.05$)，温通组与药物组各项比较无差异($P>0.05$)。

实验结果表明：温通针法在提高脑痴呆模型大鼠学习记忆能力、降低血浆 TXB_2 含量和恢复 TXB_2、6-Keto-$PGF_{1\alpha}$ 平衡方面效果优于捻转针法。

【出处】

刘恩远，马蕾，郑魁山．"温通针法"对拟血管性痴呆模型大鼠血浆 TXB_2、6-keto-$PGF_{1\alpha}$ 的含量影响[J]. 甘肃中医学院学报，2006，23(2)：17-19.

第三节　温通针法对血管性痴呆大鼠还原型谷胱甘肽、维生素 E 含量的影响

通过观察和分析温通针法对血管性痴呆大鼠还原型谷胱甘肽、维生素 E 的影响，探讨温通针法治疗血管性痴呆的作用机理。研究者选取 60 只 Wistar 大鼠按照体重编号，根据随机数字表法分 5 组，每组 12 只。分别为正常对照组、模型对照组、捻转针法组、温通针法组和尼莫地平组。具体操作将禁食水 12h 的大鼠用 2% 戊巴比妥钠（2.5~3ml/kg 体重）腹腔注射麻醉大鼠，仰卧固定于大鼠夹板上，常规消毒，颈正中切口，暴露双侧颈总动脉，钝行分离双侧颈总动脉，用 0 号线穿过，在夹闭双侧 CCA 之前，腹腔注射用无菌蒸馏水溶解的硝普钠（2.5mg/kg 体重），用无创动脉夹夹闭双侧颈总动脉 10min，灌注 10min，再关闭 10min，反复夹闭 3 次后，恢复灌注，缝合伤口。手术中无菌操作，术后在伤口处滴 1~3 滴抗菌液防止感染。尼莫地平组将 10 片尼莫地平（20mg/ 片）溶于 200ml 蒸馏水中，制成 1mg/ml 浓度的悬浊液，按照 10.8ml/kg 对大鼠灌胃，每日 1 次。正常组、模型组使用蒸馏水按照同样配比灌胃，每日 1 次。捻转针法组和温通针法组则选取同样腧穴，即百会、大椎、照海、三阴交穴。温通针法组在针刺得气后，通过押手与刺手密切配合，以促使针感传至病所，守气 1min 后缓慢出针，按压针孔。捻转针法组则在常规消毒后，将针刺入穴内，得气后，施以捻转手法，指力均匀，角度适中，不做单向捻转，每穴均操作 60s。以上 5 组操作方案均每日 1 次，每 10 天休息 2 天，共治疗 20 天。将完成操作后的大鼠断颈处死后，立即取出脑组织进行处理并检测 GSH、VE 含量。

本实验所选百会穴为“三阳五会”，大椎穴为“诸阳之会”，百会、大椎同属督脉，是督脉和手足三阳经之交会穴。照海穴属足少阴肾经，系八脉交会穴之一，通阴跷脉，有滋阴补肾，清热利湿的作用。三阴交穴属足太阴脾经，系足太阴脾经、足厥阴肝经和足少阴肾经之交会穴，有健脾益气，调补肝肾的作用。在以上腧穴行温通

针法，可增强疏通经气、通调督脉、祛瘀通络、补肾填精、醒脑开窍之功。

还原型谷胱甘肽（GSH）是人体内重要的生物活性分子，是由谷氨酸、半胱氨酸、甘氨酸组成的还原型三肽，是体内重要的抗氧化剂；维生素 E（VE）俗称生育酚，存在于细胞膜、细胞器、脂肪细胞与血浆脂蛋白中。在无氧条件下对热稳定，但对氧十分敏感易自身氧化，能避免脂质过氧化物的产生，因而能保护生物膜的结构和功能。

本实验研究结果显示，模型组大鼠脑组织 GSH、VE 含量较正常组明显减少（$P<0.05$）；治疗后，温通组、药物组和捻转组 GSH、VE 含量较模型组明显增高（$P<0.05$）；温通组与药物组 GSH、VE 含量无明显差异（$P>0.05$）；温通组与捻转组有差异（$P<0.05$）。提示氧自由基浓度增加，加剧氧自由基反应，导致 GSH 与 VE 值显著降低，尼莫地平与针刺治疗都可以提高大鼠脑组织 GSH 和 VE 含量，且温通针法较捻转针法疗效显著，表明温通针法能增加机体抗氧化剂的含量，有效降低自由基对脑细胞的损伤。

【出处】

王允娜，景书州，郑魁山．温通针法对血管性痴呆大鼠还原型谷胱甘肽、维生素 E 含量的影响[J]．中医杂志，2010，51（S1）：204-205.

第四节　温通针法对血管性痴呆大鼠学习记忆行为的影响

通过分析温通针法对血管性痴呆大鼠学习记忆行为的影响，为该手法今后在临床中推广应用提供一定的实验依据。研究者设计了与本章第二节实验相同的造模、分组、操作方法等以观察温通针法对血管性痴呆大鼠学习记忆行为的影响。捻转针法组和温通针法组均选取百会、大椎、照海、三阴交穴，捻转针法组针刺得气后行捻转手法，温通针法组操作温通针法；每穴每次均操作 60s。尼莫地平组：将尼莫地平溶于蒸馏水中，制成 1mg/ml 浓度的悬浊液，按 10.8ml/kg 灌胃；正常组、模型组使用蒸馏水按照同样配比灌胃，均每日 1 次。以上 5 组操作方案均每日 1 次，每 10 天休息 2 天，共治疗 20 天；将完成操作后的大鼠断颈处死后，对大鼠进行行为学检测，包括跳台测试和自发性活动测定。

研究结果显示：学习和记忆障碍是 VD 的主要表现，行为学测试则是专门研究动物行为改变的实验方法。上述结果说明，从自发性活动测定可以看出与正常大鼠比较血管性痴呆模型大鼠自主活动明显减少（$P<0.05$），说明痴呆模型大鼠具有喜静、懒动的特点。治疗后自主活动明显增加（$P<0.05$）；但温通组与捻转组比较对自主活动的改变无明显差异（$P>0.05$），而针刺治疗对大鼠自主活动比尼莫地平具有明显的增强作用（$P<0.05$）。跳台实验表明，与正常组比较，模型组跳台试验潜伏期明显延长（$P<0.05$），错误次数明显增多（$P<0.05$），说明模型组大鼠学习和记忆能力较差。治疗后温通针法组、捻转针法组和药物组潜伏期及错误次数明显低于模型组（$P<0.05$），药物组与温通组各项比较无显著性差异（$P>0.05$），温通针法组与捻转针法组比较有显著性差异（$P<0.05$）。表明针刺可以改善模型大鼠的学习和记忆行为，而温通针法组的疗效优于捻转针法组。

血管性痴呆属中医学“痴呆”“郁证”“善忘”等范畴，其病机多为年老肝肾不足，精血亏损，脏腑功能衰退，水津输布失常，痰浊瘀血内生，以致风火痰瘀相互为患，瘀阻脑络，伤及脑髓，智能低下发为“呆病”。本实验选取百会、大椎、照海、三阴交穴进行治疗。百会穴为“三阳五会”，可以提高人的记忆力；大椎穴为“诸阳之会”，有延缓衰老的作用；照海穴属足少阴肾经，系八脉交会穴之一，通阴跷脉，有滋阴补肾，清热利湿的作用。三阴交穴属足太阴脾经，是足三阴经的交会穴，有健脾益气，补益肝脾肾的作用，诸穴合用，共奏祛瘀化痰、疏通经络、益精填髓之功。温通针法具有激发经气并通过守气而推动气血运行，使气至病所，故疗效显著。

【出处】

王允娜，景书州，郑魁山．温通针法对血管性痴呆大鼠学习记忆行为的影响[C]//甘肃省中医药学会．甘肃省中医药学会 2009 年学术研讨会论文专辑，2009：3.

第五节　温通针法对血管性痴呆大鼠海马烟碱型乙酰胆碱受体表达的影响

观察温通针法对血管性痴呆大鼠海马烟碱型乙酰胆碱受体（nAChR）亚单位蛋白及 mRNA 表达水平的影响，探讨其治疗血管性痴呆的作用机制。nAChR 包含 α 和 β 两类亚单位，在大脑的学习、记忆、注意力保持等方面起着重要作用。研究者为观察温通针法对大鼠海马烟碱型乙酰胆碱受体 nAChRα_4、α_7、β_2 蛋白及 mRNA 表达水平的影响，选取了体质量在 200~230g 的 60 只 SPF 级雄性成年 SD 大鼠，按照随机数字表法分为正常组、模型组、药物组、温通针法组、平补平泻组和捻转针法组，每组各 10 只。制备 VD 大鼠模型，即将大鼠用 3% 戊巴比妥钠（40mg/kg）腹腔注射麻醉，仰卧固定于大鼠夹板上，常规消毒，颈正中切口，分离双侧颈总动脉（CCA），模型组在夹闭双侧 CCA 之前，腹腔注射硝普钠溶液（2.5mg/kg），随即用无创动脉夹夹闭双侧 CCA，10min 后再通 10min，再夹闭 10min，再通后缝合伤口。术后 7d，待动物创口完全愈合，大鼠生活正常后开始进行药物及针刺干预。均每日治疗 1 次，共治疗 14d。其中正常组与模型组均正常同步饲养，不做其他任何干预，在相应时间做与各干预组相同的抓取与固定。药物组则给予大鼠尼莫地平溶液灌胃，每日投药量按成人与大鼠比例进行换算配制尼莫地平溶液，0.010 8g/kg，灌胃体积 1.0ml/100g，每日灌胃 2 次，共 14d。3 个针刺组取穴相同，即大椎、百会和水沟穴，每穴操作 60s，每次留针 30min，1 次 /d，共治疗 14d。其中温通针法组行温通针法治疗；平补平泻组常规针刺得气后，施以前后均匀捻转与上下提插，不单向捻转，指力均匀，角度 180°~360°，频率 60~90r/min；捻转针法组在针刺得气后，施以前后捻转的手法，不单向捻动，指力均匀，角度 180°~360°，频率 60~90r/min。治疗结束后通过 Morris 水迷宫实验检测大鼠行为学，用以评价大鼠的空间记忆能力。待行为学检测后，对大鼠低温快速取脑，用于 RNA 及蛋白提取。使用 Real-timePCR 法检测大鼠海马 nAChRα_4、α_7、

β_2、mRNA 表达；蛋白免疫印迹法测定大鼠海马 nAChRα_4、α_7、β_2 蛋白表达。

本研究的 Morris 水迷宫实验结果显示：与正常组比较，模型组大鼠逃避潜伏期明显延长，穿越原平台象限的次数明显减少（$P<0.05$）。与模型组比较，药物组、温通针法组、平补平泻组和捻转针法组大鼠逃避潜伏期均明显缩短（$P<0.05$），穿越原平台象限的次数均明显增加（$P<0.05$）；且温通针法组比平补平泻组、捻转针法组改善更明显（$P<0.05$）。海马组织中 nAChR$\alpha\alpha_4$、α_7、β_2 蛋白表达水平：与正常组比较，模型组大鼠海马 nAChRα_4、α_7、β_2 表达水平明显降低（$P<0.05$）。与模型组比较，药物组、温通针法组、平补平泻组和捻转针法组的 nAChRα_4、α_7、β_2 蛋白水平明显升高（$P<0.05$）；温通针法组 nAChRα_4、α_7、β_2 蛋白水平较平补平泻组、捻转针法组升高更明显（$P<0.05$）。与正常组比较，模型组大鼠海马 nAChRα_4、α_7、β_2、mRNA 表达水平明显降低（$P<0.05$），nAChRβ_2mRNA 表达水平未见明显改变（$P>0.05$）。与模型组比较，药物组、温通针法组、平补平泻组和捻转针法组 nAChRα_4、α_7、β_2、mRNA 水平明显升高（$P<0.05$），温通针法组较平补平泻组、捻转针法组海马 nAChRα_4、α_7、β_2、mRNA 表达水平明显升高（$P<0.05$），各组大鼠 nAChRβ_2mRNA 的表达水平差异无统计学意义（$P>0.05$）。

上述结果说明与正常组相比，模型组大鼠定位航行实验中的逃避潜伏期明显延长，空间探索实验中大鼠穿越原平台象限的次数明显减少，表明模型组大鼠的学习和记忆能力下降，说明模型制作成功。干预后，温通针法能明显缩短 VD 大鼠的逃避潜伏期，增加大鼠进入原平台象限的次数，优于平补平泻组、捻转针法组。VD 大鼠海马 nAChRα_4、α_7、β_2、mRNA 蛋白及 nAChRα_4、α_7mRNA 表达降低，与脑缺血时神经递质异常释放、胆碱能神经元丧失或破坏导致的 nAChR 表达减少有关。VD 大鼠给予温通针法、平补平泻法、捻转针法治疗后，nAChRα_4、α_7、β_2 蛋白和 nAChRα_4、α_7mRNA 表达水平明显增加，温通针法上调 nAChRα_4、α_7、β_2 蛋白和 mRNA 的表达优于平补平泻法、捻转针法。研究中发现 nAChRβ_2mRNA 表达水平未见改变。表明温通针法、平补平泻法、捻转针法对 nAChRβ_2 的影响主要作用于 nAChR 转录水平。

【出处】

杨晓波，王金海，安惠琴，等．温通针法对血管性痴呆大鼠海马烟碱型乙酰胆碱受体表达的影响[J]．针刺研究，2019，44(10)：709-714.

第六节　温通针法对血管性痴呆大鼠脑组织 SOD、MDA 及 AChE 的影响

观察温通针法对血管性痴呆模型大鼠脑组织内超氧化物歧化酶(SOD)、丙二醛(MDA)及乙酰胆碱酯酶(AChE)的影响，并探讨其相关机制。研究者选取 50 只成年健康 Wistar 大鼠雌雄各半，体重均为 200~250g。随机分为正常组、模型组、药物组、捻转针法组、温通针法组，每组各 10 只。采用本章第四节研究同样方法制备大鼠模型，术后 7d，切口完全愈合，饮食正常后开始给予大鼠针刺及西药尼莫地平治疗，每日 1 次，共治疗 15d。正常对照组和模型组在同等条件下饲养，未予任何治疗，但在相应时间点给予相应的抓取刺激。针刺组选穴为：大椎、百会、水沟穴，温通针法组针刺得气后施以温通针法，每次每穴操作 60s。捻转针法组治疗前准备同上，将针刺入穴内，得气后，施以前后捻转手法，指力均匀，角度适当(180°)，不单向捻动。每穴同样操作 60s。药物组则将尼莫地平片使用蒸馏水调制成悬浊液，按体重 0.010 8g/kg 给大鼠灌胃给药，灌胃体积为 1.0ml/100g。治疗结束后，大鼠断头处死，迅速取脑，使用磺嘌呤氧化酶法测 SOD 活性，硫代巴比妥酸法测 MDA 含量，羟胺比色法测定 AChE 活性。

研究结果显示：模型组脑组织中的 SOD 活性较正常组明显降低，而 MDA 含量明显增高($P<0.01$)。温通针法组、捻转针法组和药物组均能明显升高 SOD 活性，降低 MDA 含量，与模型组相比差异均有显著性意义($P<0.05$)，且温通针法组升高的 SOD 活性、

降低的 MDA 含量已接近正常组。温通针法组与药物组相比，升高 SOD 活性的作用无显著性差异（$P>0.05$），降低 MDA 含量的作用有显著性差异（$P<0.05$）。捻转针法组与药物组相比，SOD 活性有显著性差异（$P<0.05$），MDA 含量无显著性差异（$P>0.05$）。温通针法组与捻转针法组相比，升高 SOD 活性、降低 MDA 含量之间均有显著性差异（$P<0.05$）。说明温通针法升高 SOD 活性及降低 MDA 含量的作用优于其他各组。模型组脑组织中的 AChE 活性较正常组明显升高（$P<0.01$）。温通针法组、捻转针法组和药物组均能明显降低 AChE 活性，与模型组相比差异均有非常显著性意义（$P<0.01$），并且温通针法组降低的 AChE 活性已接近正常组。温通针法组、捻转针法组与药物组相比差异无显著性意义（$P>0.05$）。温通针法组比捻转针法组降低 AChE 活性的作用更强（$P<0.05$）。

实验结果表明：模型组大鼠脑内 AChE 活性明显高于正常组，提示脑缺血时胆碱能神经元蜕变，释放 AChE，脑组织中 AChE 活性升高，导致 ACh 水平进一步降低，加重学习记忆功能的缺损。针刺可以明显降低 VD 大鼠脑内 AChE 活性，改善胆碱能系统的功能，调节脑内 ACh 生理代谢，从而达到治疗 VD 的目的。且温通针法的治疗效果明显优于捻转针法。

【出处】

杨晓波，口锁堂，郑魁山．温通针法对血管性痴呆大鼠脑组织 SOD、MDA 及 AChE 的影响［J］．针刺研究，2007，32（3）：170-173.

第七节　温通针法治疗血管性痴呆抑制神经元钙超载的机制研究

通过观察温通针法对血管性痴呆（VD）大鼠海马神经元 L-型钙通道电流（Ica.L）、神经元内 Ca^{2+} 含量及脑组织形态学的影响，探讨温通针法治疗 VD 的机制。研究者选用 SPF 级雄性成年 SD 大鼠 108 只，体质量均为 200~230g，采用随机数字表法将大鼠分为正常组、模型组、药物组、温通针法组、平补平泻组和捻转针法组，每组18只。大鼠模型制备方法与前期研究相同。待术后7d，切口完全愈合，大鼠恢复正常饮食后，开始给予药物及针刺治疗等干预措施，每日治疗1次，共治疗14d。正常组与模型组均为正常同步饲养，不做干预，在相应时间给予与各干预组相同的抓取与固定。药物组给予尼莫地平溶液灌胃，每日投药量按成人与大鼠比例换算配制尼莫地平溶液，按0.010 8g/kg，灌胃体积为1.0ml/100g，每日灌胃2次，共14d。针刺治疗选取大椎、百会、水沟穴。温通针法组针刺得气后行温通针法，每穴操作60s，留针30min/次，1次/d，共14d。平补平泻组针刺得气后，施以前后均匀捻转与上下提插手法，不单向捻转，指力均匀，角度180°~360°，频率60~90r/min，每穴操作60s，留针30min/次，1次/d，共14d。捻转针法组选穴相同，在针刺得气后，施以前后捻转的手法，不单向捻动，指力均匀，角度180°~360°，频率60~90r/min，每穴操作60s，留针30min/次，1次/d，共14d。试验完成后，分离大鼠海马，测定大鼠海马神经元Ica.L和CA_1区细胞内Ca^{2+}荧光强度，并用HE染色观察大鼠海马CA_1区组织形态学变化。

实验研究结果显示：与正常组比较，模型组大鼠海马神经元Ica.L的电流密度明显增加（$P<0.05$）；Ica.L的I-V曲线明显下移，神经元内Ca^{2+}含量明显升高（$P<0.05$），海马CA_1区神经元数量明显减少，细胞间隙增宽，胞体肿胀、变性，核固缩，排列紊乱，胶质细胞数量增多。与模型组比较，药物组、温通针法组、平补平泻组、捻转针法组海马神经元Ica.L的电流密度明显降低（$P<0.05$），Ica.L的I-V曲线明显上移，神经元内Ca^{2+}含量明显降低（$P<0.05$），且温通针法组变化比平补平泻组和捻转针法组更明显（$P<0.05$）；海马CA_1区神经元数量明显增多，核固缩、变性减轻，胶质细胞增生不明显，形态较模型组明显改善。

本研究结果表明：温通针法可以抑制VD大鼠Ica.L电流密度，降低海马神经元Ca^{2+}含量，使海马CA_1区神经元数量明显增多，核固缩、变性减轻。温通针法对VD大鼠钙超载的抑制作用明显优于平补平泻法与捻转针法，更适合于脑缺血再灌注的干预治疗，说明温通针法治疗VD具有针刺效应相对特异性。

【出处】

杨晓波，王金海，安惠琴，等．温通针法抑制神经元钙超载治疗血管性痴呆的机制探讨[J]．针刺研究，2020，45(6)：454-460.

第八节 温通针法对血管性痴呆大鼠行为学及脑组织病理变化的影响

通过观察温通针法对血管性痴呆大鼠脑组织病理形态及学习记忆功能的影响，为温通针法在临床治疗血管性痴呆提供实验依据。研究者将50只健康Wistar大鼠随机分为空白组、模型组、温通针法组、捻转针法组、药物组，每组10只。按照前期研究同样的造模方法，待大鼠术后7d，切口完全愈合后，开始给予针刺及西药治疗，每日治疗1次，共治疗15d。空白组和模型组在同等条件下饲养，未予任何治疗，但在相应时间点给予相应的抓取刺激。2个针刺组取穴均为“百会”“大椎”“水沟”。其中温通针法组在针刺得气后行温通针法，每穴操作60s。捻转针法则将针刺入穴位，得气后，施以前后捻转手法，指力均匀，角度适当(180度)，不单向捻动，每穴操作60s。药物组的大鼠给予尼莫地平片，用蒸馏水调制成悬浊液，按体重0.010 8g/kg灌胃给药，灌胃体积为1.0ml/100g，每日1次，连续15d。治疗结束后对大鼠进行跳台试验，观察学习和记忆测试成绩。完成行为学测试后，将大鼠断头处死，取右侧脑组织，光镜下观察海马区脑组织细胞形态学的变化。

实验结果显示：模型组跳台试验潜伏期延长，错误次数增多，学习和记忆成绩明显低于空白组($P<0.01$)；温通针法组、捻转针法组、药物组潜伏期及错误次数均明显少于模型组($P<0.01$，$P<0.05$)；药物组和温通针法组之间的差异无统计学意义($P>0.05$)，温通针法组与捻转针法组比较，差异有显著性意义($P<0.05$)。这表明模型组大鼠学习和记忆能力较差，针刺则改善了模型大鼠的学习和记忆能力，且温通针法组疗效最佳。

光镜下各组大鼠海马区脑组织细胞形态学变化显示：空白组可见海马CA_1区神经元排列整齐、密集，形态正常，无变性，胶质细胞无增生；模型组可见海马 CA_1 区神经元排列紊乱，出现核固缩，胶质细胞有增生，神经细胞数量减少；温通针法组海马 CA_1 区未见核固缩，胶质细胞数量增生不明显，细胞数量明显增多，CA_1 区细胞排列较模型组整齐，形态较正常，接近空白组；捻转针法组海马 CA_1 区无核固缩，胶质细胞有增生，但较模型组少，神经细胞数量减少有所改善；药物组海马 CA_1 区有核固缩，但较少，胶质细胞多，神经细胞数量减少。

实验结果揭示：跳台试验结果表明，VD 模型组潜伏期延长，错误次数增多，表明学习成绩和记忆成绩下降，这与 VD 的智能水平下降、记忆力减退相符；经用温通针法治疗后，动物的跳台试验潜伏期明显缩短，错误次数减少，即动物学习记忆能力明显加强，表明温通针法能明显改善 VD 大鼠的学习记忆能力。

【出处】

杨晓波，口锁堂，杨晓彬，等. 温通针法对血管性痴呆大鼠行为学及脑组织病理变化的影响[J]. 针刺研究，2007，32(1)：29-33.

第九节 温通针法对血管性痴呆大鼠脑钙调神经磷酸酶和自由基的影响

通过观察温通针法对血管性痴呆大鼠脑钙调神经磷酸酶和自由基的影响，探讨温通针法治疗血管性痴呆（VD）的作用机理。研究者选取 40 只雌雄性各半的成年 Wistar 大鼠随机分为 5 组（每组 8 只大鼠），分别是 A 正常组，B 模型组，C 捻转针法组，D 温通针法组，E 药物组。对大鼠采用双侧颈总动脉阻断法，并硝普钠注射制作模型，具体操作方法为将大鼠用 2% 戊巴妥钠（2.5~3ml/kg）腹腔麻醉后，仰卧固定在手术台上，常规消毒，颈正中切口，分离双侧颈总动脉（CCA），在夹闭双侧 CCA 之前，腹腔注射硝普钠 2.5mg/kg，用无菌蒸馏水溶解，随即用无创动脉夹夹闭双侧 CCA，10min 后，再通 10min，再夹闭 10min，反复夹闭 3 次，再通后缝合伤口，在切口处滴几滴抗生素以防感染。在术后第 3 天进行避暗试验训练，使之达到 5min 内留在明室而不进入暗室作为学会标准，24h 后重复上述试验，从明室到暗室的时间小于 3min 者为记忆受损明显而纳入本实验。A 组、B 组不做治疗；C 组给予捻转针法治疗；D 组采用温通针法针刺；E 组给予尼莫地平片悬浮液灌胃。

其中针刺组均选取水沟、百会、足三里穴治疗。温通针法组所有腧穴均施以温通针法，每次每穴操作 1min 后起针，按压针孔。捻转针法组针刺得气后只行前后捻转手法 1min 后起针，按压针孔。E组尼莫地平片灌胃 1 次 /d，2mg(kg/ 次)。所有组均每日治疗 1 次，10 次为 1 个疗程，疗程间休息 2 日，共治疗 2 个疗程。实验动物于手术后第 5 天和治疗期满后进行自发性活动测定及跳台测试，作为判断大鼠学习记忆成绩的指标。测试完后对各组大鼠按预定时间断颈取脑，并用比色法进行相关 GSH-Px、CaN 酶活力含量的检测。

实验结果显示：①与正常大鼠比较，脑痴呆模型大鼠跳台试验潜伏期明显延长($P<0.01$)，错误次数明显增多($P<0.05$)，说明脑痴呆模型大鼠具有明显的学习记忆再现障碍。治疗后错误次数均有明显减少($P<0.05$)，潜伏期有所缩短($P<0.05$)，但捻转针法对潜伏期的改变与模型组无明显差异($P>0.05$)。从而可以说明温通针法对脑痴呆大鼠学习记忆再现具有明显的增强作用。②脑痴呆模型大鼠脑组织中 CaN、GSH-Px 活性明显下降($P<0.01$)而 MDA 含量明显上升($P<0.01$)，但治疗后 CaN、GSH-Px 活性增强($P<0.05$)，MDA 含量下降($P<0.05$)，以尼莫地平和温通针法疗效为显著($P<0.01$)。温通针法组与捻转组相比较在增强 CaN 的活性、降低 MDA 的含量方面疗效存在显著差异($P<0.05$)，而在 GSH-Px 活性方面的改变无显著性差异($P>0.05$)。从而说明 CaN、GSH-Px 活力下降和 MDA 含量增加与脑痴呆症的发生有关。提示尼莫地平和针刺治疗都可以提高 CaN、GSH-Px 的活性，降低 MDA 的含量，在这方面温通针法较捻转针法更为显著。③与正常大鼠比较脑痴呆模型大鼠自主活动明显减少($P<0.01$)，说明脑痴呆模型大鼠具有喜静、懒动的特点。治疗后自主活动明显增加($P<0.05$)，但温通针法与捻转针法相比对自主活动的改变无明显

差异（$P>0.05$），而针刺治疗对大鼠自主活动比尼莫地平具有更明显的增强作用（$P<0.01$）。本实验表明：温通针法在提高机体抗氧化能力方面优于尼莫地平和捻转针法。

【出处】

口锁堂，口维敏，杨晓波，等．温通针法对血管性痴呆大鼠脑钙调神经磷酸酶和自由基的影响［J］．江西中医学院学报，2006，18（5）：53-55.

第十节 温通针法对血管性痴呆模型大鼠脑组织中NO含量、NOS活性影响

一氧化氮（NO）是一种新型的生物信息传递体，也是一种反应极强的自由基，它兼有第二信使和神经递质作用，介导和调节多种病理生理过程。通过观察温通针法对血管性痴呆模型大鼠脑组织中NO的生成和一氧化氮合酶（NOS）活性的变化，探讨温通针法治疗血管性痴呆的机制。

研究者选用60只体重在250~300g的成年雄性Wister大鼠，将大鼠随机分为：正常对照组、模型对照组、温通针法组、捻转针刺组、尼莫地平组5组，每组12只，每笼6只喂养。对实验大鼠进行造模，即将大鼠用10%水合氯醛按400mg/kg腹腔注射麻醉后，仰卧固定在手术台上，常规消毒，颈正中切口，分离双侧颈总动脉（CCA）。在夹闭双侧CCA之前，腹腔注射硝普钠（2.5mg/kg，用无菌蒸馏水溶解），随即用无创伤动脉夹夹闭双侧CCA，10min后，再通10min，再夹闭10min，再通后缝合伤口，在60只大鼠中随机取出12只为假手术组，即正常组。麻醉及手术过程与模型组相同，但不阻断CCA，不注射硝普钠。在造模的大鼠中，每组取8只进行治疗，正常对照组与模型对照组不给予任何治疗，进行正常喂养，温通针法组与捻转针刺组均给予针刺治疗，选穴均为水沟、太溪、三阴交穴；温通针法组针刺得气后行温通手法，捻转针刺组针刺得气后行捻转针法。尼莫地平组按照0.2mg/kg剂量进行灌胃治疗，均治疗4个疗程。在治疗结束后，各组大鼠同时断头处死，取脑皮层（左侧）组织用硝酸还原酶法测定NO，然后按照NO含

量的计算公式换算出 NO 含量的值。

实验结果显示：正常对照组大鼠脑内 NO 含量和 NOS 活性明显低于其他四组（$P<0.01$）。温通针法组的大鼠脑内 NO 含量和 NOS 活性明显低于其他三组，且尚未恢复至正常水平。捻转针刺组与尼莫地平组的大鼠脑内 NO 含量和 NOS 活性明显低于模型对照组（$P<0.05$），且尚未恢复至正常水平。温通针法组的大鼠脑内 NO 含量和 NOS 活性明显高于捻转针刺组与尼莫地平组（$P<0.05$）。NO 是一种气体物质，在中枢神经中弥散于各脑区，具有调节脑血流、参与突触可塑性、神经元兴奋毒性及炎症性损害等多种作用，与学习、记忆密切相关。在内皮细胞、神经元、神经纤维末梢及神经胶质细胞内均有 NO 合酶（NOS）。脑缺血发生后即有短暂的 NO 含量及 NOS 活性增高，产生神经毒性作用。

实验研究表明：脑反复缺血再灌注后诱发行为学障碍 40 天，NO 水平和 NOS 活性仍持续性增高，提示 NO 的神经毒性参与了 VD 的形成。温通针法能显著降低痴呆大鼠大脑皮层组织的 NOS 活性，使 NO 生成和释放减少，保护神经元的完整性。

【出处】

郑强霞，郑魁山．温通针法对血管性痴呆模型大鼠脑组织中 NO 含量、NOS 活性的影响［J］. 甘肃科技，2006，22（5）：190-191.

第十七章
温通针法对过敏性鼻炎作用机制的研究

第一节　温通针法对过敏性鼻炎大鼠血清 IgE、IL-1β、TNF-α 的影响

通过观察温通针法对过敏性鼻炎大鼠血清免疫球蛋白 E、白介素 -1β、肿瘤坏死因子 -α 含量的影响，探讨温通针法治疗过敏性鼻炎的作用机制。研究者选择 40 只 SPF级健康的 Wistar 大鼠，其中雌雄各半，体质量（150 ± 20）g。采用随机数字表法将大鼠分为空白对照组、模型组、药物组、温通针法组，其中每组 10 只。对大鼠进行造模，首先进行基础致敏实验，即将称取卵清白蛋白 0.3mg，氢氧化铝 15mg，混于 1ml 0.9% 氯化钠溶液中。除了空白对照组给予 0.9% 氯化钠溶液外，其余各组均给予卵清白蛋白混悬溶液，每只大鼠腹腔注射 1ml，隔日注射 1 次，共 7 次。接下来用卵清白蛋白和 0.9% 氯化钠溶液配制浓度为 2% 的卵清白蛋白混悬液，在致敏实验基础上，按照原有分组使用 50μL 移液枪吸取 0.1ml 溶液，对除空白对照组之外的其他 3 组大鼠双侧鼻孔进行滴鼻，每侧 0.05ml，每日 1 次，连续 7d。空白对照组大鼠给予 0.9% 氯化钠溶液滴鼻，方法和剂量同其余组。通过激发实验，模型大鼠会出现打喷嚏、挠鼻、抓脸和鼻溢等症状，对症状评分大于 5 分者认为造模成功。随后分组进行治疗，药物组于造模成功后每天予以丙酸氟替卡松喷鼻，每侧鼻孔 50μL/ 次，每天 1 次，连续治疗 10d。温通针法组选取印堂、双侧风池、迎香穴进行治疗，即针刺得气后行温通针法；空白对照组和模型组不进行任何处理，仅常规饲养。在模型复制成功后及治疗第 3、7、10 天，分别对各组大鼠行为学进行评价。治疗结束后，对大鼠进行心脏采血，经过相应处理

后使用酶联免疫吸附测定法检测血清中 IgE、IL-1β、TNF-α 含量。

实验结果显示：在行为学方面，与空白对照组比较，各组大鼠造模后行为学评分显著增加（$P<0.05$）。在治疗前药物组、温通针法组行为学评分与模型组比较，差异无统计学意义（$P>0.05$），说明造模成功。治疗第 3 天，与模型组比较，药物组行为学评分降低（$P<0.05$），温通针法组行为学评分无明显降低（$P>0.05$）。治疗第 7 天，与模型组比较，温通针法组、药物组行为学评分均降低（$P<0.05$）；与药物组比较，温通针法组行为学评分无明显降低（$P>0.05$）。治疗第 10 天，与模型组比较，温通针法组、药物组行为学评分均降低（$P<0.05$）；与药物组比较，温通针法组行为学评分显著降低（$P<0.05$）。在治疗 10d 后药物与温通针法均可有效改善过敏性鼻炎大鼠症状，温通针法疗效优于药物治疗（$P<0.05$）。而血清检测表明，与空白对照组比较，模型组大鼠血清中 IgE、IL-1β、TNF-α 含量显著增加（$P<0.01$）。治疗后，与模型组比较，药物组、温通针法组 IgE、IL-1β、TNF-α 显著降低（$P<0.05$、$P<0.01$）；与药物组比较，温通针法组 IgE、IL-1β、TNF-α 显著降低（$P<0.05$、$P<0.01$）。西药和温通针法均可以降低模型大鼠血清中 IgE、IL-1β、TNF-α 的水平，但温通针法的疗效优于药物治疗。

本实验结果显示，造模后引起过敏性鼻炎大鼠鼻痒、流涕及打喷嚏的反应，行为学评分明显增加。经药物和温通针法干预后，过敏性鼻炎大鼠血清中 IgE、IL-1β、TNF-α 含量减少，行为学评分降低，并且温通针法组对过敏性鼻炎的治疗效果优于使用西药。

过敏性鼻炎的病机为正气不足，卫表不固，风寒之邪乘虚而入，侵犯鼻窍，正邪相搏，肺气不畅，津液停聚，壅塞鼻窍。病位在鼻，与肺、脾、肾三脏虚损有关；其病性属本虚标实。风池为足少阳胆经与阳维脉的交会穴，在风池穴施以温通针法可疏利全身气机，祛风散寒、温经通脉以治标；印堂为经外奇穴，位于督脉，可提升阳气；迎香为手、足阳明之会，二穴分布在鼻周，可通利鼻窍，为治疗鼻病之要穴。故风池、印堂、迎香穴合用治疗过敏性鼻炎，有益气固表、祛风散寒、宣通鼻窍、温经通脉等作用，使肺不受邪，宣降正常，则鼻窍自通。

【出处】

郑先丽，田永萍，雒海燕，等．温通针法对过敏性鼻炎大鼠血清免疫球蛋白E、白介素-1β、肿瘤坏死因子-α含量的影响［J］．针刺研究，2018，43（1）：34-37.

第二节　温通针法对过敏性鼻炎模型大鼠鼻黏膜形态学和IL-4的影响

通过观察温通针法对过敏性鼻炎模型大鼠鼻黏膜形态学和IL-4的影响，验证温通针法对过敏性鼻炎模型大鼠的疗效并探索其作用机制。研究者选择40只SPF级健康的Wistar大鼠，其中雌雄各半，体质量（150±20）g。采用随机数字表法将大鼠分为空白对照组、模型组、药物组、温通针法组，其中每组10只。实验大鼠的造模方法与前期研究相同，在造模成功后，按照实验预定方案开始相应的干预措施。即药物组大鼠每天给予丙酸氟替卡松喷鼻50μL/次/侧，每天治疗1次，连续治疗10d。空白对照组和模型组不进行任何处理，仅常规饲养。温通针法组选取印堂、双侧风池及迎香进行针刺治疗，即在针刺得气后行温通针法，每穴操作60s，施术完毕后缓慢出针，按压针孔，每日治疗1次，连续治疗10d。干预10d后，第11d采集大鼠血清后，用ELISA法检测血清IL-4表达。并于采血后处死大鼠，取下鼻黏膜组织，经处理在高倍显微镜下观察组织炎性物质浸润情况。

实验结果显示：光镜下大鼠鼻黏膜组织病理形态学发生改变，空白组黏膜上皮细胞完整且无破坏，组织未见炎性细胞浸润和其他异常。模型组可见炎性细胞浸润，主要是嗜酸性粒细胞和淋巴细胞，鼻黏膜上皮细胞破坏且边缘不清，组织血管水肿扩张。药物组黏膜上皮组织基本完整，血管有肿胀、水肿，可见嗜酸性粒细胞和淋巴细胞浸润，但较模型组减少。温针组黏膜上皮组织完整，可见少量嗜酸性粒细胞，基本接近正常黏膜。大鼠血清分析显示：模型组大鼠血清中IL-4表达增加，与空白组比较差异有统计学意义（$P<0.01$）。治疗干预后，与模型组比较药物组、温通针法组大鼠血

清 IL-4 含量降低，差异有统计学意义（$P<0.01$）；与药物组比较，温通针法组大鼠血清 IL-4 含量降低，差异有统计学意义（$P<0.05$）。提示西药和温通针法均可降低模型大鼠血清中 IL-4 的表达，但温通针法的疗效优于药物。

研究结果表明：通过形态学证实，温通针法对过敏性鼻炎模型大鼠鼻黏膜形态学的疗效具有科学性和客观性。温通针法通过干预炎症靶物 IL-4 起到对炎症介质的抑制和对黏膜组织炎性细胞聚集阻滞的作用，以此来修复黏膜组织起到对过敏性鼻炎的治疗作用。

【出处】

田永萍，郑先丽，雒海燕，等．温通针法对过敏性鼻炎模型大鼠鼻黏膜形态学和 IL-4 影响的实验研究［J］. 中国中医基础医学杂志，2018，24（2）：229-231.

第十八章
温通针法改善心肌缺血的机制研究

第一节　针刺内关穴抗家兔严重心律失常的实验观察

通过观察温通针法针刺内关穴抗家兔严重心律失常的疗效，探讨其作用机制。研究者将40只雌雄不限，体质量为（2.4±0.1）kg的青紫蓝家兔，随机分为模型对照组（模型组）和温通针法治疗组（治疗组），每组分别为20只，并按照严重心律失常模型进行造模。具体方式为两组家兔用乌拉坦0.5g/kg耳缘静脉注射麻醉，记录标准Ⅱ导联心电图后耳缘静脉注射Ad（肾上腺素）50mg/kg，3s内注完，观察并记录即刻、15s、30s、45s及1min时的心电图变化，以后每1min记录1次，直至心律失常恢复或动物死亡。模型组不予任何处理，治疗组注射Ad前针刺双侧内关穴，并行温通针法，即腧穴常规消毒后，左手示指或拇指切按腧穴，右手持30号1寸毫针刺入穴内5mm，候气至，左手加重压力，右手拇指向前连续捻按9次，针下沉紧后针尖拉着有感应的部位连续重插轻提9次，右手拇指再向前连续捻按9次，针尖顶着有感应的部位推弩守气，使针下继续沉紧，同时押手可明显感觉到经气冲动，每穴操作120s，然后缓慢出针，按压针孔。心电图记录方法同模型组；观察比较各组家兔严重心律失常发生率、发生和持续时间。其中以出现下列任何一项者作为严重心律失常的判定标准：①室性早搏（必须符合频发、连发、多源及RonT现象等其中一项或以上者）；②室性心动过速；③室颤；④房室传导阻滞。

研究结果表明：温通针法能显著推迟Ad诱发的心律失常发生时间，并且显著地缩短心律失常持续时间。心律失常属中医学

"胸痹""怔忡"等范畴,多由于素体阳虚、胸阳不振或年迈体虚,肾阳不能温运心阳,以致心阳不振、鼓动无力,表现为脉结代(即房室传导阻滞、室性早搏);阳虚则血行不畅、水湿不化而致血液瘀阻,从而阴阳之气运行失常、气机逆乱,表现为脉细速(即室性心动过速、室颤)等。内关穴为手厥阴心包经之络穴,又是八脉交会穴之一,通阴维脉,内关穴施以温通针法可达温阳通脉、活血化瘀之目的。该研究证明温通针法对抗肾上腺素(Ad)动物模型心律失常具有良好疗效。

【出处】

丁奇峰,刘家骏.针刺内关穴抗家兔严重心律失常的实验观察[J].现代中西医结合杂志,2002,11(22):2211-2212.

第二节　温通针法对急性心肌缺血损伤大鼠血清及心肌组织自由基的影响

为探讨温通针法治疗急性心肌缺血损伤的作用机理。研究者将健康 Wistar 雄性大鼠 80 只依体重按区随机分组法分为 4 组,正常空白对照组(正常组)、模型对照组(模型组)、温通针法组(温通组)、平补平泻针法组(平补平泻组),每组 20 只。全部建立急性心肌缺血动物模型,具体方法为用乌拉坦 1g/kg 腹腔注射麻醉,仰卧固定,四肢及胸骨左缘第 4 肋间放置针状电极,连接到 BL-410 生物机能实验系统,记录正常心电图。模型组、温通组、平补平泻组腹腔注射异丙肾上腺素 5mg/kg,正常组腹腔注射等容量生理盐水,并同样抓取。连续记录心电变化至实验结束。温通组、平补平泻组于注射异丙肾上腺素后 30min 均在"内关"穴分别施以温通针法与平补平泻针法各 1 次,针刺治疗 30min 后断头取血。正常组、模型组不予处理,造模后 1h 断头取血。针刺组全部选用双侧"内关"穴进行针刺。其中温通针法组在腧穴常规消毒后,行温通针法,每次每穴操作 90s,然后缓慢出针,按压针孔。平补平泻针法组将针垂直刺入穴内,得气后缓慢均匀地提插捻转,每侧"内关"穴操作 90s,然后缓慢出针,不按压针孔。治疗完成后,将大鼠割颈取血，并取左心室心肌组织进行相应处理。用黄嘌呤氧化酶比色法测定血清及心肌组织 SOD 活性，以及用硫代巴比妥酸比色法测定血清及心肌组织 MDA 的含量。

实验结果显示：造模后模型组血清及心肌组织 SOD 活性较正常组明显降低（$P<0.01$），血清及心肌组织 MDA 含量显著升高（$P<0.01$）；温通针法组及平补平泻组与模型组相比，血清及心肌组织 SOD 活性显著升高（$P<0.01$），血清及心肌组织 MDA 含量显著降低（$P<0.01$）。温通组与平补平泻组比较，温通组血清及心肌组织 SOD 活性显著升高（$P<0.05$，$P<0.01$），血清及心肌组织 MDA 含量显著降低（$P<0.01$，$P<0.05$）。

急性心肌缺血属于中医的“真心痛”“厥心痛”“胸痹”等范畴。本病是由于脏腑功能虚损，正气不足，阴阳平衡失调，或心气不足，鼓动无力，气血失和而导致血脉不畅，脉道不利，胸阳阻遏而致，其发病原因可分为气滞、血瘀、痰浊三者。本病病位在心，内关穴善治心胸疾患。配合温通针法，温可以振奋阳气，化痰浊，祛阴邪；通以疏通经络，祛瘀邪。欲温先通，以通促温，温通相合，使痰化瘀消，标本兼顾，促进受损脏腑功能恢复，使气血阴阳渐趋平衡，心脉通畅。

本实验研究证实：针刺可使血清及组织 MDA 含量明显降低（$P<0.01$），血清及组织 SOD 活性显著升高（$P<0.01$）。而温通针法比平补平泻针法升高血清 SOD 活性、降低 MDA 的含量更为显著（$P<0.05$，$P<0.01$），另对升高组织 SOD 活性和降低组织 MDA 的含量亦优于平补平泻针法（$P<0.01$，$P<0.05$）。提示急性心肌缺血后机体出现抗氧化能力减弱，血清及心肌组织中脂质过氧化物含量增高，而针刺可以提高血清及心肌组织的抗氧化能力，减轻脂质过氧化损伤，且温通针法与平补平泻针法二者相比，差异有非常显著性意义（$P<0.01$），表明温通针法效果更好。

【出处】

丁奇峰，严兴科，于海英．温通针法对急性心肌缺血损伤大鼠血清及心肌组织自由基的影响[J]．中国针灸，2003，23（5）：295-297.

第十九章 温通针法对应激性胃黏膜损伤的作用机制研究

第一节　温通针法对应激性胃黏膜损伤的保护作用

为探讨温通针法对应激性胃黏膜损伤保护的作用机制。研究者将健康雌雄各半的 Wistar 大鼠 80 只，体重控制在（240 ± 20）g。将其随机分为 4 组：正常对照组（正常组）、模型对照组（模型组）、温通针法组（温通组）、捻转补法组（捻补组），每组各 20 只。分组后第 2d，温通组及捻补组大鼠在中脘和双侧足三里穴分别施以温通针法和捻转补法，每日针刺治疗 1 次，6 次为 1 个疗程，疗程间休息 1d，共治疗 3 个疗程，共计 18 次。模型组及正常组不做特殊处理，但每天同样抓取，以保证可比性。除正常组外，其余 3 组均进行造模处理，用“束缚 + 冷水”法形成应激性胃溃疡。造模成功后参考 Guth 法计算溃疡指数。并采用放射免疫分析法测定血清胃泌素、血浆 PGE_2 及组织胃泌素、PGE_2。

研究者观察大鼠的一般情况发现：应激后模型组，大鼠反应迟钝，目光呆滞，大部分爬行无力，稍行即跌倒；温通组大鼠相对反应灵敏，部分可出现攻击行为，大部分可爬行，但行动迟缓；捻补组大鼠反应亦较灵敏，无攻击行为，大部分可爬行，但行动迟缓，时有跌倒。对各组大鼠溃疡指数的比较后发现：模型组溃疡指数大于温通组与捻补组，组间比较有显著性差异（$P<0.01$）。针刺可明显地减轻应激性胃黏膜的损伤程度，且温通针法优于捻补针法，两者相比有显著性差异（$P<0.01$）。检测大鼠血浆及胃黏膜组织 PGE_2 含

量发现，模型组大鼠血浆及组织 PGE_2 含量明显降低，组间比较有显著性差异（$P<0.05$），针刺可提高血浆及组织 PGE_2 含量，温通组高于捻补组，但 2 组相比无显著性差异（$P>0.05$）。除此之外研究者观察到：模型组大鼠血清及组织胃泌素含量明显升高，组间比较有显著性差异（$P<0.05$）。表明针刺可降低血清及组织胃泌素含量，尤其是胃泌素含量下降明显，温通组血清胃泌素低于捻补组，两者相比有显著性差异（$P<0.05$），温通组的组织胃泌素低于捻补组，但两者相比无显著性差异（$P>0.05$）。

应激性胃溃疡归属于中医“胃脘痛”等范畴。本研究以理气和胃，温经通络，活血化瘀为法，选足三里、中脘穴进行针刺治疗。针刺调节胃肠激素的传入冲动是通过躯体神经和血管壁神经两条途径传入，经脊髓向上会聚于中枢延髓的网状结构，再与内脏发生联系。在多级调节中，下丘脑起关键作用，且大脑皮层也参与该过程。同时，交感、副交感神经系统在胃肠激素的调节中也具有重要作用，这可能是其作用机制。研究结果证实：针刺可减轻应激性胃黏膜损伤，并能起到保护作用，且温通针法优于捻转补法。

【出处】

吴学飞，郭永明，郑俊江，等．温通针法对应激性胃黏膜损伤的保护作用[J]．上海针灸杂志，2001，20（4）：40-41.

第二节 温通针法预防大鼠应激性胃黏膜损伤的实验研究

探讨温通针法预防大鼠应激性胃黏膜损伤的作用。研究者将体重为（240±20）g 的 Wistar 大鼠 80 只，依据性别、体重等因素按区随机分组法分为 4 组，分别为正常空白对照组（正常组）、模型对照组（模型组）、温通针法组（温通组）、捻转补法组（捻补组），每组各 20 只大鼠。温通针法组穴位选取“足三里”和“中脘”，操作温通针法，每次每穴操作 1min。捻转补法组选穴与温通组相同，针刺得气后，拇指向前示指向后轻用力小角度（约 60°）

捻转针柄 9 次，并留针 30s，而后缓慢出针并按压针孔，全部操作过程约 1min。温通组与捻补组均每天针刺治疗 1 次，6 天为 1 个疗程，疗程间休息 1 天。总共治疗 3 个疗程，共计 18 次。模型组及正常组不做特殊处理，但每天同样抓取，以保证可比性。4 组大鼠除正常组外，其余 3 组均用“束缚＋冷水”法进行造模；即将大鼠束缚于金属网架上，随即将其头部向上垂直浸于（20 ± 1）℃的恒温水中，水深平剑突部 6h 后即可形成应激性胃溃疡。造模成功后，分别取大鼠血浆、血清、胃组织进行检测，并观察胃黏膜情况。

实验结果显示：对于胃大体标本肉眼观察发现：正常组的胃黏膜皱褶明显，无任何病理改变。模型组的胃内容物为深咖啡样物质，冲洗后可见胃黏膜表现呈弥漫性水肿，部分黏膜充血，并可见广泛分布的大小不等、边缘锐利的深紫色条索状或点状溃疡，底部覆有凝血块，以胃体部多见。温通组的胃内容物有少量浅咖啡样物质，冲洗后可见胃体部有少量条索状或散在点状溃疡。捻补组的基本变化同温通组，但咖啡样物质较多，颜色也较深，溃疡也多集中在胃体部，但较模型组少。

各组大鼠黏膜损伤指数的比较显示：模型组损伤指数大于温通组与捻补组，组间比较有显著性差异（$P<0.01$）说明针刺可明显地减轻应激性胃黏膜的损伤程度，且温通针法优于捻补针法，二者相比有显著性差异（$P<0.01$）。另对各组大鼠血清及胃黏膜组织 SOD、血浆及胃黏膜组织 MDA 比较显示：模型组大鼠血清及组织 SOD 含量降低，而血浆及组织 MDA 含量升高，组间比较有显著差异（$P<0.01$）。针刺可提高血清及组织 SOD 含量，且温通组含量高于捻补组，二者相比有显著性差异（$P<0.01$）。同时，针刺可降低血浆及组织 MDA 的含量，温通组血浆及组织 MDA 含量均低于捻补组，二组相比有显著性差异（$P<0.05$，$P<0.01$），但温通组与捻补组的血浆及组织 MDA 含量仍高于正常组。

本实验结果表明：针刺可明显地提高血清及胃黏膜组织 SOD 的含量，降低血浆及胃黏膜组织 MDA 的含量，减轻胃黏膜损伤程度；且温通针法优于捻补针法，二者相比差异有显著性意义

（$P<0.01$）。研究中选取中脘、足三里分别是胃之募穴和足阳明胃经之合穴，募穴乃脏腑经气结聚于胸腹部的腧穴，足三里为胃之下合穴，在脾胃病的临床及实验研究中足三里穴、中脘穴均被列为首选要穴，使用频率极高。二穴配伍有调气和血、补益脾胃、温经通络、导滞化瘀等功效。施以温通针法能更好地发挥温中散寒、益气活血、化瘀通络之功效。

【出处】

吴学飞，郑俊江，郭永明，等．温通针法预防大鼠应激性胃黏膜损伤的实验研究［J］．中国针灸，2001，21（10）：609-611.